SUPLEMENTAÇÃO NUTRICIONAL NO EXERCÍCIO E NO ESPORTE FATOS E EVIDÊNCIAS

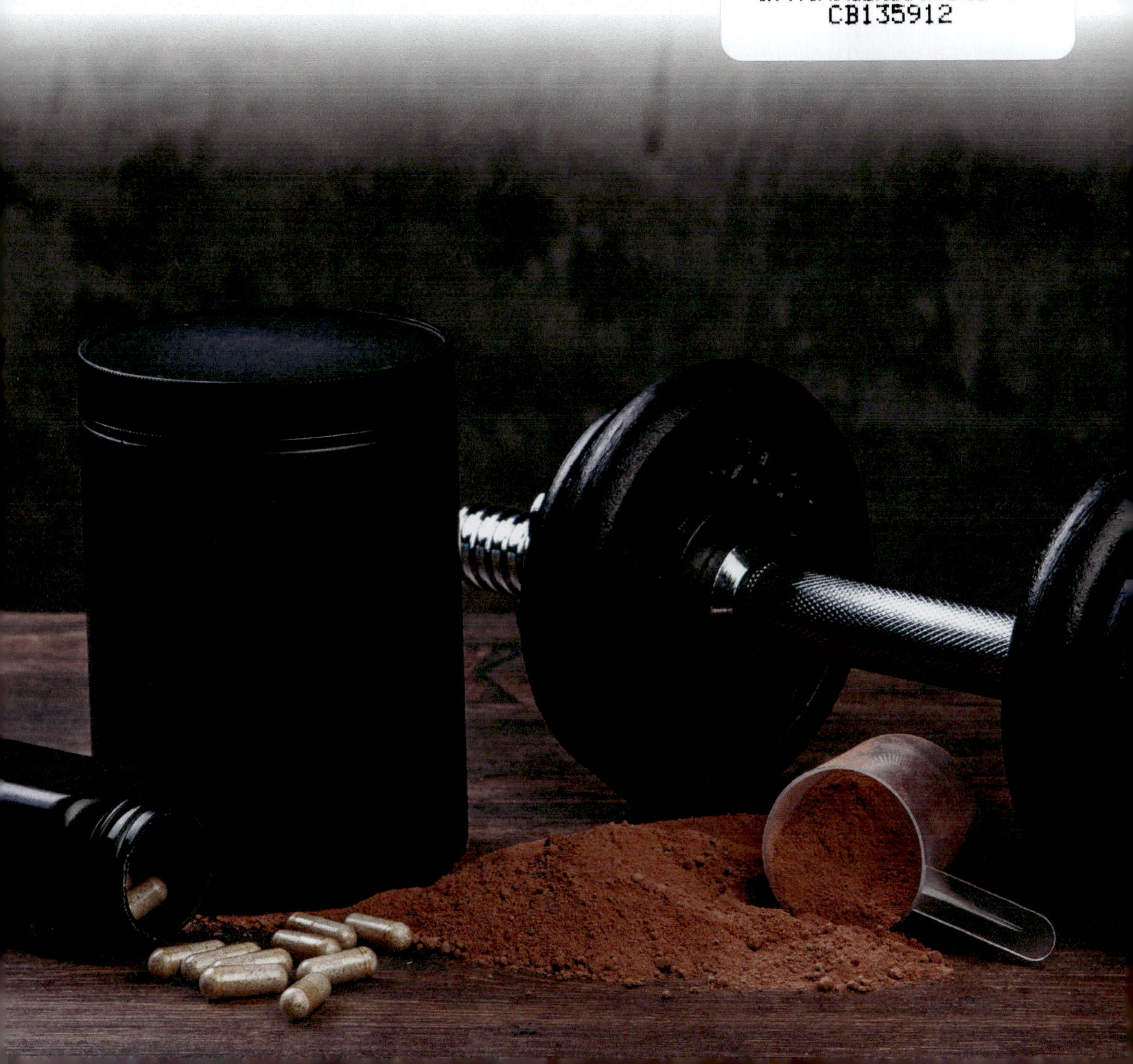

SUPLEMENTAÇÃO NUTRICIONAL NO EXERCÍCIO E NO ESPORTE FATOS E EVIDÊNCIAS

Autor

Tácito P. Souza Junior, PhD

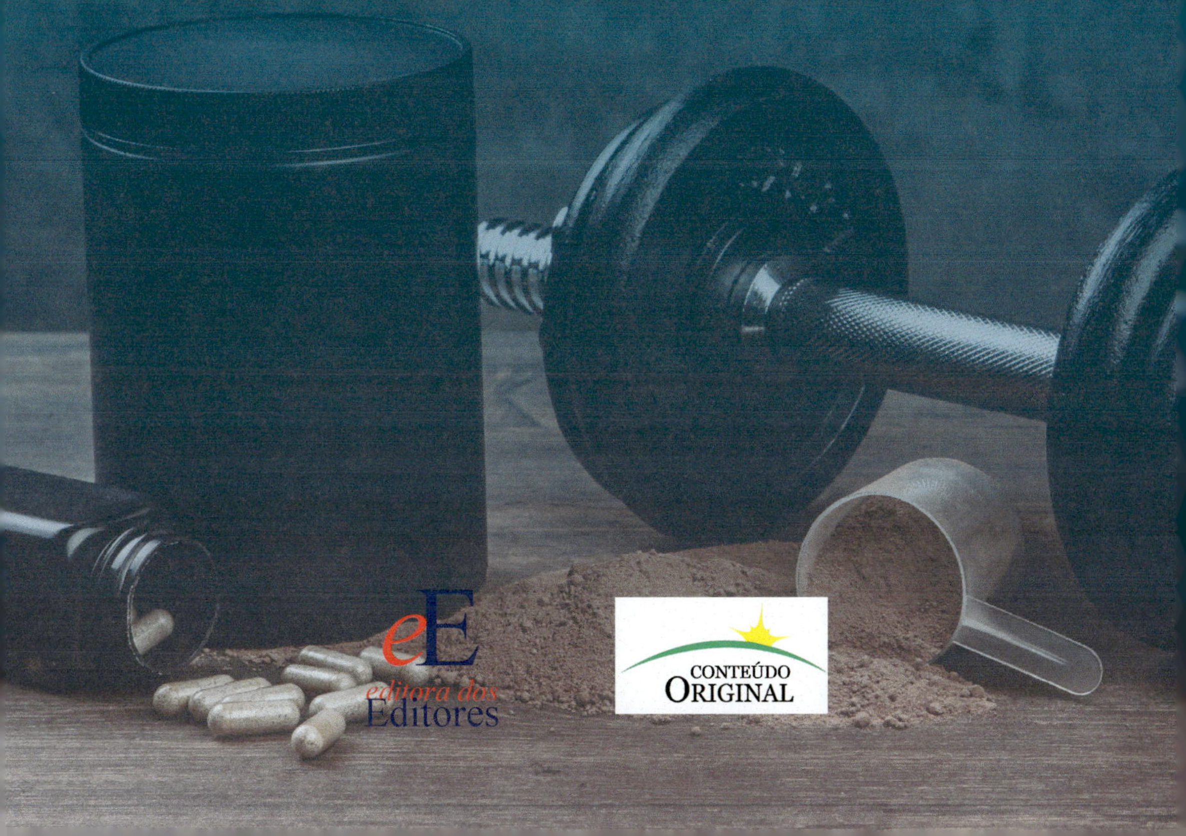

eE editora dos Editores

CONTEÚDO ORIGINAL

editora dos Editores

Suplementação Nutricional no Exercício e no Esporte – Fatos e Evidências
Tácito P. Souza Junior, PhD

Produção editorial: 3Pontos Apoio Editorial Ltda.

Revisão: Tânia Cotrim e Maitê Zickuhr

Diagramação: 3Pontos Apoio Editorial Ltda.

Capa: 3Pontos Apoio Editorial Ltda.

ISBN: 978-65-86098-41-9

Editora dos Editores

São Paulo: Rua Marquês de Itu,408 - sala 104 – Centro.
(11) 2538-3117

Rio de Janeiro: Rua Visconde de Pirajá, 547 - sala 1121 – Ipanema.

www.editoradoseditores.com.br

Atendimento Ee Interativo
(11) 98308-0227

Impresso no Brasil

Printed in Brazil

1ª impressão – 2021

Este livro foi criteriosamente selecionado e aprovado por um Editor científico da área em que se inclui. A Editora dos Editores assume o compromisso de delegar a decisão da publicação de seus livros a professores e formadores de opinião com notório saber em suas respectivas áreas de atuação profissional e acadêmica, sem a interferência de seus controladores e gestores, cujo objetivo é lhe entregar o melhor conteúdo para sua formação e atualização profissional. Desejamos-lhe uma boa leitura!

Dados Internacionais de Catalogação na Publicação (CIP)
(Câmara Brasileira do Livro, SP, Brasil)

Souza Junior, Tácito P.
Suplementação nutricional no exercício e no esporte : fatos e evidências / Tácito P. Souza Junior, PhD. -- 1. ed. -- São Paulo : Editora dos Editores Eireli, 2021.

Vários colaboradores.
ISBN 978-65-86098-41-9

1. Atletas - Nutrição 2. Esportes - Aspectos nutricionais 3. Nutrição 4. Suplementos dietéticos I. Título.

21-67145 CDD-613.2024796

Índices para catálogo sistemático:

1. Nutrição esportiva : Suplementação nutricional : Promoção da saúde 613.2024796
Cibele Maria Dias - Bibliotecária - CRB-8/9427

Sobre o Editor

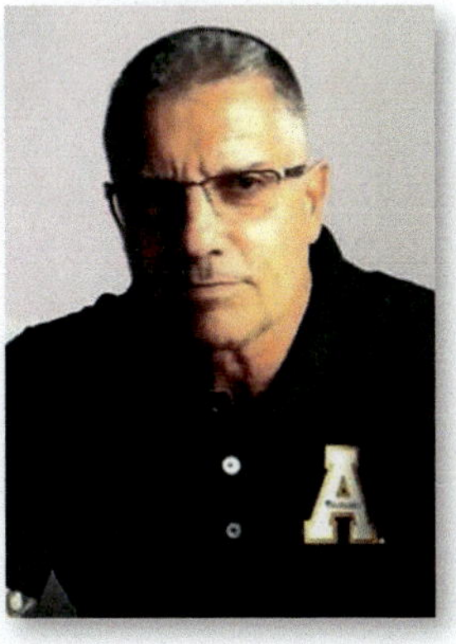

Tácito Pessoa de Souza Junior, PhD

- Pós-Doutorado em *Exercise Science* pela Appalachian State University, USA;
- Doutor em Ciências do Esporte pela Universidade Estadual de Campinas (UNICAMP);
- Mestre em Ciências do Esporte pela UNICAMP;
- Especialista em Fisiologia do Exercício pela Escola Paulista de Medicina da Universidade Federal de São Paulo (EPM/UNIFESP).
- Especialista em Treinamento Desportivo pela IECF, Rússia;
- Especialista em Bioquímica: Estrutura e Metabolismo de Macromoléculas do Instituto de Química da Universidade de São Paulo (IQ/USP);
- Professor-Associado da Universidade Federal do Paraná (UFPR);
- Professor Permanente do Programa de Pós-graduação do Departamento de Educação Física da UFPR.
- Consultor Científico do Comitê Olímpico Brasileiro (COB) (2013-2015);
- Coordenador da Especialização em Treinamento de Força e Hipertrofia da UFPR;
- Coordenador do Grupo de Pesquisa em Metabolismo, Nutrição e Treinamento de Força (GPMENUTF);
- Licenciado em Educação Física – CREF 003730-G/SP
- Nutricionista – CRN CRN8 13644.

Sobre os Colaboradores

Alan A. Aragon, MSc

Mestre em Ciências da Nutrição Humana pela Universidade do Estado da Califórnia, Northridge. Bacharel em Ciências Dietéticas e Ciência Alimentar pela Universidade do Estado da Califórnia, Northridge. Certificação Advanced Personal Training pela National Academy of Sports Medicine e Certificação Standard Personal Training também pela National Academy of Sports Medicine.

Alysson Enes, Mdo

Pesquisador do Grupo de Pesquisa em Metabolismo, Nutrição e Treinamento de Força (GPMENUTF). Mestrando em Desempenho Físico e Esportivo pela Universidade Federal do Paraná (UFPR). Pós-graduando em Treinamento de Força e Hipertrofia pela UFPR. Bacharel em Educação Física pela UFPR.

André Camargo Smolarek, Drd

Doutorando em Educação Física pela Universidade Federal do Paraná (UFPR). Mestre em Educação Física pela UFPR. Especialista em Fisiologia do Exercício pela UFPR. Graduado em Educação Física pela Universidade Estadual de Ponta Grossa (UEPG).

Antonio Herbert Lancha Junior, PhD

Educação Física pela Escola de Educação Física e Esporte da Universidade de São Paulo (EEFE-USP). Mestrado em Nutrição pela Faculdade de Ciências Farmacêuticas da Universidade de São Paulo (FCF-USP). Doutorado em Nutrição pela Faculdade de Ciências Farmacêuticas da FCF-USP. Livre-docente em Nutrição Aplicada à Atividade Motora pela USP. Professor Titular em Nutrição pela USP. Pós-doutorado em Medicina Interna pela Washington University. Professor Visitante INRA-AgroParisTech. Personal/Professional Coach formado pela Sociedade Brasileira de Coaching. Wellness Coach formado pela WellCoaches by ACSM (American College of Sports Medicine).

Bruna Amorim Zandoná Schmidt, Drd

Pesquisadora do Grupo de Pesquisa em Metabolismo, Nutrição e Treinamento de Força (GPMENUTF). Doutoranda em Atividade Física e Saúde pela Universidade Federal do Paraná (UFPR). Mestre em Desempenho Esportivo pela UFPR. Especialista em Treinamento de Força e Hipertrofia pela UFPR. Especialista em Bases Nutricionais da Atividade Física pela Universidade Gama filho (UGF). Graduada em Nutrição pela UFPR.

Camila Guazzelli Marques, Drd

Bacharel em Educação Física pela Universidade Metodista de São Paulo (UMSP). Bacharel em Nutrição pelo Centro Universitário São Camilo. Pós-graduada (*Lato Sensu*) em Nutrição nas Doenças Crônicas não Transmissíveis pelo Instituto Israelita de Ensino e Pesquisa Albert Einstein (IIEPAE). Doutoranda pelo Departamento de Psicobiologia da Universidade Federal de São Paulo (UNIFESP). Aprimoranda em Pesquisa Clínica pela Universidade de São Paulo (USP).

Carlos Alberto Werutsky, MD, PhD

Médico Nutrólogo pela Associação Brasileira de Nutrologia/Associação Médica Brasileira/Conselho Federal de Medicina (ABRAN/AMB/CFM). Médico do Esporte pela Sociedade Brasileira Medicina Esporte (SBMEE/AMB/CFM). Mestre em Ciências do Movimento Humano pela Universidade Federal do Rio Grande do Sul (UFRGS). Doutor em Clínica Médica pela Faculdade de Medicina de Ribeirão Preto/Universidade de São Paulo (FMRP/USP). Coordenador do Curso de Pós-Graduacão Médica em Nutrologia Esportiva da ABRAN/BWS/MEC.

Cleyton dos Santos Oliveira, MSc

Mestre em Educação Física (Desempenho Esportivo) pela Universidade Federal do Paraná (UFPR). Especialista em Treinamento de Força e Hipertrofia pela UFPR. Especialista em Fisiologia do Exercício pela Universidade Estácio de Sá. Bacharelado em Educação Física pela UniBrasil Centro Universitário.

Francisco Leonardo Torres-Leal, PhD

Graduado em Educação Física pela Universidade Federal do Piauí (UFPI). Especialista em Treinamento Físico-Desportivo pela UFPI. Mestre em Nutrição Humana Aplicada pela Faculdade de Ciências Farmacêuticas da Universidade de São Paulo (FCF-USP). Doutor em Fisiologia Humana pelo Instituto de Ciências Biomédicas da USP. Pós-doutorado em Metabolismo Molecular pelo Molecular Medicine and Chronic Diseases Research Centre (CiMUS) da Universidade de Santiago de Compostela (USC), Espanha. Professor Adjunto do Departamento de Biofísica e Fisiologia da UFPI. Cientista líder do Grupo de Pesquisa em Doenças Metabólicas, Exercício e Nutrição (DOMEN) na UFPI. Docente permanente dos Programas de Pós-Graduação em Alimentos e Nutrição (PPGAN). Farmacologia pelo Programa de Pós-graduação em Farmácia (PPGFARM) da UFPI. Coordendador do PPGAN.

Geovana Silva Fogaça Leite, PhD

Bacharel em Educação Física pela Universidade Federal de São Paulo (UNIFESP). Mestre em Ciências pela UNIFESP. Doutora em Ciências pela Universidade de São Paulo (USP). Pesquisadora do Laboratório de Alimentos Fermentados Funcionais pela Faculdade de Ciências Farmacêuticas da Universidade de são Paulo (FCFUSP). Membro do Grupo de Pesquisa em Nutrição e Exercício. Editora-Chefe da Revista Brasileira de Nutrição e Saúde Intestinal (Plenitude Educação).

Luciana Oquendo Pereira Lancha, PhD

Nutricionista pela Faculdade de Saúde Pública da Universidade de São Paulo (FSP-USP). Bacharel em Esporte pela Escola de Educação Física e Esporte da Universidade de São Paulo (EEFE-USP). Mestre em Biologia Celular pelo Instituto de Biologia da Universidade Estadual de Campinas (UNICAMP). Doutorado em Ciências pelo Instituto de Ciências Biomédicas da USP. Pós-Doutorado no Institut de la Recherche Agronomique-Paris. Personal/Professional Coach pela Sociedade Brasileira de Coaching. Wellness Coach pela WellCoaches by ACSM (American College of Sports Medicine). Certificação em Mindfulness pelo Mindfulness e Movimentos de Integração. Diretora do Instituto de Bem Estar e Saúde (IBES).

Luís Fernando Garcia de Oliveira, Mdo

Graduado em Educação Física pelo Uirapuru Superior em Sorocaba. Bacharel pela Metrocamp em Campinas. Especialista em Treinamento Desportivo pela Faculdade Metropolita Unidas (UniFMU). Especialista em Didática e Metodologia pela Faculdade Anhanguera, Sorocaba - SP. Especialista em Fisiologia do Exercício pelo Centro de Estudos de Fisiologia do Exercício (CEFIT). Mestrando em Interdisciplinar em Ciências da Saúde pela Universidade Cruzeiro do Sul/ICAFE. Docente do Centro Universitário Nossa Senhora do Patrocínio (CEUNSP).

Luíz Henrique Boiko Ferreira, Drd

Pesquisador do Grupo de Pesquisa Metabolismo, Nutrição e Treinamento de Força (GPMENUTF). Doutorando em Educação Física (Atividade Física e Saúde) pela Universidade Federal do Paraná (UFPR). Mestre em Educação Física (Desempenho Esportivo) pela UFPR. Especialista em Treinamento de Força e Hipertrofia pela UFPR. Graduado em Educação Física pela Universidade Estadual do Centro Oeste (UNICENTRO). Graduação Sanduíche pela University of Saskatchewan – Canada (Kinesiology). Membro do American College of Sports Medicine (ACSM).

Marcelo Macedo Rogero, PhD

Nutricionista Formado pela Faculdade de Saúde Pública da Universidade de São Paulo (FSP-USP). Especialista em Nutrição em Esporte pela Associação Brasileira de Nutrição (ASBRAN). Mestre e Doutor em Ciência dos Alimentos pela Faculdade de Ciências Farmacêuticas da Universidade de São Paulo (FCF-USP). Pós-doutorado em Ciência dos Alimentos pela FCF-USP. Pós-doutorado pela Faculdade de Medicina da Universidade de Southampton, Inglaterra. Professor-Associado do Departamento de Nutrição da FSP-USP. Coordenador do Laboratório de Genômica Nutricional e Inflamação (GENUIN).

Marcelo Paes de Barros, PhD

Graduado e Bacharelado em Química pela Universidade de São Paulo (USP). Doutorado em Direto em Bioquímica pela USP. Ex-pesquisador-visitante na Universidade de Shizuoka, Japão, na Appalachian State University, NC, USA e no Instituto de Agroquímica e Tecnologia de Alimentos (IATA), Valência – Espanha. Pós-doutoramento no Instituto de Botânica da Universidade de Estocolmo e na Universidade de Uppsala, Suécia. Professor-Titular Nível I da Universidade Cruzeiro do Sul e Pesquisador-colaborador da Universidade Federal de São Paulo (UNIFESP) e da Universidade Católica de Brasília (UCB-DF). Experiência na Área de Bioquímica, com ênfase no Metabolismo de Radicais-livres.

Paulo Cavalcanti Muzy, MD

Médico pela Escola Paulista de Medicina da Universidade Federal de São Paulo (EPM/UNIFESP). Especialista em Ortopedia e Traumatologia pela UNIFESP. Especialista em Traumatologia Esportiva pela Pontifícia Universidade Católica de Campinas (PUC-Campinas). Especialista em Medicina do Exercício e do Esporte pela Sociedade Brasileira Medicina Esporte (SBMEE). Professor Titular de Ciências do Exercício da Escola Paulista de Ciências Médicas (EPCM). Preceptor do Programa de Residência Médica do Núcleo Avançado de Estudos em Ortopedia e Neurocirurgia (NAEON). Docente dos Cursos de Pós-graduação de Medicina Esportiva do Instituto BWS. Docente dos Cursos de Pós-graduação do Instituto Nacional de ensino Superior (Inades). Pesquisador do Grupo de Pesquisa em Metabolismo, Nutrição e Treinamento de Força (GPMENUTF).

Ragami Chaves Alves, PhD

Pesquisador do Grupo de Pesquisa em Metabolismo, Nutrição e Treinamento de Força (GPMENUTF). Pós-doutorando em Desempenho Esportivo pela Universidade Federal do Paraná (UFPR). Doutor em Atividade Física e Saúde pela UFPR. Mestre em Atividade e Saúde pela UFPR. Especialista em Treinamento de Força e Hipertrofia pela UFPR. Especialista em Treinamento Desportivo Coletivo e Individual pelo Centro Universitário Don Domênico (UNIDOM). Graduado em Educação Física em Licenciatura Plena pela UNIDOM.

Renan A. Ramos, MSc

Pesquisador do Grupo de Pesquisa Metabolismo, Nutrição e Treinamento de Força (GPMENUTF). Mestre em Educação Física (Desempenho Esportivo) pela Universidade Federal do Paraná (UFPR). Especialista em Treinamento de Força e Hipertrofia pela UFPR. Graduado em Educação Física pela Pontifícia Universidade Católica do Paraná (PUCPR).

Ronaldo Vagner Thomatieli dos Santos, PhD

Bacharel em Educação Física pela Univeridade Estadual Paulista (UNESP). Doutor em Fisiologia Humana pela Universidade de São paulo (USP). Pós-doutorado em Psicobiologia pela Universidade Federal de São Paulo (UNIFESP). Coordenador do Curso de Educação Física da UNIFESP. Bolsista de Produtividade do CNPq. Membro do Colégio Brasileiro de Ciências do Esporte (CBCE) e Membro da Sociedade Internacional de Imunologia do Exercício (ABIE).

Samuel de Carvalho Perin, Mdo

Pesquisador do Grupo de Pesquisa em Metabolismo, Nutrição e Treinamento de Força (GPMENUTF). Mestrando em Atividade Física e Saúde pela Universidade Federal do Paraná (UFPR). Especialista em Treinamento de Força e Hipertrofia pela UFPR. Especialista em Nutrição Esportiva Funcional pela Universidade Cruzeiro do Sul (UNICSUL). Graduado em Nutrição pela Pontifícia Universidade Católica do Paraná (PUC-PR).

Steven R. McAnulty, PhD

Ph.D. em Fisiologia do Exercício pela Auburn University. Professor do Departamento de Saúde e Ciências do Exercício na Appalachian State University.

Dedicatória

Essa obra é dedicada à Juliane, Thayla,
Elliade e Tácito (*In memorian*)

Agradecimentos

Esse livro foi escrito pelos meus orientandos do Grupo de Pesquisa em Metabolismo, Nutrição e Treinamento de Força (GPMENUTF), da Universidade Federal do Paraná, e pelos meus convidados, pesquisadores de Universidades nacionais e internacionais. Portanto, a todos vocês que trabalharam arduamente para a realização dessa obra... o meu MUITO OBRIGADO!

Tácito P. Souza Junior, PhD

“O maior inimigo do conhecimento não é a ignorância, é a ilusão do conhecimento.”

Stephen Hawking

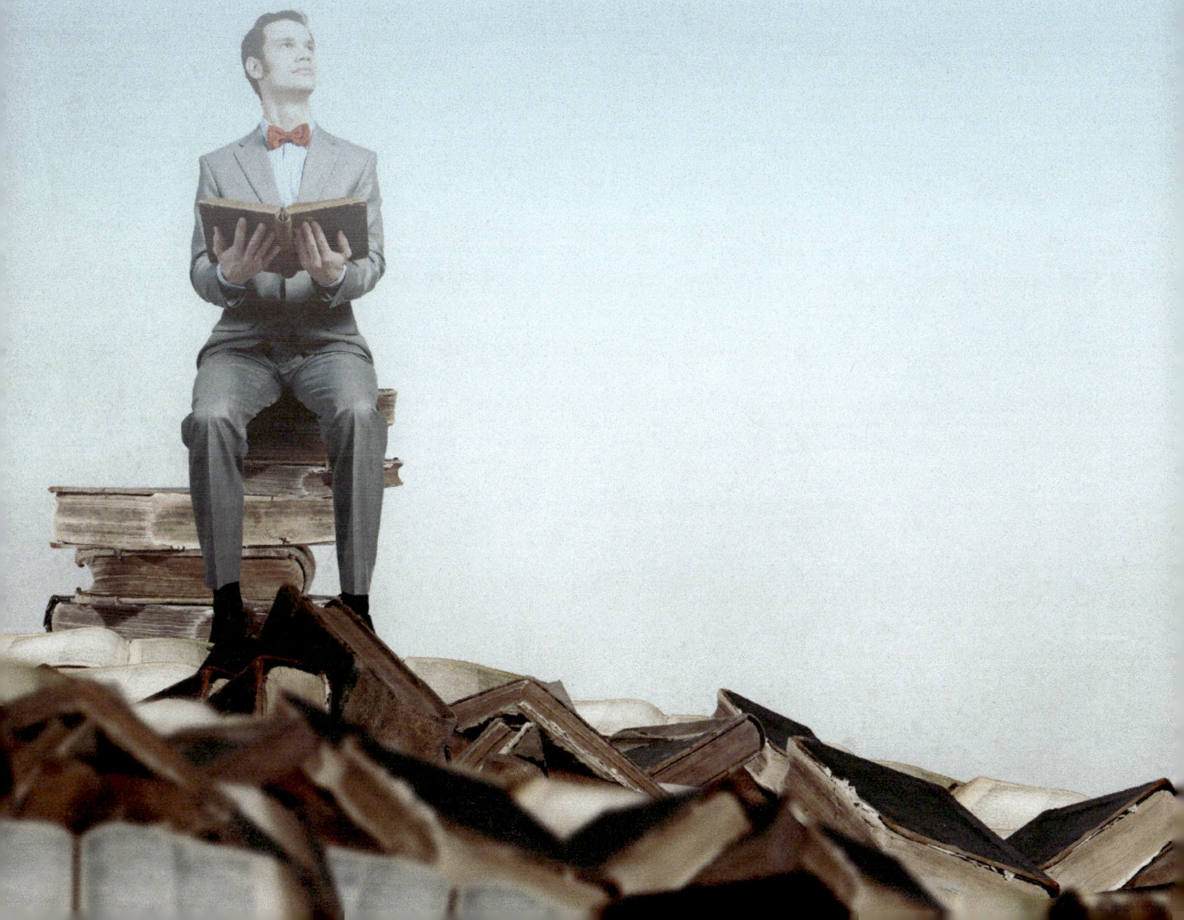

Prefácio

Em *Suplementação Nutricional no Exercício e no Esporte – Fatos e Evidências*, Dr. Tácito P. Souza Junior reuniu, com seus colegas, uma ampla variedade de tópicos de grande relevância para os interessados em aprender mais sobre Nutrição Esportiva, distribuído em 12 capítulos:

O Estado da Arte, Creatina, Cafeína, Beta-Alanina, Nitratos, Bicarbonato de Sódio, Suplementos Emergentes, Nutrigenômica, Probióticos, Antioxidantes e Alostase Redox no Treinamento de Força e Resistência, Proteínas e Aminoácidos, Carboidratos.

Eu recomendo intensamente esta obra para aqueles apaixonados pelo tema ou até mesmo para o leitor casual.

Stuart Phillips, Ph.D., FACSM, FCAHS
Professor e Catedrático de Pesquisa Nível 1 - Canadá
Departamento de Cinesiologia da Universidade McMaster (Canadá)

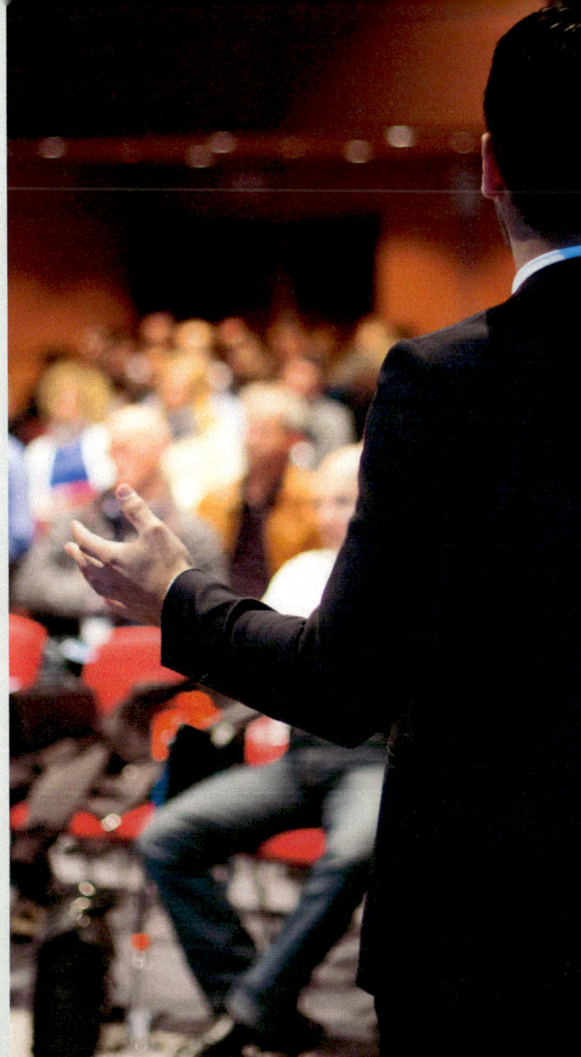

Apresentação

Paulo Cavalcanti Muzy, MD

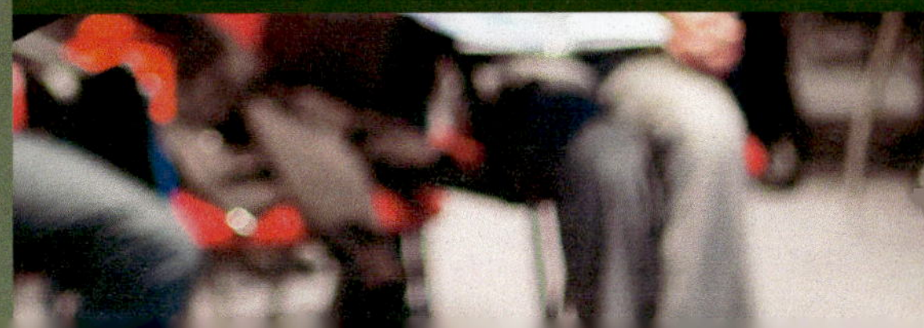

Máquinas não substituirão os humanos nas ciências por uma razão muito simples: elas não possuem a capacidade de criar a partir do zero. Em outras palavras, máquinas não têm imaginação.

Sempre pensamos em imaginação como a propriedade ligada ao fantástico e imponderável, que quase sempre leva o homem à sua destruição como ser pensante. Contudo, nossa capacidade de simulação científica, pelo menos até os dias atuais, nos liberta de um confinamento numa sala escura onde temos a obrigatoriedade constrangedora de, sem errar, descobrir, descrever, explicar e remontar tanto o elefante das míticas críticas ao estudo científico quanto ao rato, o gato, a ameba e o vírus. Como se a sala escura não fosse suficientemente desafiante, solicitam aos pesquisadores entender, classificar, modelar, explicar em palavras fáceis, aconselhar e, quando necessário, tratar, algo muito mais complexo que é o comportamento humano por si só.

Realmente quânticos ou não, com exabytes de dados ou não, o homem vai aprender o caminho que o trará à beira da imortalidade antes que uma máquina seja capaz de extrair, do nada, uma simulação que proponha as perguntas corretas para que as reais respostas sejam descobertas.

Ok, como comunidade científica chegamos a cogitar que a Terra pudesse ser plana, bem como permitimos que pensamentos como geração espontânea de vida (onde lixo no porão virava ratos) acontecessem. Porém, evoluímos.

Os últimos séculos foram de brigar pelas melhores respostas. A tecnologia as trouxeram.

Na última década, e principalmente nos últimos anos, batalhamos para descobrir, então, as perguntas mais importantes, já que as respostas se tornaram obteníveis. Estas, nenhuma máquina provavelmente será capaz de formular, porque ainda é algo que nos desafia entender, como o alinhamento de todo córtex cerebral, do núcleo ventromedial do córtex pré-frontal até a amígdala (seu oponente mais voraz e mortífero), acontece no processo de formação de uma ideia.

Conhecemos as sinapses e os neurotransmissores, assim como conhecemos o motor do carro e seu combustível, mas da mesma forma não conseguimos observar o acontecimento da queima do combustível e o funcionamento do motor quando estamos dirigindo.

Fato é que, existir um livro que se destina a reunir as variáveis que compõem a resposta orgânica que acontece no antifrágil ambiente do ser humano, para frasear as perguntas que nem imaginamos existirem no nosso cotidiano, é uma tarefa hercúlea, quase digna de um milagre.

Sendo muito respeitoso, para santificarmos uma pessoa, é necessário 3 milagres reconhecidos, e nos dias de hoje selecionar as pessoas é o primeiro, fazê-las trabalhar juntas é o segundo e o livro ser terminado com satisfação de todas, é o terceiro.

Se você é um robô do ano de 3020 e encontrou este livro como um achado arqueológico num cenário onde não existe mais a raça humana, entenda: você não venceu a batalha dos humanos contra as máquinas, nós é que desistimos. Leia e entenda por quê.

Agora, se você é um ser humano nos dias atuais, a partir deste livro talvez você não tenha todas as respostas para as questões fisiológicas do organismo humano submetido ao estresse, mas com certeza você aprenderá a formular perguntas cujas respostas realmente façam alguma diferença e tenham alguma relevância depois de lê-lo.

Sumário

CAPÍTULO 1

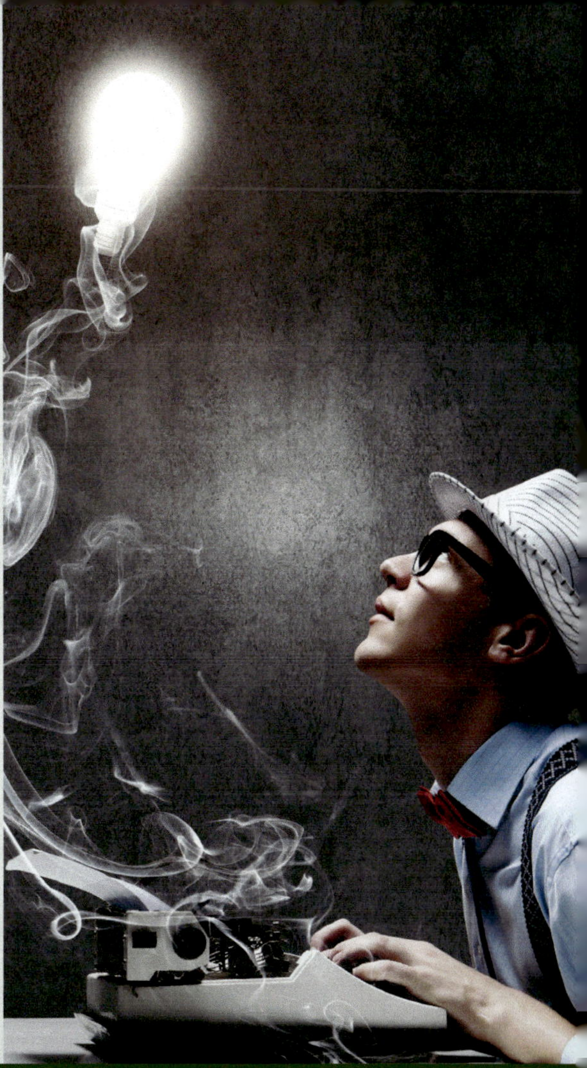

Estado da Arte

Paulo Cavalcanti Muzy, MD

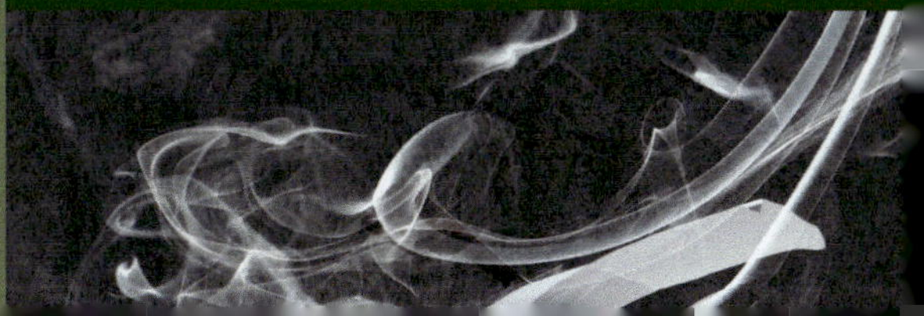

INTRODUÇÃO

Chamar as mais recentes tecnologias de estado da arte é uma bela tradução. O estado da arte se refere às condições presentes de conhecimento sobre um assunto, o que está sendo objeto de análise e pesquisa. É muito comum em pesquisa citarmos o estado da arte para que os leitores possam compreender quais foram as ferramentas disponíveis para que o autor do estudo, no momento em que o trabalho foi realizado, pudesse ter sido concluído. É importante que os leitores jovens entendam a definição de estado da arte, para que de forma frequente utilizem em sua metodologia de produção de trabalho tal definição na sua mais pura forma, para que todos que leem e estudam seus pensamentos, materializados na forma de um estudo científico ou de um livro escrito, possam entender desde suas motivações até as suas conclusões, na essência em que foram alcançadas. Da mesma forma, o leitor costumaz ou acadêmico mais experiente pode experimentar a sensação de certeza de que o escritor realizou seu trabalho a partir de processos que, hoje, consideramos como honestidade acadêmica.

O Estado da Arte e a Produção Científica

Falar em estado da arte é extremamente importante para definir os limites que foram respeitados pelos autores ao pesquisar e desenvolver suas ideias. É notório que com a pressão das publicações, e um pouco da vaidade humana, a sociedade científica, assim como a sociedade em geral, mostrasse caracteres da alma humana que não devem pertencer àqueles que buscam a precisão dos fenômenos que escondem sua mecânica à nossa vista. É inegável, portanto, que em algum momento a necessidade de provar uma hipótese se tornasse mais importante do que chegar à verdade mais absoluta, e notamos isso ao estudar cuidadosamente as metodologias utilizadas para escrever os trabalhos científicos atuais.

Além da questão da honestidade científica, é preciso considerar a capacidade intelectual dos que escrevem e que escolheram a carreira acadêmica como um plano de emprego e não como uma vocação polida incansavelmente pelos seus mentores. Em algum momento observou-se uma valorização no comportamento de desafiar as próprias pessoas que lhes concederam a chama do pensamento científico, sem que isso fosse causado pela necessidade de perguntas mais pertinentes e, sim, pela vontade de respostas mais influentes.

A ciência, por si só, necessita que o trabalho se torne uma interminável corrente, onde o pesquisador seguinte atinja conhecimentos que eventualmente possam conflitar com os conhecimentos em que aquela determinada área de estudo foi iniciada. Em outras palavras, apesar de 5.000 anos antes de Cristo as pirâmides tenham sido construídas com grandes pedaços de rocha, seria natural que os engenheiros que vieram após este período se desdobrassem para descobrir materiais que pudessem constituir construções tão grandiosas, porém, que fossem terminadas muito antes no período de uma vida. Dessa forma, a necessidade de uma atualização constante também obedece a necessidade humana, que já não pode esperar mais de uma década para obter avanços em questões de vital importância que protejam a vida, o convívio social harmônico, o desenvolvimento contínuo e sustentável e a saúde como bens da humanidade inalienáveis.

Olhando neste ângulo, o que desejamos estimular é a criação de uma cultura de conhecimento confiável, duradouro, e que sirva de base para ser superado a partir de questões melhor formuladas por tecnologias de pesquisa que ainda estão por surgir.

O período que vivemos na história é ímpar à medida que reflete uma grande mudança social mundial. É um momento em que gerações futuras terão completo acesso a tudo o que fazemos e fizemos durante o tempo que nos foi dado. Imagine, por exemplo, se pudéssemos estudar em nossas salas de aula, durante a graduação, as palestras das aulas de um então professor desconhecido chamado Albert Einstein. Ou, então, se nós pudéssemos ter, via videoaula, os comentários e observar ações de Francis Crick, Maurice Wilkins e Watson, antes deles descobrirem a estrutura de dupla hélice do DNA, em 1953. Num primeiro exame superficial, observar esta situação hipotética poderia nos levar a subestimar o valor de poder observar as palavras destas pessoas. Contudo, um exame mais cuidadoso nos mostraria que se fôssemos capazes de remontar, mesmo que parcialmente, o raciocínio destas pessoas, poderíamos adicionar aos nossos trabalhos traços do pensamento de pessoas que chegaram a tais conclusões a partir de muito menos daquilo que temos na atualidade para fazer as nossas pesquisas.

Dessa forma, é primordial que o estado da arte seja compreendido, metodologias sejam incansavelmente revisadas e resultados extensivamente discutidos, para que as perguntas que surgiram nos anos vindouros continuem a revelar aquilo que é a única verdade científica que conhecemos: o conhecimento se expande à metade da velocidade do que aquilo que não sabemos e nos é mostrado diariamente, nos desafiando a seguir nas nossas rotas de estudo, mesmo sabendo que ainda existem lacunas a serem respondidas. Para que, nós mesmos, possamos considerar que o nosso trabalho esteja de fato completo. Esse fenômeno se deve à natureza rizomática do conhecimento. Quanto mais expandimos o conhecimento para um lado, mais nos distanciamos do tronco principal de onde ele surgiu. Percebemos tal situação ao observar que muitas vezes temos dificuldade de unir conceitos que vem da mesma raiz, porém, que ao longo de seus caminhos tomaram sentidos um pouco diferentes. E o que nos restou foi lidar com uma situação em que, embora tenhamos o conhecimento mais refinado de uma área e o conhecimento mais refinado de outra parte desta área, encontramos extrema dificuldade para juntar ambos em uma teoria unificada sobre aquilo que traduz o que de fato é a realidade.

Valorizamos a unificação das teorias por uma razão muito simples, que é a percepção de que o fenômeno observado é justamente a materialização da unificação destas e que muitas vezes a dificuldade desta unificação gera disputas porque o ponto em comum que as ligam não pode ser encontrado.

Nada é mais verdadeiro do que quando falamos da vida humana, seja ela na manifestação de seu metabolismo em situações de equilíbrio, seja ela em situações de tentativa de equilíbrio como é o organismo submetido ao estresse físico.

Hoje vemos grupos com opiniões que aparentemente são antagônicas, mas que se confirmam nos modelos estudados, demonstrando que aparentemente existam verdades diferentes. Na verdade, o que pensamos é que não existem verdades diferentes e sim fases diferentes em que aquele organismo foi observado e que as respostas foram obtidas. O que começamos a compreender, neste momento, é que observar um organismo em situação diferente do equilíbrio muitas vezes tem mais etapas daquelas que julgamos serem presentes.

Em uma situação de alostase existem tantas modificações sofridas pelo organismo em sua capacidade de perceber o estímulo até reagir a ele, que muitas vezes chegamos a conclusões incompletas ou dissonantes porque, apesar de conseguir ver as repercussões daquilo que estava sendo estudado, ocorreram outras vias importantes no resultado, ativadas ou inativadas, que interferiram no resultado.

É fundamental o estudo de condições diferentes que levem a resultados semelhantes para que possamos entender o mecanismo completo de um fenômeno. Observemos, por exemplo, as buscas sobre a resposta hormonal determinada pelo exercício físico intenso nas décadas de 1980 e 1990 em busca da melhor resposta anabólica. Este período foi marcado pelo pensamento de que a resposta anabólica era sustentada pela resposta hormonal obtida a partir de exercícios realizados de forma intensa. Hoje sabemos que a resposta hormonal ao exercício é tanto uma reação quanto uma causa da resposta anabólica. Demorou-se anos para proporem métodos de treinamentos diferentes capazes de apresentar a mesma resposta do hormônio do crescimento. Em 1990, Kraemer e colegas propuseram que 8 exercícios realizados em 3 séries de 10 repetições máximas, e intervalo de 1 minuto entre elas, foram capazes de gerar uma grande quantidade de liberação de GH, liberação esta que só foi menor do que um treinamento de levantamento de peso olímpico avaliado pelos mesmos autores em 1992. Até então, percebia-se que a alta liberação de GH só poderia ser obtida através de treinamentos com altíssima carga ou altíssimo volume. Tal fato foi tomado como verdade absoluta até que, em 1995, Häkkinen e Parakinen propusessem um trabalho onde apenas 3 exercícios fossem realizados por 5 séries, de 10 repetições máximas. Porém, com 3 minutos de intervalo entre as séries, foi possível praticamente igualar os resultados do trabalho de 1990, de Kraemer e colegas. Neste momento, percebeu-se que mesmo fazendo um trabalho de menor volume era possível chegar a níveis de GH similares. Observando a metodologia de ambos trabalhos, percebemos que um detalhe, o maior intervalo entre séries, era capaz de mudar o resultado de um estudo completamente. O que dá sustentabilidade a esta percepção é um trabalho tardio de McCall e colegas, de 1999, onde os mesmos 8 exercícios, 3 séries e 10 repetições haviam demonstrado um resultado completamente diferente usando um minuto de intervalo. Sendo assim, percebeu-se que não bastava a realização do trabalho físico e, sim, a qualidade do organismo em seu estado de recuperação entre as séries, e que fazia a diferença naquilo que se pensava ser a grande resposta para as dúvidas que tínhamos em relação à otimização da resposta anabólica.

Casos como este são frequentes na literatura científica e por mais que as metanálises nos ajudem a perceber tais nuances elas vêm de um estudo tardio em relação à nossa necessidade de respostas.

O que buscamos, portanto, é a metodologia ideal para que o máximo da verdade fisiológica nos seja revelado, mais do que oferecendo apenas respostas imediatas, mas nos fornecendo substrato para perguntas futuras cada vez mais pertinentes.

O que buscamos, portanto, no nosso estado da arte é total compreensão do dinamismo a qual estamos submetidos quando olhamos o exercício. Desta forma, mais do que avaliar as variáveis de treinamento e as variáveis nutricionais, considerando as variáveis do indivíduo (em que pese o estado de treinamento atual, estado nutricional, estrutura de alimentação, condições de saúde e desempenho iniciais do indivíduo ou indivíduos a serem estudados), é compreender que este indivíduo se encontra em uma situação de dinâmica metabólica que não é interrompida pela realização do estudo, e que precisa ser compreendida e levada em consideração para que a discussão dos resultados reflita realmente o fenômeno que foi observado. Tal afirmação vem de encontro ao atual processo de revalorização dos estudos de caso que se tornam publicações devido à capacidade destes descreverem, de forma completa, todas as variáveis ou pelo menos a maior parte das variáveis relevantes às quais o indivíduo é submetido. Outra situação que mostra tal percepção é a demonstração das várias ações, indivíduo por indivíduo, serem mostradas em alguns trabalhos científicos junto com os dados finais tratados pela estatística.

É muito difícil trabalhar com todas as variáveis que existem, e talvez seja impossível, tanto pelo lado operacional quanto pelo lado real, quando então precisamos admitir que pode ser que estejamos desprezando variáveis porque o nosso estado tecnológico ainda não permite que as conheçamos. Contudo, reconhecendo tal dificuldade, trabalhamos dobrado para que estas variáveis sejam descobertas no intuito de que os melhores ensaios sejam produzidos.

Considerações Finais

Reconhecer a própria ignorância nunca será um infortúnio quando esta nos provocar para obtermos uma qualidade de trabalho maior, e para que saibamos, a partir dos estudos de Dunning e Kruger, de 1999, que a ignorância vinda do conhecimento não é uma falha nem um demérito mas, sim, a constatação de que estamos chegando cada vez mais perto da sabedoria.

REFERÊNCIAS CONSULTADAS

1. Vanhelder WP, Radomski MW, Goode RC. Growth hormone responses during intermittent weight lifting exercise in men. Eur J Appl Physiol Occup Physiol. 1984;53(1):31-34. doi:10.1007/BF00964686
2. Häkkinen K, Pakarinen A, Alén M, Kauhanen H, Komi PV. Neuromuscular and hormonal responses in elite athletes to two successive strength training sessions in one day. Eur J Appl Physiol Occup Physiol. 1988;57(2):133-139. doi:10.1007/BF00640652
3. Kraemer WJ, Fry AC, Warren BJ, et al. Acute hormonal responses in elite junior weightlifters. Int J Sports Med. 1992;13(2):103-109. doi:10.1055/s-2007-1021240
4. Kraemer WJ, Marchitelli L, Gordon SE, et al. Hormonal and growth factor responses to heavy resistance exercise protocols. J Appl Physiol (1985). 1990;69(4):1442-1450. doi:10.1152/jappl.1990.69.4.1442
5. Kraemer WJ, Gordon SE, Fleck SJ, et al. Endogenous anabolic hormonal and growth factor responses to heavy resistance exercise in males and females. Int J Sports Med. 1991;12(2):228-235. doi:10.1055/s-2007-1024673
6. Häkkinen K, Pakarinen A. Acute hormonal responses to heavy resistance exercise in men and women at different ages. Int J Sports Med. 1995;16(8):507-513. doi:10.1055/s-2007-973045
7. Kruger J, Dunning D. Unskilled and unaware of it: how difficulties in recognizing one's own incompetence lead to inflated self-assessments. J Pers Soc Psychol. 1999;77(6):1121-1134. doi:10.1037//0022-3514.77.6.1121

CAPÍTULO 2

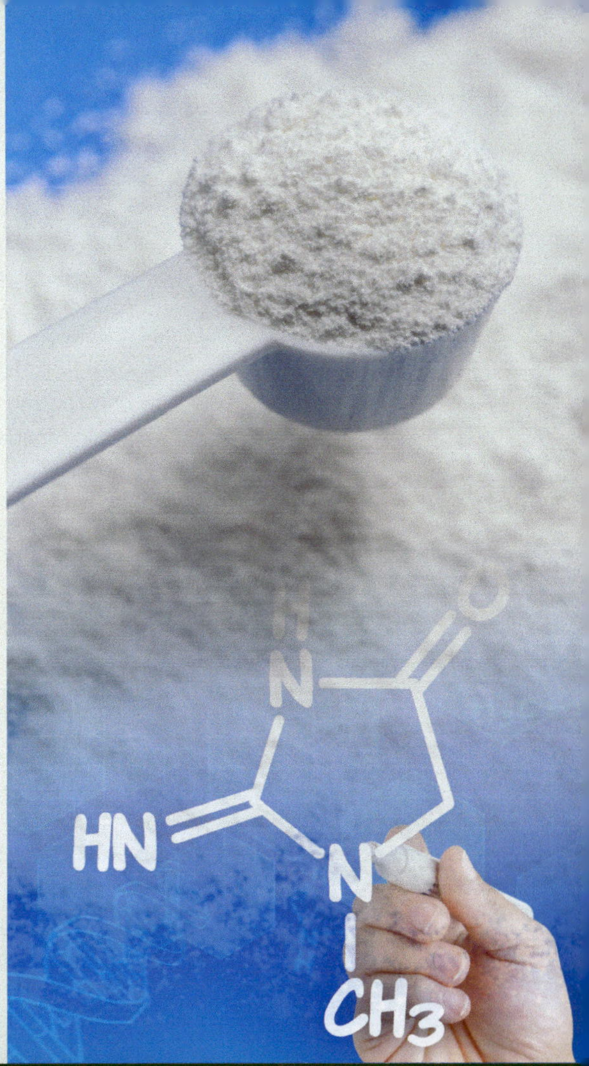

Creatina

André Camargo Smolarek, Drd
Samuel de Carvalho Perin, Mdo

A creatina foi identificada pela primeira vez em 1835, pelo cientista francês Michael Eugène Chevreul, em extrato de carne. Em 1847, Liebig averiguou que ela estava presente no tecido muscular, não encontrando traços em outros tecidos. No início do século 20 iniciaram-se pesquisas com a ingestão de creatina. Denis e Folin relataram sobre o aumento de 70% nos estoques de creatina muscular após a suplementação. Em 1923, Hahn e Meyer estimaram a quantidade de 140 g de creatina para um indivíduo de 70 Kg.[1] Entre os anos de 1927 e 1929, Fiske e Subbarow verificaram que raposas selvagens possuíam estoque de creatina muscular até dez vezes maior em relação a raposas criadas em cativeiro. Pouco tempo depois identificaram a presença da fosfocreatina (PCr) e da creatina livre no músculo.[2] Pouco depois, Scholossmann e Tiegs verificaram que a creatina poderia se distribuir pelo músculo durante a contração,[3] confirmado por Chanutin, observando que a maior porção da creatina ingerida era retida no músculo, e indicou pela primeira vez a possibilidade do aumento da "carga de creatina".[4] Nos anos seguintes foram realizadas muitas pesquisas associando os benefícios da suplementação de creatina ao desempenho físico.[5] A partir das Olimpíadas de Barcelona, que ocorreu em 1992, a creatina ganhou destaque quando o corredor Linford Christie atribuiu sua performance à utilização de creatina. Desde então a creatina vem sendo utilizada em larga escala.

Síntese, Degradação e Ingestão

A creatina é um composto de aminoácidos não proteicos, membro da família guanidina fosfágica,[6] e pode ser ingerida através da alimentação, suplementação, ou produzida naturalmente no corpo.[7] É sintetizada nos rins a partir dos aminoácidos arginina e glicina, formando L-ornitina e guanidinoacetato, reação catalisada pela enzima arginina-glicina amidinotransferase (AGAT). Em seguida, é transportada para o fígado através da corrente sanguínea, onde recebe o grupo metil da S-adenosil-metionina (SAM), em uma reação catabolisada pela enzima guanidinoacetato N-metiltransferase (GAMT), produzindo assim a creatina.[7-10] O pâncreas contribui com a produção das enzimas AGAT e GAMT, expressos no tecido pancreático.[11,12] Através do transportador de creatina CreaT ela é direcionada aos tecidos, nos músculos é depositado aproximadamente 95%, e os outros 5% são direcionados ao coração, cérebro e testículos.[7,10,13] Dentro da célula a creatina pode ser encontrada na forma livre ou na forma fosforilada (fosfocreatina, PCr); a conversão em PCr é reversível e catalisada pela enzima creatina quinase (CK).[7,9] Dentro do músculo, cerca de 60%-70% da creatina é encontrada na forma de PCr, e nessa forma não consegue sair da célula devido à sua polaridade.[14] Ambas as formas são degradadas à creatinina, sendo essa permeável à membrana celular e excretadas pelos rins.

Diariamente 1-2 g de Cr é excretada, sendo necessária a reposição de 1-3 g por dia.[7,15] Além da síntese endógena, a Cr pode ser obtida pela suplementação ou alimentos fontes desse nutriente como carnes e frutos do mar, e pode ser encontrada em vegetais, mas em quantidades significativamente menores (Tabela 2.1). O tempo de cocção e a adição de ácidos à preparação dos alimentos podem influenciar na quantidade de Cr; alimentos bem cozidos geralmente têm quantidades significativamente menores. A Cr ingerida pela alimentação tem grande biodisponibilidade para ser absorvida, permitindo que passe do trato digestivo diretamente para a corrente sanguínea. A concentração média de creatina plasmática é de 50 mmol/L, quando suplementada essa concentração pode ter um pico 30-60 minutos após a ingestão, enquanto uma ingestão semelhante pode fornecer uma elevação mais discreta por um período maior de tempo.[9,16,17]

Tabela 2.1 Quantidade de creatina em alimentos.

Alimento (100 g)	Quantidade de Cr (g)
Carne	0,45
Porco	0,5
Bacalhau	0,3
Arenque	0,65 – 1
Salmão	0,45
Camarão	Traços
Atum	0,4
Leite	0,01
Cramberries	0,002

Fonte: Volek, 2008.

Suplementação

Em uma dieta comum, o músculo é o principal tecido onde a creatina é estocada. O conteúdo médio é de aproximadamente 120 mmol/ kg de massa magra, mas para um indivíduo de 70 kg, esse valor pode variar de 90-160 mmol/kg.[7,15,18-20] Devido às principais fontes da Cr serem de origem animal, vegetarianos e veganos demonstram ter menores estoques de creatina muscular, apresentando uma quantidade de 90-110 mmol/kg. Desse modo essa população pode apresentar maiores ganhos com a suplementação.[21-23] Atletas engajados em treino intenso podem se beneficiar com a suplementação de creatina, aumentando os estoques em 20%-40% (Figura 2.1).

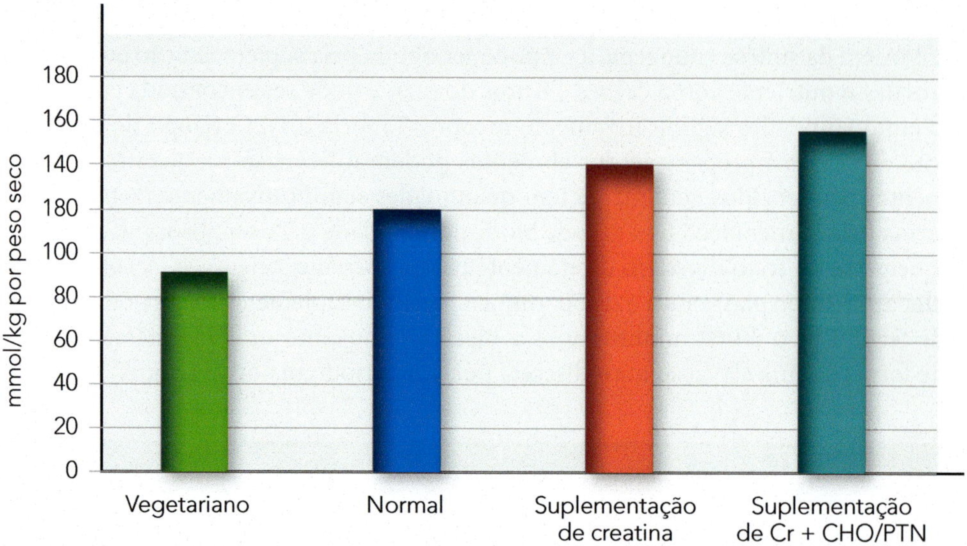

FIGURA 2.1 Estoque de creatina muscular.
Fonte: Kreider, 2017.

Contudo, vale ressaltar que existem pessoas não responsivas à suplementação de Cr, considerado um erro inato de metabolismo ligado ao cromossomo X por mutação no gene SLC6A8. Tal deficiência é um quadro extremamente raro, todavia o tratamento também é a suplementação de Cr ou os seus componentes (L-arginina e glicina).[24]

A forma mais eficiente de aumentar os estoques musculares é ingerir aproximadamente 20 g de creatina por dia (ou aproximadamente 0,3 g/kg de peso corporal), quatro vezes ao dia por 3 a 5 dias, devendo-se manter a ingestão de 3 a 5 g/dia para a manutenção dos estoques. Atletas e pessoas engajadas em treino necessitam de maior demanda energética, pois acabam utilizando de forma mais intensa a via ATP-PCr. Por esta razão, essa população pode necessitar uma maior ingestão (5 a 10 g/dia) para a manutenção dos estoques. A ingestão de uma fonte de carboidrato e/ou proteína parece aumentar a retenção de Cr.[19,25,26] Uma outra forma de ingestão é o consumo de 3 a 5 g/dia, entretanto, esse método causa um aumento gradual dos estoques e poder ter um efeito menor na melhora do desempenho físico. Contudo, a literatura mostra que algumas pessoas não respondem à suplementação de creatina, pois não aumentam os estoques de creatina muscular. Isso pode ocorrer devido ao alto consumo de carne (que aumentaria naturalmente as quantidades de Cr intramuscular) ou fatores genéticos.[7,17]

A Cr é encontrada em diversas formas, sendo a monohidratada a forma mais conhecida e utilizada. Além desta, a Cr pode ser encontrada em outras formas (piruvato de creatina, citrato de creatina, tricreatina malato, taurinato de creatina, fosfato de creatina, tricreatina orotato, creatina etil éster, piroglutamato de creatina, gluconato de creatina, quelado de magnésio e creatina), e nos alimentos como leite, frutas, verduras e carnes. Não obstante, ainda são necessários mais estudos a fim de verificar a segurança das formas, e, até o momento, nenhuma forma apresentou melhor eficácia em relação à monohidratada.[27]

Mecanismo de Ação

O principal papel metabólico da Cr é a ressíntese de trifosfato de adenosina (ATP), entretanto, também atua no tamponamento de íons H^+ e modulação da glicose. Através de uma reação enzimática da creatina quinase (CK) a Cr liga-se à adenosina difosfato (ADP) e aos íons H^+ resultando em Cr e ATP, fornecendo energia livre para a atividade metabólica. A PCr é utilizada nos primeiros 10 a 15 segundos de exercício, período onde os estoques são reduzidos significativamente. Com o final do exercício ocorre a reação reversa para a ressíntese da PCr.[28-30]

Ela também desempenha a função de transporte de energia intracelular das mitocôndrias para o citosol, fazendo um transporte vai e vem energético CK/PCr, conectando locais de produção de ATP com locais subcelulares de utilização de ATP (ATPases). A Cr também pode ser transportada para dentro da mitocôndria, através do canal iônico dependente de voltagem e se associar ao ATP através da fosforilação oxidativa e do nucleotídeo de adenina translocada (ANT) via CK mitocondrial. Nessa reação, a Cr liga-se ao ATP produzido a partir da fosforilação oxidativa e ao ANT via CK mitocondrial, e pode ser difundido para o citosol auxiliando as necessidades energéticas. O acoplamento CK/PCr também reduz a formação de espécies reativas de oxigênios (EROs), pode agir como um antioxidante direta/indiretamente. Dessa forma, a Cr auxilia na regulação do metabolismo, o que justifica os benefícios ergogênicos e potenciais benefícios à saúde com a suplementação de Cr.[7,31,32]

Mecanismo de Hipertrofia

A creatina é muito conhecida pela resposta no aumento de peso corporal, associado ao aumento de massa muscular.[7,33] O mecanismo pelo qual ocorre essa resposta ainda não está completamente estabelecido, podendo não ser apenas uma via, e sim, um conjunto de vias que influenciam para esta resposta. É sugerido os seguintes mecanismos como resposta:

Efeito Osmótico

Sabe-se que a suplementação de Cr induz a retenção hídrica intramuscular, aumentando rapidamente o peso corporal, que ocorre devido à carga osmótica da Cr,[34,35] sugerindo que esse inchaço pode fazer uma sinalização de transdução, que poderia atuar como um ativador da síntese proteica muscular.[36,37]

Aumento da Síntese de Proteína e Produção Hormonal

Outro mecanismo sugerido é que a Cr poderia ativar direta sinalização da via do alvo de rampamicina (mTOR) pela estimulação da fosfatidilinositol 3 quinase (PI3K) ou pela via da proteína quinase B (AKT/PKB), inibindo vias de catabolismo pela estimulação da síntese proteica.[38,39]

Redução da Via de Catabolismo

A adenosina 5 monofosfato (AMPK) é ativada pela adenosina monofosfato (AMP) e consequentemente influenciada pela relação ATP/AMP na célula. Pela ação da PCr na regulação da energia celular é sugerido que ocorra um melhor balanço energético, reduzindo a ação da via AMPK e, consequentemente, maior ativação da via AKT/mTOR.[38,39]

Proliferação das Células Satélites

A Cr parece ter a habilidade pelo efeito na atividade mitótica em células satélite, induzindo a proliferação e diferenciação celular através dos fatores de regulação miogênica (MRF).[39] A família das MRFs são fatores genéticos de transcrição que regulam fatores genéticos específicos no músculo, como a MyoD e Myf5.[40] Embora seja reportado o aumento de massa muscular pela suplementação de creatina, o mecanismo ainda não está completamente elucidado.[10]

Efeito Ergogênico

A literatura suporta o fato da Cr proporcionar melhoria de desempenho em esportes de alta intensidade e curta duração, sendo o aumento de força, potência e massa livre de gordura bem evidenciados. Diferentes modalidades podem ser beneficiadas com a suplementação de Cr tendo apresentado melhora no desempenho nos treinos, reduzindo o tempo de recuperação entre séries, aumento no trabalho realizado durante as séries, melhora na síntese de glicogênio muscular, tolerância ao treino, aumento do limiar anaeróbio, além do aumento da força e massa muscular.

Ela é recomendada principalmente para atletas de força e potência (como atletas de levantamento olímpico, corredores de 100 e 400 m, jogadores de futebol americano, entre outros), podendo haver um aumento de performance de 10%-20%, dependendo da capacidade de aumentar a PCr.[7,41] Modalidades de exercício intermitente têm apresentado aprimoramento na ressíntese de ATP e redução do estresse oxidativo induzido pelo exercício.[7,42] Entretanto, para exercícios de *endurance* ela parece não fornecer um benefício direto, mas pode auxiliar na preparação do atleta, pela manutenção da massa muscular, e é apontado que a suplementação poderia auxiliar no metabolismo da glicose e em *sprints* durante provas de longa duração.[43,44]

Suplementação de Creatina em Idosos

A utilização da creatina (Cr) pelos idosos é capaz de aumentar os seus estoques da creatina intramuscular, sendo este efeito já bem estabelecido pela literatura após o uso deste suplemento de forma contínua.[7] Uma vez que idosos têm menor expressão de microRNA com o avançar da idade,[45] ainda podemos acrescentar que a Cr também é considerada como um composto orgânico neuroprotetor, pois favorece a ressíntese de trifosfato de adenosina (ATP) no cérebro, principalmente em momentos de alta demanda cognitiva.[46]

Os idosos podem se beneficiar da suplementação com Cr. Embora esta prática seja ainda alvo de muito interesse científico, algumas das hipóteses já podem ser explicadas, mostrando a eficácia deste suplemento, principalmente quando combinado ao treinamento de força, para pessoas com mais de 60 anos de idade.

Suplementação de Creatina Combinada com o Treinamento de Força: Efeitos na Força e Hipertrofia Muscular em Idosos

O treinamento de força (TF) tem mostrado uma acentuada ação sinérgica na hipertrofia muscular,[47-50] e na área de secção transversa do músculo.[47] Também existem evidências em vários estudos sobre a suplementação de creatina com desfecho final capaz de aumentar a massa livre de gordura, força máxima, potência, hidratação, qualidade de vida e, ultimamente, podendo também atenuar as doenças associadas a sarcopenia, dinapenia e disfunção cognitiva em idosos.[51-55] A suplementação com Cr, quando combinada com o TF, foi eficaz em aumentar a força, equilíbrio e velocidade, prolongando a independência e autonomia da população idosa. Uma recente metanálise apontou resultados encorajadores da suplementação de Cr e TF em adultos idosos, atenuando os efeitos negativos do envelhecimento, como o estresse oxidativo por exemplo.[56]

O TF provoca o aumento líquido de proteínas miofibrilares,[57] e no nível celular é dependente da resposta ribossômica, responsável pela síntese proteica, sendo uma das teorias para a hipertrofia muscular, bem como a biogênese ribossomal, considerada como um dos efeitos deste tipo de treinamento.[58] O monofosfato de adenosina quinase ativado (AMPK) é uma serina/treonina proteína quinase que tem papel conhecido na homeostase da glicose e autofagia.[59] Todavia, conforme envelhecemos diminuímos a nossa capacidade molecular anabólica pela baixa expressão de microRNA, importante marcador para a plasticidade muscular e ajustes musculares.[45] Idosos também apresentam uma resposta tardia na síntese proteica quando comparados a indivíduos jovens, pois demoram a ativar a AMPK, uma das responsáveis pela estimulação da expressão gênica de GLUT4 que será deslocada para a membrana, processo biomolecular chave para a homeostase da glicose.[60-63] Vale ressaltar que a AMPK medeia a inibição do mecanismo mecanicista de rapamicina complexo 1 (mTORC1) através da fosforilação do alvo mamífero de rapamicina (mTOR) em treonina (Thr). A via mTORC1 é um regulador importante da quebra de proteínas em condições de hipóxia, com impacto regulador na tradução de proteínas no nível ribossomal.[19] A fosforilação da enzima p70s6K e da proteína 4EBP1 também é diminuída em idosos, e esse efeito foi detectado quando fizeram exercício entre 60%-90% de uma repetição máxima (1RM).[64]

Outro método para verificar os efeitos do TF é o uso de diagnóstico por imagem, bastante difundido na pesquisa atualmente para medir as modificações na espessura do tecido muscular. Sendo assim, a ultrassonografia é uma das formas de verificar a hipertrofia muscular e a qualidade do músculo por diferentes frequências de ondas captadas por um transdutor encostado à pele, via gel condutor, fornecendo uma imagem eco intensa do segmento avaliado.[22] Uma diferença no tecido muscular pode ser observada quando comparamos músculos de adultos saudáveis com idosos também saudáveis, pois além da distância entre o ápice do osso e o tecido adiposo ser menor devido à menor massa muscular, ainda é possível verificar que o tecido muscular de idosos é mais fibroso, dado este que, quando relacionado à força isocinética, apresentou uma relação inversa com a força, ou seja, quanto mais fibroso for o tecido muscular menor a capacidade de produzir força.[23]

Em uma recente revisão de literatura, foi sugerido que o TF ajuda no controle da síndrome geriátrica da fragilidade, doença prevalente em idosos, quando programas de exercícios físicos específicos para a força tiveram desfecho satisfatório para esta variável e também para o desempenho físico[24] É possível destacar que após os 65 anos de idade a prevalência de fragilidade em idosos é de 10% e obviamente vai aumentando com a idade; contudo, independentemente da idade, a fragilidade pode ser melhorada com exercícios que aumentem a massa muscular, diminuindo até mesmo o número de procura por pronto-atendimento e serviços básicos de saúde para esta população.[25]

Tem sido sugerido que a suplementação de Cr pode agir através de mecanismos distintos para os idosos.[26] Primeiro, se as concentrações de creatina fosfato (CrP) são aumentadas no músculo esquelético, a CrP pode então auxiliar a rápida refosforilação da adenosina difosfato (ADP) ressintetizando a adenosina trifosfato (ATP) pela ação da enzima creatina quinase (CK) durante atividades de alta intensidade e curta duração. Essa reação ergogênica é especialmente verdadeira se os períodos de atividade intensa são repetidos com intervalos curtos de recuperação.[6,2,70,71] Exemplos de atividades que se beneficiam deste mecanismo incluem *sprints*, eventos de saltos e levantamento de peso.[72] No entanto, dependendo da classificação de funcionalidade do idoso, *sprints* e saltos já não são indicados, ficando em evidência somente o TF.

Em segundo lugar, a suplementação de Cr pode melhorar a capacidade de alta energia na difusão do fosfato entre a mitocôndria e a miosina, permitindo melhor engajamento entre os ciclos das pontes cruzadas e manutenção da tensão muscular.[27]

E em terceiro lugar, Cr pode agir para atenuar mudanças de pH trazidas por um aumento da acidose, utilizando os íons hidrogênio durante a reação da CK na ressíntese do ATP que medeia a refosforilação do ADP em ATP, melhorando a alostase celular.

No quarto lugar, o declínio nos níveis de CrP na célula, devido ao aumento da necessidade de refosforilação do ADP, pode estimular a fosfofrutoquinase (PFK), a enzima limitante da velocidade para a glicólise, aumentando assim a taxa de glicólise, tendo como consequência o rápido aumento da produção de ATP.[27] Mesmo a literatura sendo vasta sobre o efeitos ergogênicos da suplementação com Cr, os mecanismos exatos ainda não foram completamente descritos,[31] ficando a lacuna mais aberta quando o assunto é utilização de Cr em idosos, que embora estudos mostrem dados promissores, ainda precisam de mais empenho da comunidade científica para consolidar a prática segura da suplementação com Cr.

A Cr suplementada já foi capaz de aumentar a força de membros inferiores em idosos, dado esse considerado importante, considerando que a musculatura da parte inferior do corpo é mais afetada durante o envelhecimento, ou seja, perdemos maior quantidade de massa muscular nos membros inferiores com o avançar da idade, fazendo com que esses indivíduos fiquem expostos ao risco de quedas pela debilidade muscular dos membros inferiores.[32]

Mesmo com um amplo corpo de evidências, Chilibeck *et al.* (2017) ainda consideram os resultados da suplementação com Cr e TF ambíguos, pois os mecanismos pelos quais ocorrem o aumento da massa magra e aumento da força ainda precisam de maiores investigações.

Outro ponto a ser mencionado é que o TF, juntamente com a suplementação de Cr, já mostrou efeitos positivos no número de células satélites e aumento no número de mionúcleos (área das fibras médias musculares).[34]

A suplementação de creatina sozinha, sem a combinação com o treinamento de força na população de idosos, não é consenso entre os pesquisadores, porque em uma recente revisão de literatura publicada,[73] levantou-se a dúvida sobre não utilizar TF, uma vez que alguns achados apresentam efeitos e em outros estudos esta hipótese não foi confirmada. Porém, no atual momento, as metodologias aplicadas não permitem emitir uma opinião efetiva, principalmente pela divergência e falta de informações importantes sobre os protocolos utilizados.

A Suplementação de Creatina e o Treinamento de Força com Possíveis Efeitos na Capacidade Cognitiva de Idosos

O cérebro é um órgão com atividade metabólica intensa, necessitando de muita energia o tempo todo.[31,11] Assim como o músculo esquelético, a suplementação com Cr pode conferir inúmeros benefícios para indivíduos idosos. Uma vez que menos de 5% da Cr disponível no corpo está no cérebro, a reposição deste aminoácido passa a ser essencial, pois a produção de energia do cérebro é dependente da quantidade de Cr disponível nele, atuando diretamente no *buffering* de ATP.[76] Atualmente já foram detectadas as vias que trabalham na síntese de Cr cerebral, onde as enzimas essenciais arginina, glicina amidinotransferase (AGAT) e guanidinoacetato metiltransferase (GAMT) são expressas pelo núcleo dos neurônios assim como o seu receptor SLC6A8. Isto significa que em condições de disponibilidade de arginina e glicina as células glia do cérebro podem produzir Cr,[77,78] contudo, esses dados são disponíveis apenas em modelos animais e *in vitro*, sendo recomendado cautela na sua extrapolação para humanos. Evidências convincentes também existem sobre a eficácia da Cr quando na falta de energia cerebral (fadiga mental, privação de sono, hipóxia ambiental como no alpinismo e idade avançada)[79] orientação espacial e memória de longo prazo.[46]

O aumento no consumo de Cr pode interferir no conteúdo de Cr e Cr fosforilada no cérebro, resultando na manutenção da atividade cognitiva mais alta em idosos, quando essa performance é demandada.[80] A suplementação com Cr é considerada segura pela sociedade internacional de nutrição esportiva, inclusive para idosos,[7] sendo indicada principalmente em idosos que têm deficiência da mesma, e/ou que adotam dietas vegetarianas, veganas e uma dieta com quantidades próximas a zero gramas de Cr, sobrecarregando o sistema endógeno, sintetizando tudo o que precisam via fígado, gastando a maior parte de sua capacidade de metilação.[79]

Para explicar a importância do TF na cognição de idosos, precisamos resgatar as teorias da atividade física (AF), de que a AF sistematizada intencional e a AF acidental estão associadas com maior performance cognitiva em idosos.[81] No estudo de Smolarek *et al.* (2016),[82] foi verificada uma associação do TF, particularmente de membros inferiores, com a performance cognitiva de mulheres idosas acima de 60 anos.

Em uma recente pesquisa, Stares e Bains (2019)[83] demonstraram que a suplementação com Cr, juntamente com o TF, mostrou resultados significativos no aumento da saúde mental, entretanto, ambos também chamaram a atenção sobre a suplementação de Cr, que sozinha não foi efetiva para a melhoria da performance cognitiva, sendo as mulheres mais responsivas ao tratamento (TF + Cr) quando comparadas com os homens idosos.

Ainda com relação às dosagens e efeitos, segundo Balestrino e Adriano (2019),[79] a suplementação com até 20 gramas de Cr monohidratada mostra-se segura para a saúde, no entanto, para verificar aumentos cerebrais significativos de Cr, o uso prolongado é recomendado,[76] visto que a dosagem ideal ainda permanece desconhecida. Contrapondo a revisão de Dolan *et al.* (2019), um estudo duplo cego cruzado,[46] encontrou diferenças na performance cognitiva suplementando com 5 gramas de Cr pura.

Ferramentas como questionários, mostraram excelente relação com métodos padrão ouro para verificar a função cognitiva de idosos nas diferentes áreas cerebrais (Nasreddine *et al.*, 2005; Freitas *et al.*, 2010), sendo necessário testar a eficiência da suplementação de Cr principalmente nas situações em que os processos cognitivos são estressados.[76]

No estudo de Van De Rest *et al.* (2014),[86] onde os idosos foram suplementados com 15 g/dia com proteína, no entanto, com dosagem de Cr não especificada, combinada com o TF durante 24 semanas em pacientes pré-frágeis e frágeis, nenhum efeito significativo foi detectado na capacidade cognitiva desta amostra.

Pessoas que vão suplementar com creatina, precisam controlar a pressão arterial, bem como as alterações pressóricas, principalmente em idosos nos quais o quadro de hipertensão arterial sistêmica já foi diagnosticado, já que uma recente revisão sobre o controle e tratamento da pressão arterial sugeriu que a hipertensão arterial afeta o cérebro pela debilidade do controle do fluxo sanguíneo intracraniano, fato este que pode alterar a cognição de idosos, interagindo com a doença de Alzheimer, responsável pelo aumento da deposição de beta-amiloide e de tau.[87,88]

Por outro lado, é proposto que o tratamento para a hipertensão pode trazer mudanças positivas na performance cognitiva.[89,90] Além disso, não podemos deixar de mencionar que o exercício físico tem se consagrado com efeitos expressivos na melhoria da distensibilidade das artérias, aumentando a saúde cardiovascular, forma não farmacológica de controlar a pressão arterial sistêmica, mais especificamente diminuindo a pressão arterial sistólica.[87,91]

REFERÊNCIAS BIBLIOGRÁFICAS

1. Greenhaff PL. Creatine and its application as an ergogenic aid. Int J Sport Nutr. 1995;5(S1):S100–10.
2. Demant TW, Rhodes EC. Effects of Creatine Supplementation on Exercise Performance. Sport Med. 1999;28(1):49–60.
3. Needham DM. Machina Carnis: The Biochemistry of Muscular Contraction in Its Historical Development. In: Cambridge University Press. 1971.
4. Chanutin A. The fate of creatine when administered to man. J Biol Chem. 1926;67(1):29–41.
5. Williams MH., Kreider RB., Branch JD. Creatina. 2000. 271 p.
6. Harris R. Creatine in health, medicine and sport: An introduction to a meeting held at Downing College, University of Cambridge, July 2010. Amino Acids. 2011;40(5):1267–70.
7. Kreider RB, Kalman DS, Antonio J, Ziegenfuss TN, Wildman R, Collins R, et al. International Society of Sports Nutrition position stand: safety and Efficacy of Creatine Supplementation in Exercise, Sport, and Medicine. J Int Soc Sports Nutr [Internet]. 2017;14(1):18. Disponível em: http://jissn.biomedcentral.com/articles/10.1186/s12970-017-0173-z
8. Physiol Rev. 2000 Jul;80(3):1107-213.
9. Volek JS, Forsythe KD, Cassandra E. An Overview of Creatine Metabolism. In: Stout JR, Antonio J, Kalman D, editor. The essential of Creatine in Sports and Health. 2008. p. 244.
10. Farshidfar F, Pinder MA, Myrie SB. Creatine Supplementation and Skeletal Muscle Metabolism for Building Muscle Mass- Review of the Potential Mechanisms of Action. Curr Protein Pept Sci. 2017;18(12):1273–87.
11. Allen PJ. Creatine metabolism and psychiatric disorders: Does creatine supplementation have therapeutic value? Neuroscience and Biobehavioral Reviews. 2012.
12. Da Silva RP, Clow K, Brosnan JT, Brosnan ME. Synthesis of guanidinoacetate and creatine from amino acids by rat pancreas. Br J Nutr. 2014;111(4):571–7.
13. Van De Kamp JM, Pouwels PJW, Aarsen FK, Ten Hoopen LW, Knol DL, De Klerk JB, et al. Long-term follow-up and treatment in nine boys with X-linked creatine transporter defect. J Inherit Metab Dis. 2012;35(1):141–9.
14. Greenhaff PL. The nutritional of creatine. Nutr Biochem. 1997;8(97):610–8.
15. Harris RC, Soderlund K, Hultman E. Elevation of creatine in resting and exercised muscle of normal subjects by creatine supplementation. Clin Sci. 1992;83(3):367–74.
16. Harris RC, Nevill M, Harris DB, Fallowfield JL, Bogdanis GC, Wise JA. Absorption of creatine supplied as a drink, in meat or in solid form. J Sports Sci. 2002;20(2):147–51.
17. Kraemer WJ, Beeler MK, Post EM, Luk H, Lombard JR, Dunn-Lewis C, et al. Physiological Basis for Creatine Supplementation in Skeletal Muscle and the Central Nervous System. In:

Nutrition and Enhanced Sports Performance [Internet]. Second Edi. Elsevier Inc.; 2019. p. 581–94. Disponível em: https://doi.org/10.1016/B978-0-12-813922-6.00049-7

18. Hultman E, Söderlund K, Timmons JA, Cederblad G, Greenhaff PL. Muscle creatine loading in men. J Appl Physiol. 1996;81(1):232–7.
19. Green AL, Hultman E. Carbohydrate accumulation ingestion augments skeletal muscle creatine during creatine supplementation in humans. 2018;
20. Kreider RB. Effects of creatine supplementation on performance training adaptations. Mol Cell Biochem. 2003;244(1–2):89–94.
21. Burke DG, Chilibeck PD, Parise G, Candow DG, Mahoney D, Tarnopolsky M. Effect of Creatine and Weight Training on Muscle Creatine and Performance in Vegetarians. Med Sci Sports Exerc. 2003;35(11):1946–55.
22. Venderley AM, Campbell WW. Vegetarian Diets. SportsMed. 2006;36(4):293–305.
23. Benton D, Donohoe R. The influence of creatine supplementation on the cognitive functioning of vegetarians and omnivores. Br J Nutr. 2011;105(7):1100–5.
24. Dunbar M, Jaggumantri S, Sargent M, Stockler-Ipsiroglu S, van Karnebeek CDM. Treatment of X-linked creatine transporter (SLC6A8) deficiency: Systematic review of the literature and three new cases. Molecular Genetics and Metabolism. 2014.
25. Casey A, Constantin-Teodosiu D, Howell S, Hultman E, Greenhaff RL. Creatine ingestion favorably affects performance and muscle metabolism during maximal exercise in humans. Am J Physiol. 1996;271(1 PART 1).
26. Steenge GR, Simpson EJ, Greenhaff PL. Protein- and carbohydrate-induced augmentation of whole body creatine retention in humans. J Appl Physiol. 2000;89(3):1165–71.
27. Andres S, Ziegenhagen R, Trefflich I, Pevny S, Schultrich K, Braun H, et al. Creatine and creatine forms intended for sports nutrition. Mol Nutr Food Res. 2017;61(6):1–18.
28. Tarnopolsky MA. Caffeine and creatine use in sport. Ann Nutr Metab. 2011;57(SUPPL. 2):1–8.
29. Robergs RA, Ghiasvand F, Parker D. Biochemistry of exercise-induced metabolic acidosis. Vol. 287, American Journal of Physiology - Regulatory Integrative and Comparative Physiology. 2004. p. 502–16.
30. Butts J, Jacobs B, Silvis M. Creatine Use in Sports. Sports Health. 2018;10(1):31–4.
31. Santacruz L, Jacobs DO. Structural correlates of the creatine transporter function regulation: the undiscovered country. Amino Acids. 2016;48(8):2049–55.
32. Riesberg LA, Weed SA, Mcdonald TL, Eckerson JM, Drescher KM. International Immunopharmacology Beyond muscles : The untapped potential of creatine. Int Immunopharmacol. 2016;37(402):31–42.
33. Kerksick CM, Wilborn CD, Roberts MD, Smith-Ryan A, Kleiner SM, Jäger R, et al. ISSN exercise & sports nutrition review update: Research & recommendations. J Int Soc Sports Nutr. 2018;15(1):1–57.
34. Becque M, Lochmann J, Melrose D. Physical Fitness and Performance Effects of oral creatine supplementation on muscular strength and body composition. Phys Fit Perform. 2000;32(3):654–658.
35. Izquierdo M, Ibañez J, González-Badillo J, Gorostiaga EM. Muscle Power, Endurance, and Sprint Performance. Med Sci Sport Exerc. 2002;34(2):332–43.

36. Murphy RM, Stephenson DG, Lamb GD. Effect of creatine on contractile force and sensitivity in mechanically skinned single fibers from rat skeletal muscle. Am J Physiol - Cell Physiol. 2004;287(6 56-6):1589–95.

37. Safdar A, Yardley NJ, Snow R, Melov S, Tarnopolsky MA. Global and targeted gene expression and protein content in skeletal muscle of young men following short-term creatine monohydrate supplementation. Physiol Genomics. 2008;32(2):219–28.

38. Coffey VG, Hawley JA. The molecular bases of training adaptation. Sports. 2007;37(9):737–63.

39. Alfred BY, Loren OF, Assistance THE, Allen PJ, Alraddadi EA, Augustine S, et al. Creatine supplementation elicits greater muscle hypertrophy in upper than lower limbs and trunk in resistance-trained men. J Int Soc Sports Nutr [Internet]. Second Edi. 2018;27(1):818–26. Disponível em: https://doi.org/10.1016/B978-0-12-813922-6.00049-7

40. Vierck JL, Icenoggle DL, Bucci L, Dodson M V. The effects of ergogenic compounds on myogenic satellite cells. Med Sci Sports Exerc. 2003;35(5):769–76.

41. Twycross-Lewis R, Kilduff LP, Wang G, Pitsiladis YP. The effects of creatine supplementation on thermoregulation and physical (cognitive) performance: a review and future prospects. Amino Acids. 2016;48(8):1843–55.

42. Yáñez-Silva A, Buzzachera CF, Piçarro IDC, Januario RSB, Ferreira LHB, McAnulty SR, et al. Effect of low dose, short-term creatine supplementation on muscle power output in elite youth soccer players. J Int Soc Sports Nutr. 2017;14(1):1–8.

43. Balsom PD, Harridge SDR, Soderlund K, Sjodin B, Ekblom B. Creatine supplementation per se does not enhance endurance exercise performance. Acta Physiol Scand. 1993;149(4):521–3.

44. Ravindra PV., Janhavi P, Divyashree S, Muthukumar SP. Nutritional interventions for improving the endurance performance in athletes. Arch Physiol Biochem [Internet]. 2020;0(0):1–8. Disponível em: https://doi.org/10.1080/13813455.2020.1733025

45. Margolis LM, Rivas DA. Potential Role of MicroRNA in the Anabolic Capacity of Skeletal Muscle with Aging. Exercise and Sport Sciences Reviews. 2018.

46. McMorris T, Mielcarz G, Harris RC, Swain JP, Howard A. Creatine supplementation and cognitive performance in elderly individuals. Aging, Neuropsychol Cogn. 2007;14(5):517–28.

47. Hespel P, Derave W. Ergogenic effects of creatine in sports and rehabilitation. In: Creatine and Creatine Kinase in Health and Disease. Springer; 2007. p. 246–59.

48. Volek JS, Duncan ND, Mazzetti SA, Staron RS, Putukian M, Gómez AL, et al. Performance and muscle fiber adaptations to creatine supplementation and heavy resistance training. Med Sci Sports Exerc. 1999;31(8):1147–56.

49. Souza-Junior TP, Willardson JM, Bloomer R, Leite RD, Fleck SJ, Oliveira PR, et al. Strength and hypertrophy responses to constant and decreasing rest intervals in trained men using creatine supplementation. J Int Soc Sports Nutr. 2011;8(1):17.

50. Souza Júnior TP de, Dubas JP, Pereira B, Oliveira PR de. Suplementação de creatina e treinamento de força: alterações na resultante de força máxima dinâmica e variáveis antropométricas em universitários submetidos a oito semanas de treinamento de força (hipertrofia). Rev Bras Med do Esporte. 2007.

51. Branch JD. Effect of creatine supplementation on body composition and performance: a meta-analysis. Int J Sport Nutr Exerc Metab. 2003;13(2):198–226.

52. Buford TW, Kreider RB, Stout JR, Greenwood M, Campbell B, Spano M, et al. International Society of Sports Nutrition position stand: creatine supplementation and exercise. J Int Soc Sports Nutr. 2007;4(1):6.

53. Tipton KD, Ferrando A a. Improving muscle mass: response of muscle metabolism to exercise, nutrition and anabolic agents. Essays Biochem [Internet]. 2008;44:85–98. Disponível em: http://www.ncbi.nlm.nih.gov/pubmed/18384284

54. Gualano B, Macedo AR, Alves CRR, Roschel H, Benatti FB, Takayama L, et al. Creatine supplementation and resistance training in vulnerable older women: a randomized double-blind placebo-controlled clinical trial. Exp Gerontol. 2014;53:7–15.

55. Aguiar AF, Januário RSB, Junior RP, Gerage AM, Pina FLC, Do Nascimento MA, et al. Long-term creatine supplementation improves muscular performance during resistance training in older women. Eur J Appl Physiol. 2013;113(4):987–96.

56. Devries MC, Phillips SM. Creatine supplementation during resistance training in older adults—a meta-analysis. Med Sci Sport Exerc. 2014;46(6):1194–203.

57. Fry CS, Rasmussen BB. Skeletal muscle protein balance and metabolism in the elderly. Curr Aging Sci. 2011 Dec;4(3):260–8.

58. Figueiredo VC, McCarthy JJ. Regulation of Ribosome Biogenesis in Skeletal Muscle Hypertrophy. Physiology (Bethesda). 2019 Jan;34(1):30–42.

59. Elhassan SAM, Candasamy M, Chan EWL, Bhattamisra SK. Autophagy and GLUT4: The missing pieces. Diabetes Metab Syndr. 2018 Nov;12(6):1109–16.

60. Drummond MJ, Dreyer HC, Pennings B, Fry CS, Dhanani S, Dillon EL, et al. Skeletal muscle protein anabolic response to resistance exercise and essential amino acids is delayed with aging. J Appl Physiol. 2008 May;104(5):1452–61.

61. Hardie DG. Energy sensing by the AMP-activated protein kinase and its effects on muscle metabolism. Proc Nutr Soc. 2011 Feb;70(1):92–9.

62. Sanchez AM, Candau R, Bernardi H. Recent Data on Cellular Component Turnover: Focus on Adaptations to Physical Exercise. Cells. 2019 Jun;8(6).

63. Ha J, Guan K-L, Kim J. AMPK and autophagy in glucose/glycogen metabolism. Mol Aspects Med. 2015 Dec;46:46–62.

64. Kumar V, Selby A, Rankin D, Patel R, Atherton P, Hildebrandt W, et al. Age-related differences in the dose-response relationship of muscle protein synthesis to resistance exercise in young and old men. J Physiol. 2009 Jan;587(1):211–7.

65. Pillen S, Tak RO, Zwarts MJ, Lammens MMY, Verrijp KN, Arts IMP, et al. Skeletal muscle ultrasound: correlation between fibrous tissue and echo intensity. Ultrasound Med Biol. 2009;35(3):443–6.

66. Fukumoto Y, Ikezoe T, Yamada Y, Tsukagoshi R, Nakamura M, Mori N, et al. Skeletal muscle quality assessed from echo intensity is associated with muscle strength of middle-aged and elderly persons. Eur J Appl Physiol. 2012;112(4):1519–25.

67. Haider S, Grabovac I, Dorner TE. Effects of physical activity interventions in frail and pre-frail community-dwelling people on frailty status, muscle strength, physical performance and muscle mass-a narrative review. Wien Klin Wochenschr. 2019 Jun;131(11–12):244–54.

68. Kojima G, Liljas AEM, Iliffe S. Frailty syndrome: implications and challenges for health care policy. Risk Manag Healthc Policy. 2019;12:23–30.

69. Persky AM, Rawson ES. Safety of creatine supplementation. Subcell Biochem. 2007;46:275–89.

70. Terjung RL, Clarkson P, Eichner ER, Greenhaff PL, Hespel PJ, Israel RG, et al. American College of Sports Medicine roundtable. The physiological and health effects of oral creatine supplementation. Med Sci Sports Exerc. 2000;32(3):706–17.

71. Yquel RJ, Arsac LM, Thiaudiere E, Canioni P, Manier G. Effect of creatine supplementation on phosphocreatine resynthesis, inorganic phosphate accumulation and pH during intermittent maximal exercise. J Sports Sci. 2002;20(5):427–37.

72. Bemben MG, Lamont HS. Creatine supplementation and exercise performance. Sport Med. 2005;35(2):107–25.

73. Candow DG, Forbes SC, Chilibeck PD, Cornish SM, Antonio J, Kreider RB. Effectiveness of Creatine Supplementation on Aging Muscle and Bone: Focus on Falls Prevention and Inflammation. J Clin Med. 2019 Apr;8(4):488.

74. Chilibeck PD, Kaviani M, Candow DG, Zello GA. Effect of creatine supplementation during resistance training on lean tissue mass and muscular strength in older adults: a meta-analysis. Open access J Sport Med. 2017;8:213–26.

75. Olsen S, Aagaard P, Kadi F, Tufekovic G, Verney J, Olesen JL, et al. Creatine supplementation augments the increase in satellite cell and myonuclei number in human skeletal muscle induced by strength training. J Physiol. 2006;573(2):525–34.

76. Dolan E, Gualano B, Rawson ES. Beyond muscle: the effects of creatine supplementation on brain creatine, cognitive processing, and traumatic brain injury. Eur J Sport Sci. 2019 Jan;19(1):1–14.

77. Tachikawa M, Hosoya K-I, Ohtsuki S, Terasaki T. A novel relationship between creatine transport at the blood-brain and blood-retinal barriers, creatine biosynthesis, and its use for brain and retinal energy homeostasis. Subcell Biochem. 2007;46:83–98.

78. Hanna-El-Daher L, Braissant O. Creatine synthesis and exchanges between brain cells: What can be learned from human creatine deficiencies and various experimental models? Amino Acids. 2016 Aug;48(8):1877–95.

79. Balestrino M, Adriano E. Beyond sports: Efficacy and safety of creatine supplementation in pathological or paraphysiological conditions of brain and muscle. Med Res Rev. 2019 Apr.

80. Rawson ES, Venezia AC. Use of creatine in the elderly and evidence for effects on cognitive function in young and old. Amino acids. 2011.

81. Sanchez-Lopez J, Silva-Pereyra J, Fernández T, Alatorre-Cruz GC, Castro-Chavira SA, González-López M, et al. High levels of incidental physical activity are positively associated with cognition and EEG activity in aging. PLoS One. 2018.

82. Smolarek AC, Boiko Ferreira LH, Gomes Mascarenhas LP, McAnulty SR, Varela KD, Dangui MC, et al. The effects of strength training on cognitive performance in elderly women. Clin Interv Aging. 2016;11.

83. Stares A, Bains M. The Additive Effects of Creatine Supplementation and Exercise Training in an Aging Population: A Systematic Review of Randomized Controlled Trials. Journal of Geriatric Physical Therapy. 2019.

84. Nasreddine ZS, Phillips NA, Bedirian V, Charbonneau S, Whitehead V, Collin I, et al. The Montreal Cognitive Assessment, MoCA: a brief screening tool for mild cognitive impairment. J Am Geriatr Soc. 2005 Apr;53(4):695–9.

85. Freitas S, Simões MR, Martins C, Vilar M, Santana I. Estudos de adaptação do Montreal Cognitive Assessment (MoCA) para a população portuguesa. Avaliação Psicológica. 2010;9(3).

86. Van De Rest O, van der Zwaluw NL, Tieland M, Adam JJ, Hiddink GJ, Van Loon LJC, et al. Effect of resistance-type exercise training with or without protein supplementation on cognitive functioning in frail and pre-frail elderly: secondary analysis of a randomized, double-blind, placebo-controlled trial. Mech Ageing Dev. 2014;136:85–93.

87. Naci H, Salcher-Konrad M, Dias S, Blum MR, Sahoo SA, Nunan D, et al. How does exercise treatment compare with antihypertensive medications? A network meta-analysis of 391 randomised controlled trials assessing exercise and medication effects on systolic blood pressure. Br J Sports Med. 2018 Dec.

88. Nystoriak MA, Bhatnagar A. Cardiovascular Effects and Benefits of Exercise. Frontiers in Cardiovascular Medicine. 2018.

89. Wahidi N, Lerner AJ. Blood Pressure Control and Protection of the Aging Brain. Neurotherapeutics. 2019.

90. Barnes JN, Corkery AT. Exercise Improves Vascular Function, but does this Translate to the Brain? Brain Plast. 2018.

91. Nystoriak MA, Bhatnagar A. Cardiovascular Effects and Benefits of Exercise. Front Cardiovasc Med. 2018;5:135.

CAPÍTULO 3

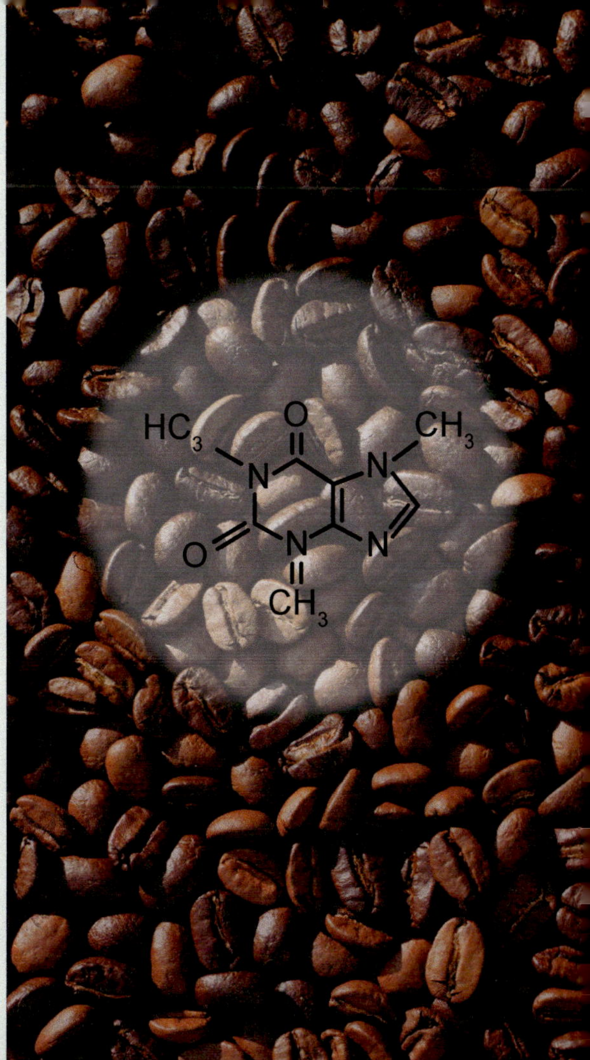

Cafeína

Cleyton dos Santos Oliveira de Oliveira, MSc
Luís Henrique Boiko Ferreira, Drd

INTRODUÇÃO

Antes de iniciarmos este capítulo, se faz necessário apresentar o que Ron Maughan, renomado pesquisador da área de Nutrição Esportiva, considera como suas três leis da suplementação esportiva voltada à área de Ciências do Esporte.

1. Se um suplemento funciona, provavelmente é ilegal (alto rendimento).
2. Se um suplemento é legal, provavelmente não funciona.
3. Existem exceções.

Ao longo dos anos, diversas tentativas foram feitas com o intuito de melhorar a performance humana, fazendo com que diversas substâncias passassem a ser testadas e analisadas no que diz respeito à sua efetividade no desempenho humano. Dentro desta perspectiva, surgiu uma ramificação na área de Nutrição, conhecida como Nutrição Esportiva, buscando, através de diversos testes e protocolos, averiguar quais substâncias apresentavam efeitos ergogênicos sobre a performance humana.

No decorrer deste capítulo, iremos discorrer brevemente sobre o histórico da cafeína, mediado pela sua associação à performance humana, levando em consideração os mecanismos de ação responsáveis pelas melhorias de *performance*. Serão abordados também temas relacionados à efetividade desta substâncias sobre diferentes tipos de exercício (aeróbios/ anaeróbios), onde serão evidenciadas as relações entre a dose e o efeito desta substância, apresentando os possíveis motivos ambientais e genéticos pelos quais a cafeína pode não responder de maneira igual em todos os indivíduos (*non-responders*).

Histórico

Ao longo da História, entre as mais diversas cultura e etnias, existem relatos que indicam a utilização de determinadas plantas e grãos por parte de algumas pessoas, inspirando lendas e mitos associados ao consumo de determinados alimentos, os quais promoviam um aumento nos níveis de alerta, bem-estar e vitalidade. Pode-se dizer que o consumo de folhas de chá, mate, noz-de-cola, guaraná, cacau e café reforçam este modelo, principalmente por conta das grandes concentrações de cafeína presentes nestas substâncias, fazendo com que, embora algumas pessoas se sintam fortemente atraídas pelos cheiros e sabores destes elementos, existam outros motivos relacionados ao seu consumo.

O café como é utilizado nos dias atuais, sendo preparado através da queima e moimento dos grãos, começou a ser confeccionado no Oriente Médio em meados de 1.400

d.C, se espalhando para todo o continente europeu 200 anos mais tarde. Entretanto, o café pode ser rastreado até algumas dinastias chinesas, que utilizavam as folhas de café para confeccionar chás séculos antes de Cristo, os quais eram considerados estimulantes bastante efetivos para aumentar a atenção e a rigorosidade de quem o consumia.

Atualmente, os cafés e os chás são considerados as principais fontes de cafeína consumida em todo o globo, principalmente em decorrência das grandes convenções culturais criadas em torno do consumo destes produtos. Não obstante, a popularização dos refrigerantes à base de cola acaba também elevando significativamente os níveis de consumo de cafeína, nos trazendo diretamente para um famoso conto envolvendo a saúde.

O final do Século XVIII acabou sendo caracterizado pelo estabelecimento da ideologia de que a utilização de água advinda de fontes naturais trariam consigo diversas propriedades que favoreceriam a saúde humana. Entretanto, era necessário que um aperfeiçoamento sobre este elemento fosse feito pelo homem, dando origem então ao que hoje é conhecido como água gaseificada, criado pelo Doutor Joseph Priestley, a quem também são creditadas as descobertas das moléculas de oxigênio e monóxido de carbono.[2] Tempo depois, juntamente com um engenheiro conhecido como Johann Jacob Schweppe, iniciou-se a produção deste tônico em larga escala, fazendo grande sucesso por toda Europa e tendo suas patentes estabelecidas também nos Estados Unidos da América. Tendo em vista os "potenciais" voltados à saúde, estas bebidas gaseificadas passaram a ser revendidas por farmácias, as quais nos últimos anos do século XIX passaram a adicionar determinadas ervas com intuitos medicinais, além de proporcionar um sabor a estas bebidas outrora desarborizadas, dando origem a duas empresas bastante famosas no que diz respeito a refrigerantes.

Não obstante, levando em consideração os potenciais relacionados à ingestão da cafeína, não foi uma surpresa quando diversos técnicos e desportistas despertaram seu interesse no consumo desta substância. Entre os anos de 1903 e 1908, dois colegas de

TABELA 3.1 Origem das bebidas à base de cola.

Bebidas	Desenvolvidas	Ingredientes originais	Alegações de saúde originais
Coca-Cola	1886 Atlanta, Geórgia	Açúcar, lima, canela, folhas de coca, noz-de-cola	Tônico neural e cerebral, cura para dor de cabeça
Pepsi-Cola	1898 New Bern, Carolina do Norte	Baunilha, açúcar, óleos, pepsina e noz-de-cola	Revigorante gástrico e cura para dispepsia

Fonte: Adaptada de Burke, 2013.[3]

laboratório da Universidade de Cambridge, no Reino Unido, William Rivers e Harald Webber, despertaram o interesse em compreender mais efetivamente os efeitos da utilização da cafeína no desenvolvimento da performance,[4] e acabaram testando o impacto da cafeína neles mesmos, após passarem por períodos extensos de privação tanto de cafeína quanto de álcool. Entretanto, os mesmos acabaram constatando que o efeito psicológico de saber que iriam consumir um estimulante acabava fazendo com que uma grande euforia fosse sentida nos dias em que iriam realizar os testes, o que poderia criar certos problemas com relação à fidedignidade dos resultados. Desta forma, Rivers e Webber foram os pioneiros na utilização de um estilo de pesquisa conhecido como *design* duplo-cego com placebo, utilizado até hoje, segundo o qual nem o pesquisador e nem a amostra sabiam exatamente o que estavam consumindo até o final dos testes.[5]

Desde o início dos esportes modernos, foi possível verificar uma extensa utilização de estimulantes à base de plantas e grãos com o intuito de melhorar a *performance* esportiva.[6] Nos primeiros anos do século XX, diversos coquetéis à base de cafeína, contendo outros estimulantes como cocaína, estricnina, éter e heroína, foram utilizados com o intuito de obter vantagens em competições, onde diversos testes extremamente intensos e prolongados foram realizados com o objetivo de verificar a redução do estresse fisiológico, assim como as reduções nos níveis de fadiga apresentados por parte dos indivíduos que consumiam estas substancias.[7] A mixagem da cafeína, juntamente a outros estimulantes, permaneceu ocorrendo até meados de 1920, quando substâncias como a cocaína e a heroína passaram a ter sua venda restrita, encerrando completamente sua utilização em 1960, quando programas antidoping passaram a ser desenvolvidos.

No final da década de 1970, Dave Costill, considerado um dos pais da Nutrição Esportiva, auxiliou na condução de diversos testes que buscaram analisar o consumo de doses de 250 a 300 mg de cafeína no desenvolvimento da *performance* do ciclismo, o que foi diretamente acompanhado por um aumento significativo do interesse do consumo de cafeína por parte de atletas de *endurance*.[8] Este crescente interesse por parte de atletas e técnicos acabou fazendo com que elevadas concentrações de cafeína fossem proibidas pela organização mundial antidoping (WADA) durante competições entre os anos de 1984 e 2004, sob a prerrogativa de que esta substância apresentava potenciais de melhorar a *performance* esportiva, violando o espírito esportivo por proporcionar vantagens sobre outros atletas.[9] Desde primeiro de janeiro de 2004, a utilização da cafeína durante as competições voltou a ser liberada pela WADA, entretanto, a mesma foi incluída no programa de monitoramento da agência, buscando aconselhar atletas sobre os possíveis efeitos colaterais quando concentrações de cafeína na urina são detectados acima de 6 μg/mL.[10]

Cafeína e Desempenho Humano

Até o presente momento, comentamos sobre o desenvolvimento histórico da utilização da cafeína quando a mesma passou a ser utilizada amplamente dentro do âmbito competitivo. Mas, afinal, o que é ela?

De maneira geral, podemos dizer que a cafeína é um alcaloide derivado das metilxantinas (1,3,7-trimetilxantina), sendo considerada a substância psicoativa mais utiliza em todo o mundo.[11] Possivelmente, um dos principais motivos desta ampla utilização está associado ao fato de que esta substância pode ser encontrada em diversos tipos de alimentos e líquidos, os quais são consumidos cotidianamente na sociedade moderna (Tabela 3.2). Além deste consumo acidental, diversos atletas e equipes esportivas utilizam a cafeína com o intuito de promover melhorias relacionadas à *performance*.[12-14]

Como foi possível observar durante a primeira parte deste capítulo, a suplementação com cafeína vem sendo amplamente feita e analisada ao longo dos anos, sendo que a partir da década de 1970, seus efeitos no desempenho do *endurance* passaram a chamar bastante a atenção da comunidade cientifica.[16-19] As implicações desta suplementação aparentemente estão ligadas a diversos mecanismos fisiológicos específicos, os quais apresentam a capacidade de promover melhorias nos sistemas bioenergéticos do nosso corpo.

De maneira sintética, podemos dizer que a cafeína influencia principalmente três mecanismos relacionados a melhorias de rendimento no exercício físico, destacando a sua capacidade em aumentar a mobilização do Ca^{++} intracelular, elevar os níveis de oxidação de ácidos graxos livres por meio da inibição da fosfodiesterase e ação antagonista nos receptores de adenosina no Sistema Nervoso Central.[20] Estes mecanismos podem ter um papel fundamental no desenvolvimento da *performance* humana, entretanto, devido à sua complexidade, cada um destes mecanismos será discutido separadamente ao longo deste capítulo.

TABELA 3.2 Quantidade de cafeína presente em alimentos habitualmente consumidos.

Alimento ou bebida	Porção	Cafeína, mg*
Café Instantâneo	250 mL	60 (12-169) †
Café coado	250 mL	80 (40-110) †
Café expresso	100 mL	107 (25-214) †
Café gelado (comercial)	500 mL	30-200
Chá	250 mL	27 (9-51) †
Chá gelado (comercial)	600 mL	30-200
Chocolate ao Leite	60 g	5-10
Chocolate ao leite	60 g	10-15
Coca-Cola	350 mL	49
Pepsi cola	350 mL	40
Energético Red Bull	250 mL	80
Energético Monster	250 mL	90

Fonte: Adaptada de Burke, 2008.[15]

† A quantidade de cafeína varia amplamente dependendo da marca e forma de preparo.

Antes que possamos compreender os mecanismos de ação, é preciso compreender os processos pelo qual a cafeína passa até que possa ser utilizada pelo nosso corpo. Foi possível observar, ao longo dos anos, que a absorção da cafeína ocorre de maneira relativamente rápida, considerando que aproximadamente 45 minutos depois de sua ingestão, apresentamos picos plasmáticos de algumas substâncias relacionadas a esta suplementação.[21] Entretanto, a cafeína isolada não apresenta a capacidade de promover os efeitos ergogênicos sobre a *performance*, fazendo com que sua metabolização seja necessária.

Os processos de metabolização deste suplemento ocorrem no fígado, ativando a ação do citocromo P450 sobre a cafeína,[22] transformando esta molécula em outros três componentes, responsáveis pelas ações ergogênicas visualizadas em nosso organismo. A ação do citocromo P450 sobre as moléculas de cafeína produzem a paraxantina (84%), teobromina (12%) e teofilina (4%),[16] onde cada uma destas substâncias apresentam ações fisiológicas especificas (Figura 3.1). Usualmente, as paraxantinas estão relacionadas aos processos de lipólise corporal, estimulando a beta-oxidação através da elevação dos níveis de adenosina monofosfato cíclico (AMPc), associado à inibição da fosfodiesterase.[23] Por sua vez, a teobromina está relacionada aos processos de vasodilatação, elevando o envio de substratos energéticos para todo o corpo e aumentado a diurese.[24] Por fim, a última molécula gerada é a teofilina, responsável pelo relaxamento dos músculos lisos.[21]

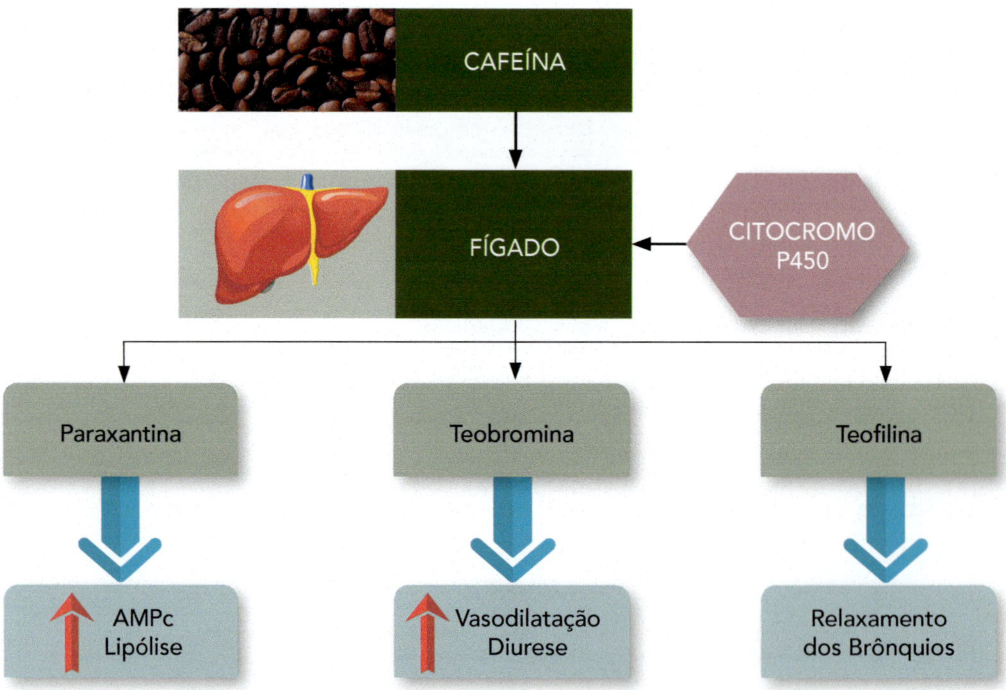

FIGURA 3.1 Metabolização da cafeína e seus subprodutos.

Fonte: O autor, 2020.

Desta forma, acaba sendo possível verificar que estas substâncias desencadeiam diversas reações em nosso organismo, o que é reforçado pelos resultados apresentados pela literatura. Não obstante, além dos efeitos supracitados, podemos ressaltar a elevação na liberação de catecolaminas, usualmente relacionada a melhorias no tempo até fadiga, elevação nos níveis de foco pela ação antagonista às moléculas de adenosina no cérebro, aumento da captação de oxigênio em decorrência da dilatação dos vasos sanguíneos, além de reduções significativas no que diz respeito ao esforço percebido ao realizar determinadas atividades, fazendo com que os indivíduos se sintam menos cansados ao realizar determinadas atividades.[16,21,25,26]

Porém, é importante ressaltar que a magnitude do efeito desta suplementação é dependente de diversos fatores, como a intensidade em que o exercício é realizado, o tempo de atividade, assim como a sua predominância (aeróbia/anaeróbia), a aptidão física apresentada, estando diretamente associada ao aporte energético que o indivíduo possui, além da dose ingerida pelo indivíduo, a qual sofre influência direta sobre a frequência de utilização de alimentos ou bebidas contendo cafeína.[20]

Pode-se dizer que existem três formas usuais de se ingerir cafeína, sendo a primeira delas a partir da forma anidra, aonde a ingestão ocorre a partir do consumo de cápsulas contendo concentrações variadas da substância; a ingestão através de bebidas energéticas, as quais usualmente apresentam concentrações elevadas de cafeína e, por fim, a menos comum, realizada a partir da infusão sanguínea de cafeína. Desta maneira, duas formas acabam sendo consideradas viáveis para consumo geral desta substância, sendo a mais comum delas realizada através da forma anidra e a segunda a partir de bebidas energéticas, facilitando o consumo destas substâncias quanto se objetiva melhorar a performance.[19,27] Entretanto, segundo dados apontados pela literatura, as doses necessárias para que se ocorra uma ação significativa variam entre 3 e 9 mg por quilo (kg) de peso corporal, com dados apontando doses de 6 mg como ideais para a melhoria de *performance* em atividade de *endurance*, evidenciando assim que a forma anidra pode ser a mais indicada por fornecer doses específicas relacionadas ao peso de quem consome esta substância. [20,21,28]

A cafeína, assim como qualquer outro agente estimulador, quando ingerida em doses elevadas, pode apresentar alguns efeitos colaterais, que devem ser considerados quando se planeja utilizar esta suplementação por determinados períodos de tempo. Alguns estudos reportaram que, a partir da ingestão de doses elevadas de cafeína, indivíduos mais sensíveis a esta suplementação podem apresentar uma elevação nos níveis de pressão arterial, experimentando episódios de arritmias cardíacas, assim como elevação nos níveis de acidose gástrica.[19] Entretanto, os efeitos colaterais citados anteriormente quase não são verificados em indivíduos que consomem cafeína regularmente, sugerindo que a habituação ao consumo de cafeína pode fazer com que os indivíduos respondam menos expressivamente à ação destas xantinas.[19,29]

De maneira geral, pode-se dizer que até o momento grande parte dos estudos baseados na suplementação com cafeína buscaram compreender seus efeitos sobre o treinamento de *endurance*, não demonstrando tanta curiosidade sobre os seus efeitos sobre o treinamento de força, treinamentos intervalados de alta intensidade (HIIT), lutas e exercícios de potência, evidenciando ainda que os resultados obtidos nos estudos realizados ainda são bastante inconclusivos com relação à eficácia desta suplementação.[21,25,26]

Especula-se que durante a realização de exercícios de alta intensidade, a cafeína poderia apresentar efeitos mais significativos dentro dos músculos, onde após a suplementação, verificou-se uma elevação na capacidade de gerar torque, assim como elevou a duração da contração muscular,[18,30] o que em longo prazo poderia inclusive influenciar nos níveis de hipertrofia apresentado por seus usuários, pois elevaria o tempo sob tensão exercido por parte dos músculos.[31] Entretanto, muito embora a literatura apresente alguns resultados promissores com relação aos benefícios da suplementação de cafeína na *performance* de exercícios predominantemente anaeróbios, um maior número de evidências é necessário para que se compreenda os efeitos da suplementação de cafeína em exercícios com esta predominância, incluindo ainda a importância de se averiguar diferentes doses e diferentes protocolos com o objetivo de efetivar a cafeína como um recurso ergogênico viável para exercícios de alta intensidade e predominância anaeróbia.[21]

Mecanismos de Ação

Aumento da Expressão de Catecolaminas

As catecolaminas são produzidas na medula adrenal, e usualmente ativadas quando ocorrem situações estressoras, podendo estas ser de origem ambiental ou intrínseca ao indivíduo.[32] Atualmente sabemos que os estresses fisiológicos provocados por ações mecânicas promovem a ativação da medula adrenal, promovendo a liberação de duas catecolaminas na corrente sanguínea, sendo elas a adrenalina e a noradrenalina.[32] Assim que ocorre a ativação das vias de sinalização das catecolaminas, tanto o sistema cardiovascular quanto o sistema neuroendócrino trabalham na mobilização energética para os músculos e para o coração, reduzindo o fluxo sanguíneo direcionado aos órgãos internos e elevando o fluxo de sangue em direção às periferias corporais, mais especificamente direcionando o sangue para os músculos que serão ativos a fim de efetivar as ações mecânicas solicitadas.[33]

Ao longo dos anos, estudos se preocuparam em analisar as relações entre a ingestão de cafeína e a liberação de catecolaminas, buscando compreender quais eram os efeitos fisiológicos que favoreciam a liberação da adrenalina e da noradrenalina em nosso corpo.[28,34] Após diversos testes, foi constatado que os mecanismos responsáveis pelas elevações dos níveis das catecolaminas apresentavam uma relação que dependia das concentrações de cálcio para que as catecolaminas fossem ativadas, pois através de uma série de reações cálcio-dependentes, as glândulas adrenais acabavam sendo estimuladas, fazendo com que ocorresse a liberação das catecolaminas na circulação sanguínea.[34]

Não obstante, durante a realização de exercícios físicos, especula-se que esta maior quantidade de catecolaminas circulantes possa promover uma optimização dos processos glicolíticos,[35] favorecendo a oxidação do glicogênio muscular e hepático e, por conseguinte, proporcionando uma maior quantidade de adenosina trifosfato (ATP) para a realização do exercício físico.[35,36] Desta forma, associando o exercício físico, que já fornece uma ativação das catecolaminas, à ação da cafeína sobre esta variável, acaba sendo possível verificar efeitos significativos desta combinação no que diz respeito à *performance* esportiva.

Mobilização Intracelular de Cálcio

Diversas ideias buscam explicar os motivos pelos quais a cafeína poderia ser efetiva no que diz respeito à *performance*, trazendo a ideia de mobilização intracelular de Ca^{++} como um dos norteadores da melhoria de *performance*.[37] O motivo pelo qual alguns autores relacionam o aumento da liberação de Ca^{++} a melhorias de *performance* repousa sobre a ideia de que a partir do incremento da mobilização de Ca^{++}, o limiar de excitabilidade muscular reduziria, permitindo assim que uma maior quantidade de unidades motoras seja recrutada, proporcionando uma maior efetividade e maior tempo de contração durante as contrações musculares.[38]

Um ponto importante de se ressaltar com relação à liberação de Ca^{++} é a relação entre a dose de cafeína e a quantidade de Ca^{++} liberada.[21] Pesquisas vieram ao longo dos anos apontando uma relação dose-dependente com relação a aumentos nas concentrações de Ca^{++},[39] onde doses baixas ou médias de cafeína não se mostraram suficientes para aumentar os níveis de Ca^{++} celular, contrapondo doses mais elevadas, onde ocorreu uma liberação significativa de Ca^{++}.[34,37,39]

Sabe-se que a quantidade de íons de Ca^{++} atua diretamente na regulação da produção mitocondrial de ATP e no controle da atividade contrátil muscular.[40] Portanto, supõe-se que esse mecanismo atua diretamente sobre variáveis pertinentes a melhorias de *performance*.[19,36,41]

Inibição da Enzima Fosfodiesterase

Uma das vias de ação mais pertinentes no que diz respeito à utilização da cafeína enquanto potencializada a *performance* de *endurance* é a via de inibição da enzima fosfodiesterase.[27,36,41] Sabemos que a partir do momento que a cafeína é sintetizada em nosso organismo, é possível verificar uma elevação nos níveis de adenosina monofosfato cíclico (AMPc) em nossa circulação.[27,36] O aumento nos níveis de AMPc acaba por gerar a ativação da enzima adenilato-ciclase, promovendo uma ação lipolítica expressiva dentro do organismo. Essa ação promove um aumento da sensibilidade dos receptores β-adrenérgicos contido nos adipócitos às catecolaminas, promovendo uma maior oxidação de ácidos graxos (AG) tanto nos músculos quanto nos adipócitos.[42]

A elevação dos níveis de ácidos graxos promove uma ação significativa da enzima Acil-CoA sintase, transformando os ácidos graxos em fontes de energia viáveis através dos processos de beta-oxidação e do ciclo de Krebs (Figura 3.2).[43]

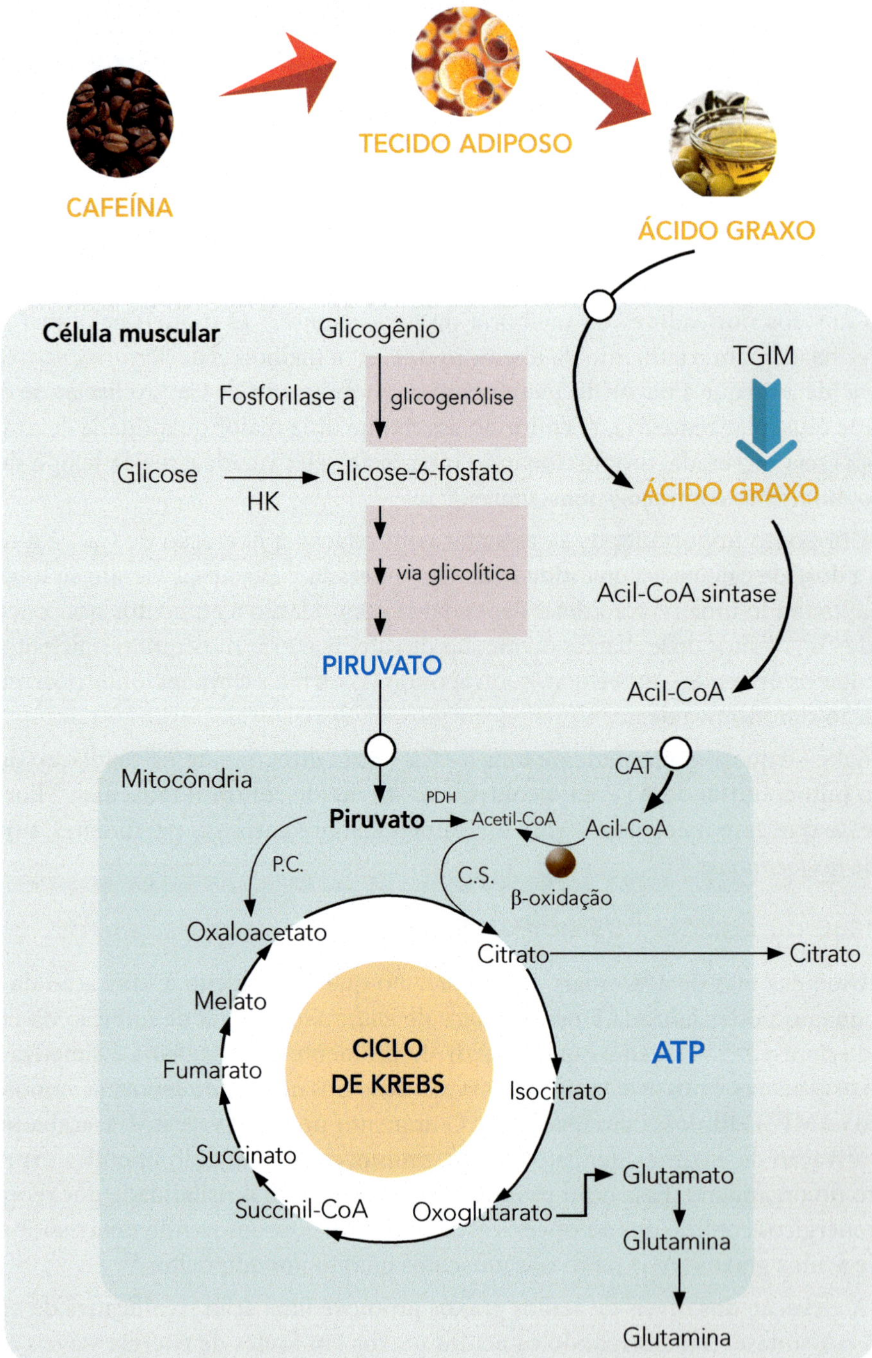

FIGURA 3.2 Reação da ingestão de cafeína sobre os ácidos graxos.
Fonte: Adaptada de Curi R, 2003.[1]

Excitabilidade dos Receptores de Adenosina

O último mecanismo a ser abordado no presente estudo diz respeito à excitabilidade dos receptores de adenosina no cérebro. Um dos efeitos da cafeína se relaciona diretamente com as alterações nos níveis de humor e atenção,[41] reações que são explicadas devido à similaridade entre as moléculas de cafeína e adenosina.[44,45] Momentos após a suplementação com cafeína, algumas ações antagonistas à usual ocorrem nos receptores de adenosina. Moléculas de cafeína se conectam aos receptores de adenosina, transformando um impulso que deveria provocar relaxamento em um impulso que promove atenção e alerta.[44,45]

Diversas pesquisas vieram ao longo dos tempos justificando o efeito da cafeína sobre a percepção subjetiva do esforço, relatando uma interação do mecanismo antagonista aos receptores de adenosina no cérebro,[21,28,45] onde, em decorrência da similaridade entre as moléculas de cafeína e adenosina, as moléculas de cafeína acabam adentrando nos receptores A_1 e A_{2A} na membrana celular (Figura 3.3), fazendo com que as moléculas de cafeína promovam uma menor sensação de cansaço e estimulem o indivíduo a continuar em atividade. Estes dados, por sua vez, acabam demonstrando que reduções na percepção subjetiva de esforço normalmente apresentam uma correlação positiva com relação a melhorias de performance.[21,46]

Estresse Oxidativo e Exercício

Assumindo a ideia de que atividades físicas intensas possuem a capacidade de elevar os níveis de espécies reativas de O_2 (EROs) dentro do ambiente intracelular,[47] devemos compreender que este é um processo natural e fundamental para que ocorram ajustes de

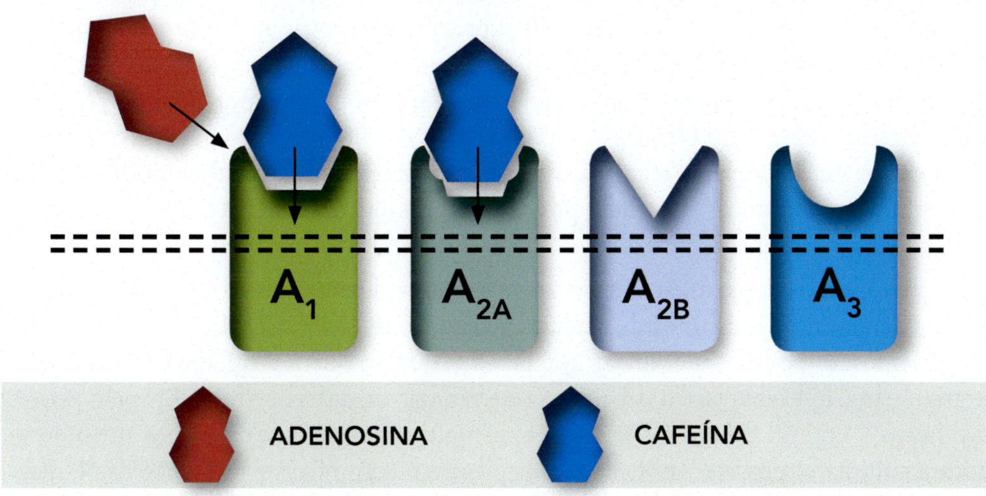

FIGURA 3.3 Ação antagonista aos receptores de adenosina no cérebro.
Fonte: O autor, 2020.

nosso corpo ao exercício físico.[48] As espécies reativas de oxigênio são formadas por moléculas altamente reativas ao oxigênio, apresentando uma capacidade bastante peculiar de retirar elétrons de outros componentes corporais.[47] Dentre estes componentes podemos destacar dois elementos bastante pertinentes às condições oxidativas do organismo: o ânion superóxido (O2•-) e o radical hidroxil.[48,49]

Usualmente o nosso organismo vive em uma condição conhecida como balanço redox, segundo a qual o nosso organismo trabalha a partir de constantes ajustes para que ocorra a manutenção de um balanço oxidativo.[50] Tendo em vista que exercícios físicos e situações que exijam elevado nível de resposta aumentam significativamente os níveis de espécies reativas de oxigênio, atividades de intensidade elevada apresentam a possibilidade de promover um contrabalanceamento entre ações oxidantes e defesas antioxidantes, criando um status conhecido como estresse oxidativo.[48] O estresse oxidativo é caraterizado por uma condição de elevadas concentrações de enzimas oxidativas no corpo, podendo acelerar os processos de dano celular através da promoção da apoptose celular.[49]

O excesso de enzimas oxidativas dentro do corpo normalmente apresenta uma associação bastante forte com os processos de fadiga, lesão muscular, *overtraining* e *overreaching*.[51] Levando em consideração os potenciais riscos relacionados ao estresse oxidativo, a ciência vem buscando encontrar substâncias que possam reduzir os riscos relacionados a este acúmulo de espécies reativas de oxigênio.[51] Em decorrência do elevado nível de vitalidade destas moléculas e a dificuldade em mensurar as mesmas, acabamos por utilizar alguns marcadores indiretos, como a superóxido dismutase, níveis de glutationa reduzida, ácido úrico, ferro, marcadores de lesão muscular como a creatina quinase (CK) e TNF-a, dentre outros.[47]

Sabemos que exercícios de força máxima e potência, quando realizados de maneira aguda, promovem um estado de imunossupressão dentro de nosso organismo, o que nada mais é do que a exacerbação de espécies reativas de oxigênio circulando em nosso organismo.[48] Entretanto, em decorrência do que foi denominado por Hans Selye de SAG (Síndrome da Adaptação Geral),[52] é possível observar diferenças no que diz respeito aos níveis de oxidação em resposta a atividades físicas intensas entre indivíduos treinados e indivíduos destreinados;[48] contudo, pouco se sabe sobre a diferença entre os indivíduos treinados recreacionalmente e atletas.

Nos últimos anos, mais atenção foi voltada para estudos que visavam analisar os efeitos de determinados tipos de suplementação sobre o estresse oxidativo. Em pesquisas recentes foi possível identificar que bebidas que possuem a cafeína como principal componente apresentavam a capacidade de reduzir os danos provocados pelo estresse oxidativo.[53] Em um estudo realizado com a suplementação de cafeína por meio de sua forma anidra, foi possível verificar efeitos positivos com relação à redução das espécies reativas de oxigênio em um grupo sedentário,[54] entretanto, os resultados com relação à suplementação de cafeína na forma anidra ainda são inconclusivos, demonstrando que mais estudos são necessários para que se compreenda os efeitos antioxidantes da cafeína tanto durante o exercício físico quanto na ausência do mesmo.[44,53]

A *Performance* Humana Pode Ser Melhorada Através da Suplementação com Cafeína?

Ao longo dos anos a cafeína passou a ser estudada de maneira bastante expressiva, sendo que uma das principais causas deste fenômeno repousa sobre a perspectiva de que o ser humano busca, em sua essência, melhorar sua *performance* nas mais diversas atividades que realiza.[21]

Não obstante, principalmente no que diz respeito à eficiência da cafeína enquanto recurso ergogênico, é necessário que diversos fatores externos à suplementação sejam levados em consideração, destacando principalmente as formas predominantes em que a atividade será realizada (aeróbia/anaeróbia), consumo habitual de alimentos e bebidas que possuem cafeína em sua composição, o que em termos gerais pode refletir em uma redução da ação da suplementação em decorrência de ajustes metabólicos de nosso organismo,[11] além dos fatores diretamente relacionados à suplementação, como as doses utilizadas e período de tempo que antecede o início da atividade física após a suplementação com a cafeína.

Por fim, pode-se dizer que tanto os mecanismos fisiológicos quanto os bioquímicos sustentam a hipótese de que a suplementação com cafeína eleva os níveis de *performance* humana, contanto que as doses sejam ajustadas aos metabolismos específicos, refletindo ações de diversos mecanismos fisiológicos na efetivação e na promoção de melhores condições bioenergéticas e psicológicas para a realização da prática.[12,13,16,21,28]

Responsividade Ambiental e Genética

Como foi possível verificar anteriormente, alguns fatores acabam influenciando de maneira direta como a cafeína irá atuar em nosso organismo, sendo estes dependentes do consumo habitual de cafeína, tipo da atividade a ser realizada, além da dose ingerida.[11] Entretanto, pesquisas recentes começaram a sugerir que outros fatores poderiam influenciar a magnitude de resposta desta suplementação, partindo de um princípio genético para justificar a ausência de resposta à ingestão da cafeína.[55]

Uma das justificativas mais aceitas dentro dos fatores genéticos repousa sobre a ação antagonista da cafeína nos receptores de adenosina, onde em decorrência de polimorfismo nos genes, existe uma porcentagem diferente dos receptores de adenosina A_1 e A_{2A} (ADORA2A), fazendo com que diferentes respostas possam ser obtidas tanto em tarefas cognitivas quanto em tarefas motoras.[56,57]

Embora os resultados obtidos ainda não possam apresentar conclusões definitivas no que diz respeito aos fatores genéticos, foi observado que indivíduos que apresentam genótipos específicos no que diz respeito à formulação dos alelos (C/C, C/T e T/T), podem apresentar respostas distintas à suplementação de cafeína, mesmo quando doses semelhantes são utilizadas. Desta forma, surge um termo conhecido como *non-responders,* onde embora a suplementação tenha eficácia em grande parte da população, alguns indivíduos específicos podem não responder adequadamente em decorrência de fatores genéticos.[55]

REFERÊNCIAS BIBLIOGRÁFICAS

1. Curi R, Lagranha CJ, G. Jr JR, Pithon-Curi TC, Lancha Jr AH, Pellegrinotti ÍL, et al. Ciclo de Krebs como fator limitante na utilização de ácidos graxos durante o exercício aeróbico. Arquivos Brasileiros de Endocrinologia & Metabologia. 2003;47:135-43.
2. Flenley D. The rationale of oxygen therapy. The Lancet. 1967;289(7484):270-3.
3. Burke L, Desbrow B, Spriet L. Caffeine for sports performance: Human Kinetics; 2013.
4. Haddon AC. William Halse Rivers Rivers. Man. 1922;61:97-9.
5. Rivers W, Webber H. The action of caffeine on the capacity for muscular work. The Journal of Physiology. 1907;36(1):33.
6. Holt RI, Erotokritou-Mulligan I, Sönksen PH. The history of doping and growth hormone abuse in sport. Growth Hormone & IGF Research. 2009;19(4):320-6.
7. Hoberman J. Sports physicians, human nature, and the limits of medical enhancement. AthleticEnhancement, Human Nature and Ethics: Springer; 2013. p. 255-70.
8. Costill D, Dalsky GP, Fink W. Effects of caffeine ingestion on metabolism and exercise performance. Medicine and Science in Sports. 1978;10(3):155-8.
9. Chester N, Wojek N. Caffeine consumption amongst British athletes following changes to the 2004 WADA prohibited list. International Journal of Sports Medicine. 2008;29(06):524-8.
10. Van Thuyne W, Roels K, Delbeke FT. Distribution of caffeine levels in urine in different sports in relation to doping control. Int J Sports Med. 2005;26(9):714-8.
11. Schubert MM, Hall S, Leveritt M, Grant G, Sabapathy S, Desbrow B. Caffeine consumption around an exercise bout: effects on energy expenditure, energy intake, and exercise enjoyment. J Appl Physiol (1985). 2014;117(7):745-54.
12. Ali A, O'Donnell JM, Starck C, Rutherfurd-Markwick KJ. The Effect of Caffeine Ingestion during Evening Exercise on Subsequent Sleep Quality in Females. Int J Sports Med. 2015;36(6):433-9.
13. Diaz-Lara FJ, Del Coso J, Garcia JM, Portillo LJ, Areces F, Abian-Vicen J. Caffeine improves muscular performance in elite Brazilian Jiu-jitsu athletes. European Journal of Sport Science. 2016;16(8):1079-86.
14. Souza-Junior TPd, Capitani D, Filho IL, Viveiros L, Aoki MS. A Cafeína Potencializa o Desempenho em Atividades De Endurance? Brazilian Journal of Biomotricity. 2012;vol 6:144-52.
15. Burke LM. Caffeine and sports performance. Appl Physiol Nutr Metab. 2008;33(6):1319-34.
16. Goldstein ER, Ziegenfuss T, Kalman D, Kreider R, Campbell B, Wilborn C, et al. International society of sports nutrition position stand: caffeine and performance. Journal of the International Society of Sports Nutrition. 2010;7(1):5.
17. Anselme F, Collomp K, Mercier B, Ahmaidi S, Prefaut C. Caffeine increases maximal anaerobic power and blood lactate concentration. Eur J Appl Physiol Occup Physiol. 1992;65(2):188-91.
18. Kalmar JM, Cafarelli E. Effects of caffeine on neuromuscular function. Journal of Applied Physiology (Bethesda, Md: 1985). 1999;87(2):801-8.

19. Sokmen B, Armstrong LE, Kraemer WJ, Casa DJ, Dias JC, Judelson DA, et al. Caffeine use in sports: considerations for the athlete. Journal of strength and conditioning research / National Strength & Conditioning Association. 2008;22(3):978-86.

20. Souza-Junior TPd, Capitani Cd, Filho IL, Viveiros L, Aoki MS. A Cafeína Potencializa o Desempenho Em Atividades de Endurance? Brazilian Journal of Biomotricity. 2012;6(3):144-52.

21. Astorino TA, Roberson DW. Efficacy of acute caffeine ingestion for short-term high-intensity exercise performance: a systematic review. Journal of strength and conditioning research / National Strength & Conditioning Association. 2010;24(1):257-65.

22. Welsh EJ, Bara A, Barley E, Cates CJ. Caffeine for asthma. The Cochrane Database of Systematic Reviews. 2010(1):Cd001112.

23. Acheson KJ, Gremaud G, Meirim I, Montigon F, Krebs Y, Fay LB, et al. Metabolic effects of caffeine in humans: lipid oxidation or futile cycling? The American Journal of Clinical Nutrition. 2004;79(1):40-6.

24. van den Bogaard B, Draijer R, Westerhof BE, van den Meiracker AH, van Montfrans GA, van den Born B-JH. Effects on peripheral and central blood pressure of cocoa with natural or high-dose theobromine: a randomized, double-blind crossover trial. Hypertension. 2010;56(5):839-46.

25. Diaz-Lara FJ, Del Coso J, Garcia JM, Portillo LJ, Areces F, Abian-Vicen J. Caffeine improves muscular performance in elite Brazilian Jiu-jitsu athletes. European Journal of Sport Science. 2016:1-8.

26. Spriet LL. Exercise and sport performance with low doses of caffeine. Sports Medicine (Auckland, NZ). 2014;44 Suppl 2:S175-84.

27. Graham TE, Spriet LL. Performance and metabolic responses to a high caffeine dose during prolonged exercise. J Appl Physiol (1985). 1991;71(6):2292-8.

28. Davis JK, Green JM. Caffeine and anaerobic performance: ergogenic value and mechanisms of action. Sports Med. 2009;39(10):813-32.

29. Bangsbo J, Jacobsen K, Nordberg N, Christensen N, Graham T. Acute and habitual caffeine ingestion and metabolic responses to steady-state exercise. Journal of Applied Physiology. 1992;72(4):1297-303.

30. Caputo F, Aguiar RAd, Turnes T, Silveira BHd. Cafeína e desempenho anaeróbio. Revista Brasileira de Cineantropometria & Desempenho Humano. 2012;14:602-14.

31. Burd NA, Andrews RJ, West DW, Little JP, Cochran AJ, Hector AJ, et al. Muscle time under tension during resistance exercise stimulates differential muscle protein sub-fractional synthetic responses in men. The Journal of Physiology. 2012;590(2):351-62.

32. Henry JP. Biological basis of the stress response. Integrative physiological and behavioral science: the official journal of the Pavlovian Society. 1992;27(1):66-83.

33. Lundberg U. Human psychobiology in Scandinavia: II. Psychoneuroendocrinology--human stress and coping processes. Scandinavian Journal of Psychology. 1984;25(3):214-26.

34. von Ruden L, Neher E. A Ca-dependent early step in the release of catecholamines from adrenal chromaffin cells. Science (New York, NY). 1993;262(5136):1061-5.

35. Collomp K, Ahmaidi S, Audran M, Chanal JL, Prefaut C. Effects of caffeine ingestion on performance and anaerobic metabolism during the Wingate Test. Int J Sports Med. 1991;12(5):439-43.

36. Zheng X, Takatsu S, Wang H, Hasegawa H. Acute intraperitoneal injection of caffeine improves endurance exercise performance in association with increasing brain dopamine release during exercise. Pharmacology, Biochemistry, and Behavior. 2014;122:136-43.

37. Bianchi CP. The kinetics of radio-caffeine uptake in frog sartorious. J Gen Physiol 1961;44::845-58.

38. Tarnopolsky M, Cupido C. Caffeine potentiates low frequency skeletal muscle force in habitual and nonhabitual caffeine consumers. Journal of Applied Physiology (Bethesda, Md: 1985). 2000;89(5):1719-24.

39. Klein MG, Simon BJ, Schneider MF. Effects of caffcinc on calcium release from the sarcoplasmic reticulum in frog skeletal muscle fibres. The Journal of Physiology. 1990;425:599-626.

40. Wust RC, Helmes M, Martin JL, van der Wardt TJ, Musters RJ, van der Velden J, et al. Rapid frequency-dependent changes in free mitochondrial calcium concentration in rat cardiac myocytes. The Journal of Physiology. 2017;595(6):2001-19.

41. Leonard TK, Watson RR, Mohs ME. The effects of caffeine on various body systems: a review. J Am Diet Assoc. 1987;87(8):1048-53.

42. Silva ASr, Zanesco A. ExercÃcio fÃsico, receptores ²-adrenÃ©rgicos e resposta vascular. Jornal Vascular Brasileiro. 2010;9:47-56.

43. Silveira LR, Curi R. Regulação do metabolismo de glicose e ácido graxo no músculo esquelético durante o exercício físico. Arquivos Brasileiros de Endocrinologia & Metabologia. 2012;56:468-9.

44. Prasanthi JR, Dasari B, Marwarha G, Larson T, Chen X, Geiger JD, et al. Caffeine protects against oxidative stress and Alzheimer's disease-like pathology in rabbit hippocampus induced by cholesterol-enriched diet. Free Radic Biol Med. 2010;49(7):1212-20.

45. Fredholm BB. Astra Award Lecture. Adenosine, adenosine receptors and the actions of caffeine. Pharmacology & Toxicology. 1995;76(2):93-101.

46. Beaumont RE, James LJ. Effect of a moderate caffeine dose on endurance cycle performance and thermoregulation during prolonged exercise in the heat. Journal of science and medicine in sport / Sports Medicine Australia. 2017.

47. Souza Jr. TPd, Oliveira PRd, Pereira B. Exercício físico e estresse oxidativo: efeitos do exercício físico intenso sobre a quimioluminescência urinária e malondialdeído plasmático. Revista Brasileira de Medicina do Esporte. 2005;11:91-6.

48. Powers SK, Radak Z, Ji LL. Exercise-induced oxidative stress: past, present and future. The Journal of Physiology. 2016.

49. Jackson MJ, Vasilaki A, McArdle A. Cellular mechanisms underlying oxidative stress in human exercise. Free Radical Biology & Medicine. 2016.

50. He F, Li J, Liu Z, Chuang CC, Yang W, Zuo L. Redox Mechanism of Reactive Oxygen Species in Exercise. Frontiers in Physiology. 2016;7.

51. Souza Junior TPd, Pereira B. Creatina: auxílio ergogênico com potencial antioxidante? Revista de Nutrição. 2008;21:349-53.

52. Selye H. The general adaptation syndrome and the diseases of adaptation. The Journal of Clinical Endocrinology and Metabolism. 1946;6:117-230.

53. Chen JT, Kotani K. Association between coffee consumption and an oxidative stress marker in women. Wiener klinische Wochenschrift. 2015;127(13-14):567-9.

54. Olcina GJ, Muñoz D, Timón R, Caballero MJ, Maynar JI, Córdova A, et al. Effect of Caffeine on Oxidative Stress During Maximum Incremental Exercise. Journal of Sports Science & Medicine. 2006;5(4):621-8.

55. Yang A, Palmer AA, de Wit H. Genetics of caffeine consumption and responses to caffeine. Psychopharmacology. 2010;211(3):245-57.

56. Pickering C, Kiely J. Are the current guidelines on caffeine use in sport optimal for everyone? Inter-individual variation in caffeine ergogenicity, and a move towards personalised sports nutrition. Sports Medicine. 2018;48(1):7-16.

57. Renda G, Committeri G, Zimarino M, Di Nicola M, Tatasciore A, Ruggieri B, et al. Genetic determinants of cognitive responses to caffeine drinking identified from a double-blind, randomized, controlled trial. European Neuropsychopharmacology. 2015;25(6):798-807.

CAPÍTULO 4

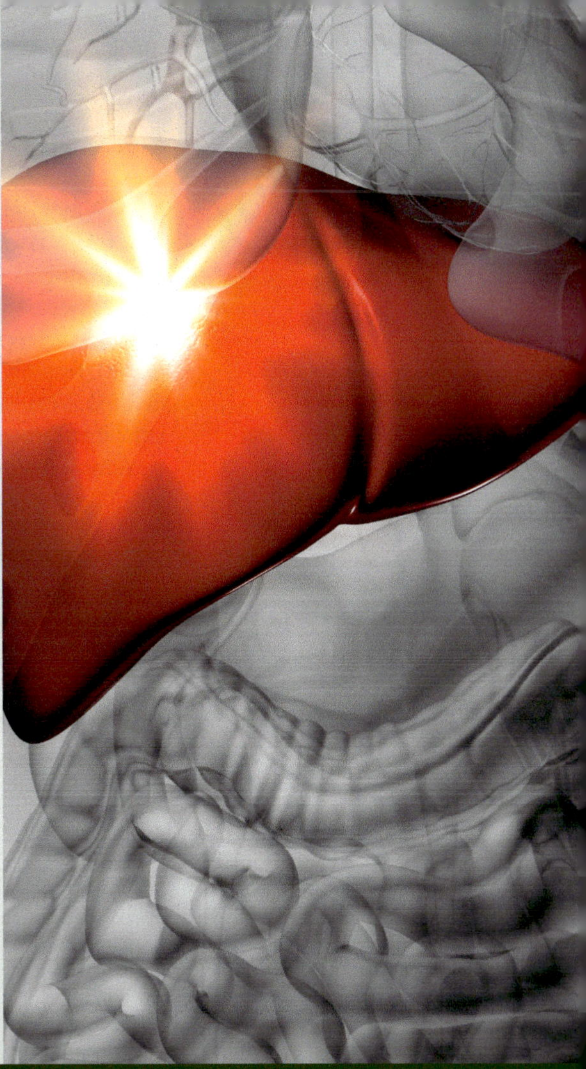

Beta-alanina

Bruna Amorim Zandoná Schmidt, Drd

INTRODUÇÃO

A beta-alanina (BA) é um aminoácido não proteogênico produzido endogenamente no fígado,[1] podendo também ser obtida através do consumo de alimentos como carne de porco, aves e peixes.[2] A BA é o precursor limitante da síntese da carnosina,[1] um dipeptídeo formado pela combinação dos aminoácidos L-histidina e BA, com o auxílio da enzima carnosina sintase (EC 6.3.2.11).[3] A concentração intra e extracelular de histidina é significativamente maior do que a de BA, tornando a síntese de carnosina limitada pela disponibilidade de BA.[1] A carnosina é predominantemente armazenada no músculo esquelético,[4] já a carnosinase (EC 3.4.13.20), enzima que catalisa a decomposição da carnosina, está presente no plasma e em vários tecidos, mas está ausente no músculo esquelético.[5] Desse modo, a carnosina está presente em abundância no músculo esquelético, o que sugere que ela desempenha um papel importante durante o exercício.[6] Uma de suas funções é tamponar prótons intracelulares, reduzindo a acidose e o tempo de fadiga.[7] O aumento da carnosina no músculo tem sido considerado um fator de reforço das capacidades e diminuição da fadiga neuromuscular,[1,8,9,10] porém a suplementação de carnosina oral é um método ineficiente para elevar os níveis de carnosina muscular nos seres humanos.[11] Em contrapartida, estudos têm demonstrado que a suplementação com BA é eficaz para aumentar os níveis intracelulares de carnosina nos membros superiores e inferiores,[6] levando a diversas investigações sobre os efeitos da suplementação de BA como auxílio ergogênico.[1,7,8,9,12,13,14]

Carnosina

A carnosina é um dipeptídeo formado pela combinação dos aminoácidos BA e L-histidina através de uma reação dependente de ATP,[15] apresentada na Figura 4.1. Catalizada pela enzima carnosina sintase, sua formação ocorre principalmente dentro das células musculares.[16] Este dipeptídeo foi descoberto pelo bioquímico russo Vladimir Gulevich, em 1900, e foi nomeado "*carnis*", que em latim significa carne, devido à sua grande concentração no músculo esquelético de mamíferos.[17]

A carnosina é conhecida principalmente pela sua função como tampão intramuscular,[9] um dos mecanismos responsáveis pela manutenção do pH muscular. No meio intracelular o tamponamento ocorre principalmente através de proteínas, peptídeos e aminoácidos, e é realizado apenas por moléculas que apresentam grupos imidazóis. O grupo químico imidazol é encontrado nos resíduos de histidina das proteínas, nas moléculas livres de L-histidina e nos dipeptídeos que contêm esse aminoácido, tais como carnosina, anserina e balenina, sendo apenas a carnosina encontrada em humanos.[18] A carnosina está presente principalmente em animais que exigem a capacidade de mover-

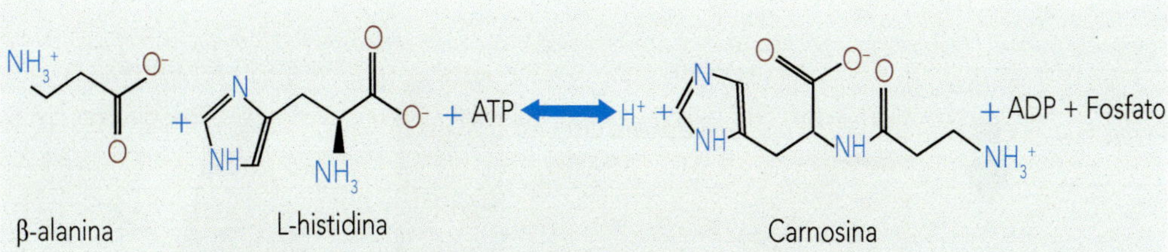

FIGURA 4.1 Demonstração da síntese intramuscular de carnosina.

Fonte: Adaptada de Caruso *et al*, 2012.[111]

-se rapidamente ou tolerar grandes períodos de ausência de oxigênio (hipóxia),[4] como as baleias da espécie *Balaenoptera acutorostrata*, que nadam em águas profundas por mais de 30 min sem respirar, resultando em acidose muscular extrema, necessitando de um sistema tamponante eficiente.[9]

Em virtude de um pKa de 6,83 e altas concentrações no músculo, a carnosina demonstrou ser mais eficaz na captação de prótons do que o bicarbonato (pKa de 6,3) e o fosfato inorgânico (pKa de 7,2), outros principais tampões químicos. Foi sugerido que o tamponamento exercido pela carnosina precede o tamponamento do bicarbonato e do fosfato inorgânico durante o exercício devido à sua estrutura, onde o nitrogênio, presente no seu anel imidazol, é capaz de aceitar prontamente um próton em pH fisiológico.[19] Além de sua função como tampão de prótons, recentemente outros papéis têm sido atribuídos à carnosina, como proteção contra danos oxidativos, glicação e regulação da sensibilidade ao cálcio.[20]

Encontrada em alguns tipos de carne, a carnosina pode ser obtida pela dieta, mas não é absorvida em sua forma íntegra, uma vez que a enzima carnosinase, presente no aparelho digestório, rapidamente hidrolisa este dipeptídeo.[13] A carnosina pode ser quebrada em L-histidina e BA já no enterócito por meio da ação da carnosinase presente principalmente na mucosa jejunal.[21] No entanto, como a atividade jejunal é relativamente baixa, a carnosina ingerida pode atingir a corrente sanguínea, mas é rapidamente hidrolisada pela carnosinase sérica,[21,22] como apresentado na Figura 4.2. Assim, a concentração plasmática da carnosina é considerada insignificante[23] e apenas uma pequena quantidade de carnosina pode ser encontrada na urina 4 h após a sua ingestão.[11]

As células musculares não têm a capacidade de absorver a carnosina presente na corrente sanguínea devido à ausência de transportadores específicos.[24] A síntese de carnosina é, em condições fisiológicas, limitada pela disponibilidade de BA,[1] pois, apesar da enzima carnosina sintase apresentar maior afinidade pela BA (Km: 1,0–2,3 mM)[25] do que pela histidina (Km: 16,8 μM)[26], a concentração de histidina muscular (~0,4 mmol/kg)[27] é substancialmente maior do que a de BA (~0,2 mmol/kg).[28] Desse modo, a maneira mais eficiente de se aumentar a síntese endógena de carnosina e, consequentemente, a capacidade tamponante das células musculares, é aumentar a concentração intramuscular de BA.[1]

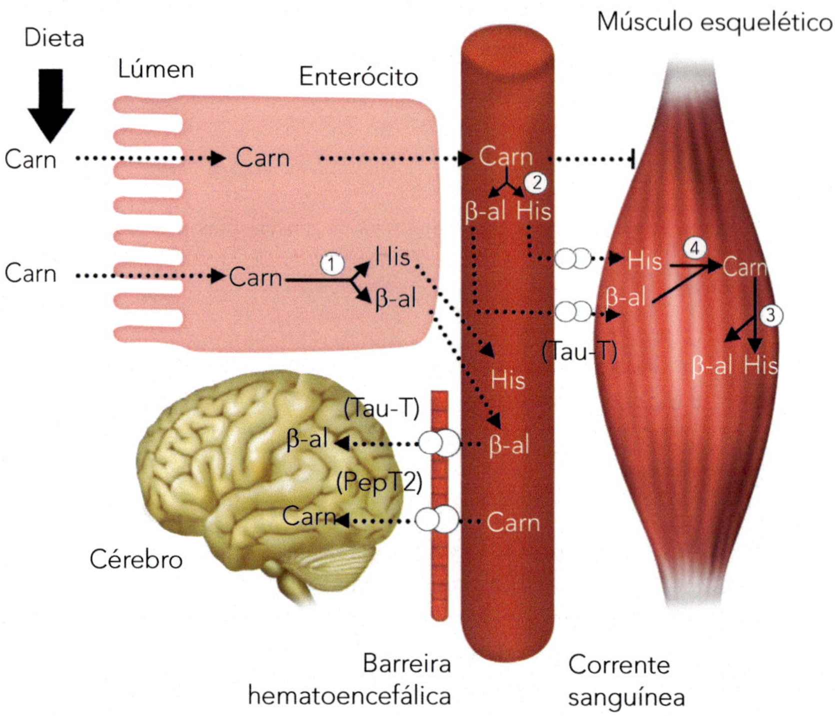

FIGURA 4.2 Esquema da biodisponibilidade e do metabolismo da carnosina.

(1) Carnosinase jejunal; (2) Carnosinase sérica; (3) Carnosinase tecidual; (4) Carnosina sintase; Tau-T: transportador taurina/beta-alanina; PepT2: transportador de carnosina; Carn: carnosina; B-al: beta-alanina; His: histidina.

Fonte: Adaptada de Sale *et al.*, 2013.[112]

A carnosina é uma molécula estável; suas concentrações intramusculares geralmente mostram apenas pequenas mudanças ao longo do tempo.[16] Os altos níveis iniciais de carnosina intramuscular aparentemente não limitam a capacidade de uma célula realizar novos aumentos.[13] Em indivíduos saudáveis, o conteúdo intramuscular de carnosina é de, aproximadamente, 20 mmol/kg de músculo seco.[1,7] No entanto, o conteúdo intramuscular de carnosina pode variar de acordo com alguns fatores, como os diferentes tipos de fibras musculares.[1] O conteúdo de carnosina nos diferentes tipos de fibras musculares mostra a seguinte ordem hierárquica: I <IIa <Iix.[2,29] Além disso, os níveis intracelulares de carnosina são mais elevados nos homens do que nas mulheres e diminuem com a idade em ambos os sexos,[16,30] como representado na Figura 4.3.

Um dos mecanismos propostos de fadiga sugere que quantidades excessivas de íons H^+ intracelular podem reduzir tanto a atividade da actina-miosina ATPase como a afinidade da troponina pelo cálcio, reduzindo dessa maneira o acoplamento actina-

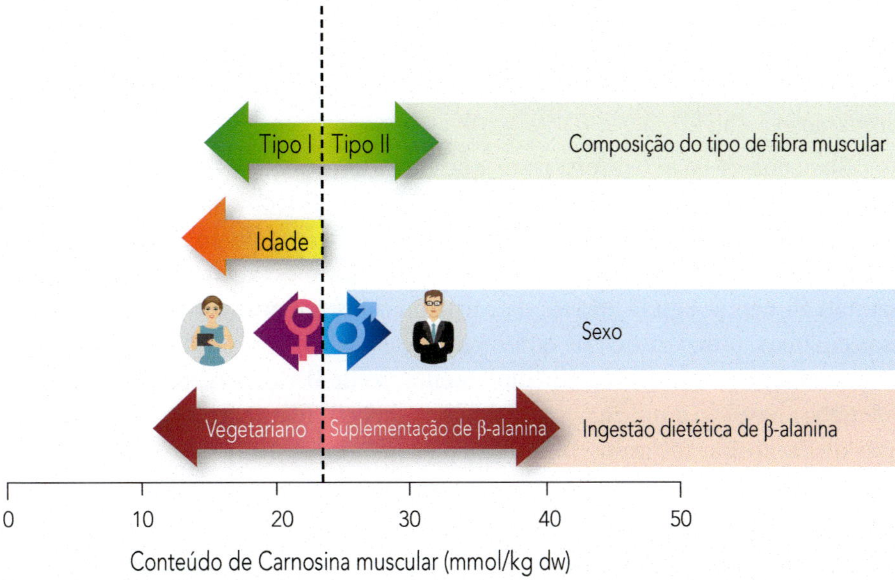

FIGURA 4.3 Demonstração dos determinantes do conteúdo de carnosina muscular em humanos.

dw: peso seco; suppl.: suplementação.

Fonte: Adaptada de Derave *et al.*, 1978.[26]

-miosina e a capacidade de geração de força muscular.[31] Porém, dados recentes de Jones *et al.*[32] mostraram que não houve efeito da suplementação de BA sobre a produção da força isométrica voluntária ou eletricamente estimulada. Esses achados corroboram os resultados encontrados por Hannah *et al.*[33] que não observaram efeito da suplementação de BA nas contrações voluntárias máximas, sugerindo que o principal mecanismo pelo qual o aumento dos níveis de carnosina melhora o desempenho muscular pode não ser devido à sensibilidade e liberação de cálcio, mas sim à sua ação tamponante.

Beta-alanina (BA)

A BA é um aminoácido não proteogênico[16] que apresenta várias funções; dentro do sistema nervoso, pode atuar como neurotransmissor ou neuromodulador e tem locais de ligação ao hipocampo nos receptores de NMDA, GABA-A, GABA-C e glicina para auxiliar a aprendizagem de novas informações.[29] A BA pode ser produzida pelo corpo humano a partir da quebra de pirimidinas, descarboxilação por micróbios intestinais de L-aspartato e a transaminação com 3-oxopropanato por L-aspartato.[34] A síntese endógena de BA ocorre dentro do fígado por meio da degradação irreversível de tiamina, citosina e uracila.[16] Uma vez sintetizada, a BA é transportada para as células musculares, onde atravessa o sarcolema através da TauT, uma proteína específica transportadora de beta-aminoácidos. A TauT também é responsável pela captação de taurina no músculo, e depende das concentrações estequiométricas de Na^+ e Cl^- na proporção 2:1:1 (Na^+: Cl^-: beta-aminoácido).[35] Outro transportador, PAT1, também transporta BA para o músculo, como representado na Figura 4.4, embora sua contribuição pareça mínima em comparação à TauT.[36]

Blancquaert *et al.*[37] mostraram que quando a quantidade de BA excede as condições fisiológicas dos tecidos para sintetizar dipeptídeos contendo histidina, a maior parte da BA é transaminada no fígado e nos rins em malonato semialdeído pelas enzimas GABA-T e AGXT2 para o metabolismo no ciclo do ácido cítrico. É possível que a ingestão alimentar aguda através da carne ou do peixe possa ser suficiente para saturar essas enzimas, uma vez que os onívoros apresentam maior teor de carnosina muscular do que os vegetarianos.[38] Com a suplementação de BA ocorre, certamente, a saturação enzimática levando a um maior conteúdo de BA circulante, resultando em um teor elevado de carnosina intramuscular. Stegen *et al.*[39] mostrou que apenas 3%-6% da BA é transformada em carnosina e 2% é excretada pela urina.

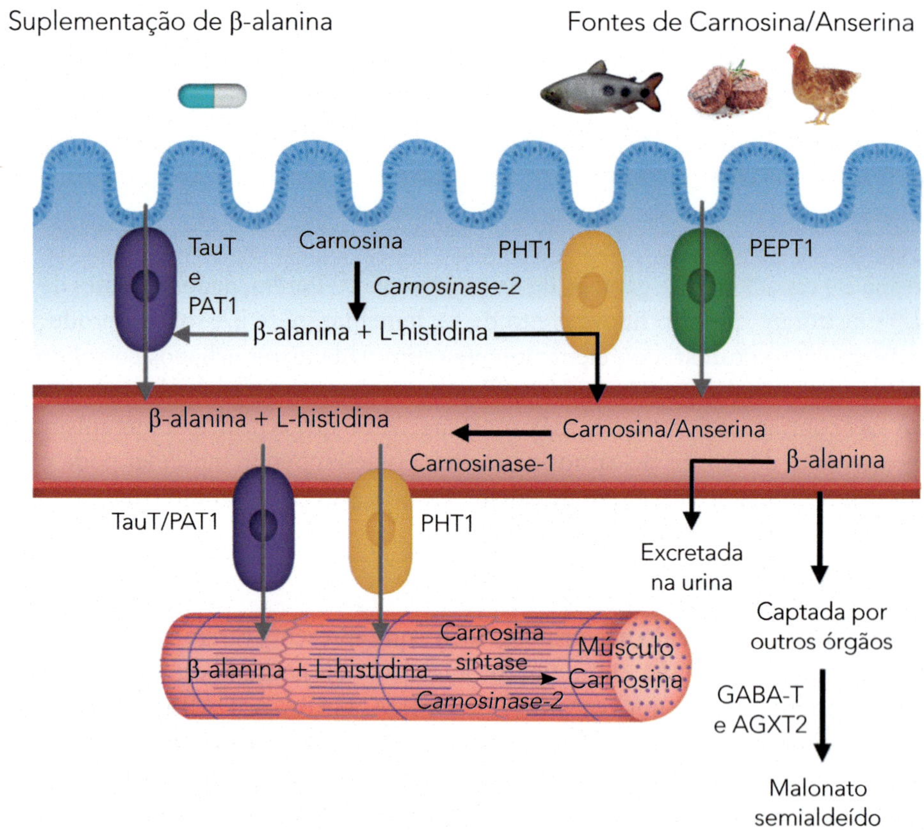

FIGURA 4.4 Representação do metabolismo da carnosina muscular e o transporte da BA.
Fonte: Adaptada de Perim *et al.*, 2019.[113]

Everaert *et al.*[36] mostraram regulação positiva de vários genes que codificam proteínas envolvidas na homeostase da carnosina em resposta a oito semanas de suplementação com BA em camundongos. Especificamente, tiveram sua expressão gênica aumentada as proteínas relacionadas ao transporte de BA para o músculo (TauT), síntese da carnosina muscular (CARNS) e à desaminação de BA (ABAT), sugerindo um importante papel dessas proteínas no aumento do conteúdo de carnosina muscular. No entanto, o único estudo que analisou a influência da suplementação de BA na expressão gênica em humanos mostrou uma regulação negativa da TauT durante 24 semanas de suplementação com 6,4 g/dia de BA, sem nenhuma alterção em outros genes.[6] O motivo desse contraste entre os resultados encontrados não está claro, havendo necessidade de novos estudos.

Suplementação de Beta-Alanina

A suplementação de BA é um popular recurso ergogênico entre a comunidade esportiva, com cerca de 61% dos atletas de esportes de equipe utilizando este suplemento.[40] Harris *et al.*[1] foram os primeiros a mostrar que a ingestão crônica de BA é capaz de elevar o conteúdo de carnosina muscular, apoiando a suposição de que a BA é o precursor limitante da taxa de síntese de carnosina no músculo. Desde então, diversas pesquisas mostraram que a suplementação crônica com BA pode aumentar o conteúdo de carnosina muscular em 40%-100%.[7,13] A suplementação de 1,6 g/dia de BA durante duas semanas mostrou-se suficiente para aumentar os níveis de carnosina muscular,[41] enquanto benefícios no exercício foram apresentados a partir de doses que variam de 3,2 a 6,4 g/dia durante quatro a doze semanas.[7,12,42,43,44,45]

Os efeitos mais significativos da suplementação de BA são observados durante os exercícios com duração de 30 s a 10 min.[6] Durante exercícios em altas intensidades, a taxa de produção de íons H^+ excede a capacidade de tamponamento ou de remoção de prótons do músculo esquelético, resultando em queda do pH intramuscular, levando à acidose e fadiga.[46] Nesse contexto, estratégias capazes de atenuar a queda do pH muscular apresentam potencial de retardar a fadiga e otimizar o desempenho em modalidades esportivas nas quais a acidose é um fator limitante para o desempenho físico.[47]

Os indivíduos são aconselhados a suplementar BA diariamente por um mínimo de duas a quatro semanas com uma dose de 3,2 a 6,4 g/dia,[6] resultando em um aumento de 20%-30% nas concentrações de carnosina no músculo em duas semanas,[48] com maiores benefícios observados após quatro semanas (40%-60% de aumento).[41,49] Demonstrou-se, também, que o consumo de BA juntamente com a refeição foi eficaz para potencializar o aumento dos níveis de carnosina muscular. Foi sugerido que a co-ingestão de BA com carboidratos, ou uma refeição rica em carboidratos, pode levar a uma maior concentração de carnosina muscular,[50] devido à liberação de insulina mediada pela ingestão de carboidratos, que aumenta a atividade e conteúdo das bombas sarcolêmicas de Na^+/K^+-ATPase.[51,52] Como o transportador de BA TauT é dependente de sódio e do co-transporte de cloreto,[53] a captação de BA muscular e a subsequentemente síntese de carnosina podem ser aumentadas devido à ação da insulina.

Após a ingestão da BA, seu pico de concentração no sangue ocorre entre 30 e 45 min.[1] Recomenda-se que as doses de BA sejam divididas ao longo do dia (0,8 a 1,6 g a cada 3 a 4 h) a fim de reduzir a incidência de parestesia, caracterizada por uma maior sensibilidade dos neurônios nociceptivos que transmitem dor neuropática, o que leva ao rubor, formigamento, sensação pinicante, causando irritação à pele.[1,5] A intensidade dos episódios de parestesia é dependente da dose e os sintomas aparecem dentro de 10 a 20 min após a ingestão de doses acima de 800 mg (10 mg/kg de peso corporal), podendo durar cerca de 60 min ou mais. Embora a causa exata da parestesia seja desconhecida, acredita-se que seja devida a sítios de receptores de glicina sensíveis à estricnina ativados por BA, associados a receptores N-metil-D-aspartato sensíveis ao glutamato no cérebro e Sistema Nervoso Central[54] e a uma família de genes de receptores acoplados à proteína G, que são desencadeados por interações com a BA.[55] Considerando que o desenvolvimento de parestesia está intimamente relacionado ao tempo de concentração da BA no sangue após sua ingestão,[30] foram desenvolvidas formulações de liberação sustentada de BA para evitar esse efeito. Essas formulações de liberação prolongada reduzem diretamente os sintomas de parestesia e permitem a ingestão de maiores doses de BA.[14,42,56] A Figura 4.5 apresenta as recomendações gerais para a suplementação de BA.

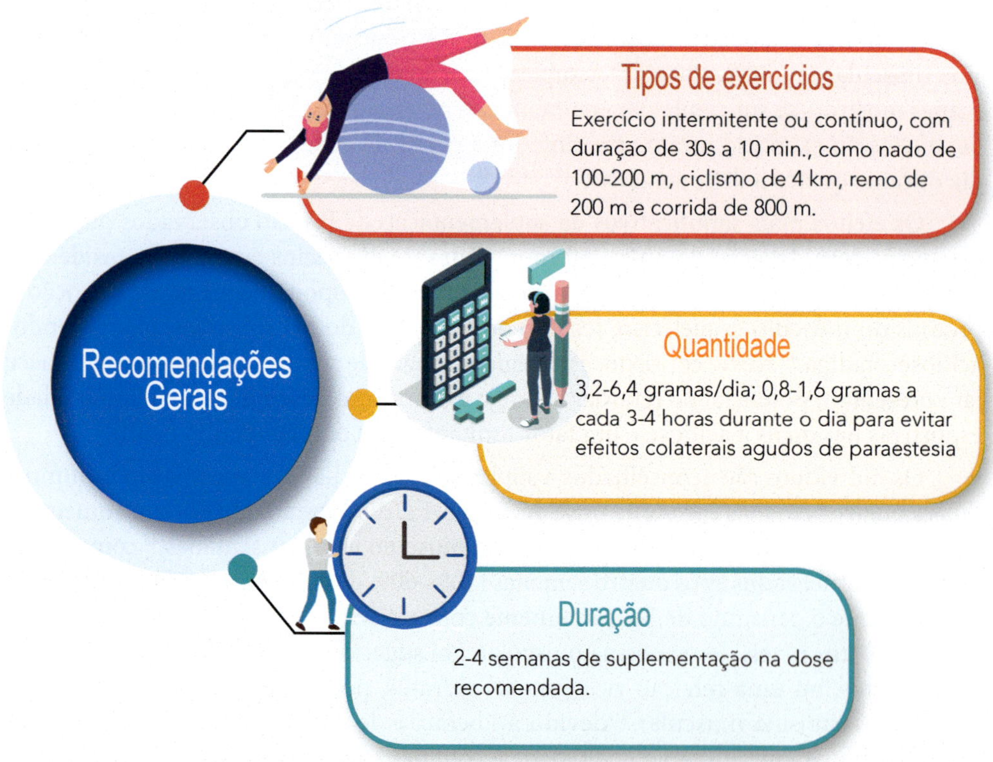
Recomendações Gerais
Tipos de exercícios
Exercício intermitente ou contínuo, com duração de 30s a 10 min., como nado de 100-200 m, ciclismo de 4 km, remo de 200 m e corrida de 800 m.
Quantidade
3,2-6,4 gramas/dia; 0,8-1,6 gramas a cada 3-4 horas durante o dia para evitar efeitos colaterais agudos de paraestesia
Duração
2-4 semanas de suplementação na dose recomendada.

FIGURA 4.5 Apresentação das recomendações gerais para a suplementação de BA.
Fonte: Adaptada de Saunders *et al.*, 2019.[114]

Estudos mostram uma relação linear dose-resposta entre a carga de BA e os níveis musculares de carnosina, mas sua eficiência é maior durante as primeiras quatro semanas de suplementação do que nas seis semanas seguintes.[7] Isto pode indicar que o aumento da carnosina muscular induzida pela suplementação de BA segue a tendência de atingir um platô.[57] Essa desaceleração na síntese de carnosina pode ser devida à redução do transporte de BA para o músculo, por meio de uma regulação negativa da expressão do gene da TauT.[6] Após cessar a suplementação, a carnosina muscular retorna aos níveis iniciais num processo lento, que leva em torno de seis a vinte semanas. Em três semanas, observam-se níveis reduzidos de carnosina em 30% do seu conteúdo.[48] Segundo Stegen *et al.*,[58] para manter o conteúdo de carnosina muscular elevado, de 30%-50% acima dos níveis iniciais durante um período prolongado de tempo, a dose de BA considerada ótima é de 1,2 g/dia.

A contribuição da BA para a capacidade de tamponamento muscular total é estimada em 8% em humanos, o que representa capacidade de capturar em média 7,0 mmol de H^+/kg de músculo seco.[1] A eficiência de suplementação de BA pode ser calculada dividindo o aumento molar de carnosina muscular pela quantidade molar total de BA ingerida. Curiosamente, esta eficiência é baixa, 2,8% ao assumir que 40% da massa corporal é massa muscular,[50] o que indica que apenas uma pequena parte da BA ingerida é realmente transformada em carnosina muscular.[59] Além disso, Stegen *et al.*[50] observaram que a excreção urinária de BA é baixa (1%-2%) e não aumenta durante o período de suplementação. Dessa maneira, esses achados indicam que o destino metabólico de aproximadamente 95% da ingestão de BA é desconhecido, sendo possivelmente atribuído à sua oxidação.[59]

De acordo com Saunders *et al.*,[6] a suplementação concomitante de BA com bicarbonato de sódio pode levar a ganhos adicionais na capacidade de tamponamento e no exercício. Estudos com suplementação aguda de bicarbonato de sódio têm mostrado aumento do pH sanguíneo e do desempenho em exercícios de alta intensidade,[60,61] o que levou ao interesse na suplementação combinada com BA. O possível efeito benéfico da alcalose pré-exercício sobre o desempenho muscular seria promover um maior efluxo de íons H^+ do músculo ativo, atenuando a velocidade de queda do pH intracelular, facilitando dessa forma uma maior contribuição glicolítica.[31] Alguns autores mostraram um modesto efeito aditivo do bicarbonato de sódio à suplementação de BA em sessões de exercício em que a acidose metabólica pode ser um fator limitante para o desempenho,[14,62,63] embora nem todos concordem.[64]

Alguns estudos indicaram um efeito positivo da suplementação de BA na composição corporal, sendo o aumento da massa magra mais comum no grupo suplementado com BA em comparação ao grupo placebo.[10,65,66,67] No entanto, outros pesquisadores não encontraram alterações significativas na composição corporal após a suplementação de BA.[7,8,68,69] Além disso, Hoffman *et al.*[70] analisaram a resposta hormonal à suplementação de BA medindo as concentrações de hormônio do crescimento, testosterona e cortisol, e não encontraram diferenças entre os grupos BA e placebo.

Beta-alanina e Desempenho Esportivo

Durante exercícios em altas intensidades, há uma elevada taxa de hidrólise de ATP, que resulta em um rápido aumento nas concentrações sarcoplasmáticas de H^+, levando à queda do pH intramuscular, que interfere diretamente na ressíntese de fosfocreatina, no fluxo glicolítico e nos processos contráteis, levando à acidose e fadiga.[46] Os efeitos mais significativos da suplementação de BA são observados durante os exercícios com duração de 30 s a 10 min, sem efeito em exercícios com menos de 30 s de duração, visto que este tempo de exercício não é suficiente para o acúmulo intracelular de íons H^+.[6] Dessa maneira, o efeito ergogênico da suplementação de BA depende da modalidade do exercício,[57] apresentando melhora mais evidente nas atividades que dependem principalmente do metabolismo anaeróbio.[20] Dados atuais sugerem que tanto exercícios de membro isolado, quanto exercícios de corpo inteiro, apresentam a mesma probabilidade de se beneficiar com a suplementação de BA.[6]

O aumento nos níveis de carnosina muscular, associado à suplementação de BA, pode aumentar a capacidade de tamponamento dos íons H^+, mantendo o pH muscular, e melhorar o desempenho durante exercícios de alta intensidade e curta duração,[43,71,72,73,74,75] como apresentado na Figura 4.6. Quando um teste intermitente é realizado com esforços

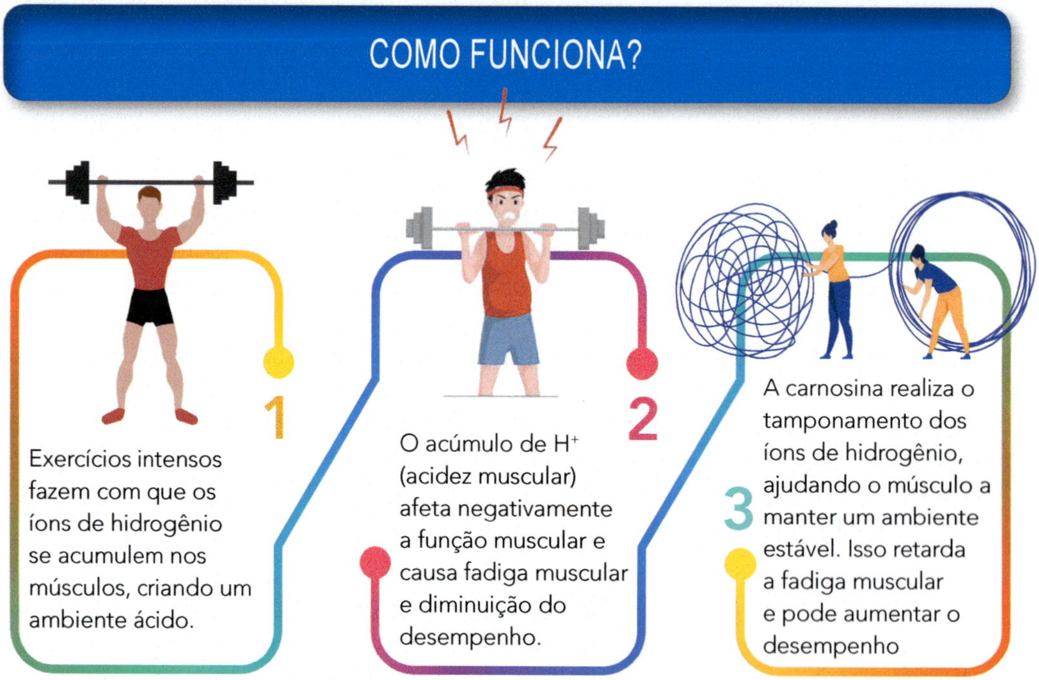

FIGURA 4.6 Demonstração da relação entre o aumento da concentração de carnosina muscular e a melhora do desempenho em exercícios de alta intensidade.

Fonte: Adaptada de Saunders *et al.*, 2019.[114]

de 30 s com 3 min de recuperação, a probabilidade da suplementação de BA causar um efeito ergogênico é maior. Contudo, quando os esforços intermitentes são curtos (menores que 10 s) e com curtos períodos de recuperação (menores que 60 s), os efeitos ergogênicos são aparentemente improváveis. Uma possível explicação é a de que os esforços com 30 s separados por 3 min causam um grande aumento da acidose intramuscular, enquanto que em esforços intermitentes mais curtos a acidose é menor.

Alguns estudos confirmaram que a suplementação de BA melhora a capacidade de tamponamento[1,7,45,73] e o desempenho em exercícios de alta intensidade, [42,43,44,71,72,73,75] especialmente em exercícios onde há um alto nível de acidose muscular.[76] Bellinger e Minahan[44] observaram melhora na potência média alcançada durante *sprints* de 1 km em cicloergômetro após 28 dias de suplementação com 6,4 g/dia de BA em relação a grupo placebo (+9,9% ± 5,0% *vs.* +4,9% ± 5,0%, respectivamente (p = 0,044). Saunders *et al.*[42] também encontraram melhora significativa da distância percorrida no Yo-Yo IR2 por jogadores amadores de futebol após doze semanas de suplementação com 3,2 g/dia de BA, sem encontrar diferença para o grupo placebo. Glenn *et al.*[45] verificaram que 28 dias de suplementação de BA aumentaram o pico de torque e trabalho, indicando que a BA melhorou o desempenho de atletas femininas da categoria Master de ciclismo.

Em contrapartida, Baguet *et al.*,[77] em um estudo com dezoito remadores de elite, observaram que após sete semanas de suplementação com BA houve melhora no desempenho de tempo, mas ela não foi estatisticamente significativa. Da mesma maneira, Ducker *et al.*[78] mostraram uma melhora no tempo de remadores bem treinados suplementados com BA em comparação ao grupo placebo, mas também sem diferença estatisticamente significativa. Chung *et al.*,[79] em um estudo anterior, obtiveram resultados de desempenho pouco claros tanto na competição quanto no treinamento de nadadores de 50-400 m. Recentemente, Milioni *et al.*[80] não encontraram melhora no desempenho em *sprints* repetidos e tarefas técnicas em jovens jogadores de basquete após a suplementação com 6,4 g/dia de BA, durante seis semanas. Da mesma maneira, Gross *et al.*[69] verificaram em testes realizados em cicloergômetro com duração de 90 s a 110% de potência pico, que a suplementação com 3,2 g/dia de BA durante 38 dias não ocasionou melhora no desempenho de homens treinados. Cochran *et al.*[81] estudaram os efeitos da suplementação de 3,2 g/dia de BA durante 10 semanas no desempenho em testes de *sprints* repetidos e também observaram que o trabalho total realizado foi semelhante entre o grupo que suplementou com BA e o grupo que ingeriu placebo.

Essa divergência de resultados, presente na literatura, pode ser explicada por diferenças individuais no conteúdo de carnosina muscular. De acordo com Tallon *et al.*,[82] indivíduos ativos apresentam níveis mais elevados de carnosina muscular em repouso em comparação a indivíduos não treinados, especialmente os envolvidos em treinamento anaeróbio. Tem sido hipotetizado que há um aumento no conteúdo de carnosina muscular em decorrência do treinamento de alta intensidade em longo prazo, como demonstrado em fisiculturistas[82] e velocistas treinados.[83] Bex *et al.*[84] encontrararam aumentos mais significativos no conteúdo de carnosina intramuscular quando a suplementação de BA foi associada a um alto volume de treinamento de alta intensidade em comparação à suplementação isolada. Ainda não está claro se isso se deve a fatores genéticos, à resposta ao estímulo de treinamento, ou secundária a diferenças na composição do tipo de fibra muscular. Considerando que um número maior de fibras musculares do tipo II é encontrado em indivíduos treinados em resistência e corrida, é provável que esses indivíduos apresentem um teor mais elevado de carnosina muscular, devido à predominância desse dipeptídeo em fibras glicolíticas do tipo II.[7,85]

Recentemente,[86] foi observado através de biópsias musculares, que nem todos os indivíduos apresentaram aumentos lineares no conteúdo de carnosina durante 24 semanas de suplementação de BA. A duração média para que indivíduos ativos atingissem o pico de concentração de carnosina intramuscular foi de 18 semanas, utilizando doses de 6,4 g/dia, representando um aumento de 119,2% no teor de carnosina. Os pesquisadores também observaram que cinco dos 25 participantes não atingiram um platô no conteúdo de carnosina em 24 semanas de suplementação, sugerindo que para alguns indivíduos 24 semanas de suplementação com BA pode não ser suficiente para atingir valores máximos. Além disso, os pesquisadores também identificaram uma alta variabilidade individual no aumento da concentração de carnosina (de 17,13 mmol/kg a 41,32 mmol/kg de músculo seco). Considerando esses dados, talvez um período de suplementação de BA mais longo, e possivelmente maior concentração dos níveis intramusculares de carnosina, seja necessário para que alguns indivíduos melhorem de forma significativa seu desempenho esportivo.

Pesquisas que investigaram os efeitos da suplementação de BA sobre a força relataram achados mistos. Embora os estudos realizados por Hoffman *et al.*[87] durante 30 dias de suplementação com BA não apresentaram melhora estatisticamente significativa no desempenho, houve aumento no volume de treinamento e redução da fadiga. Durante o mesmo período de suplementação com BA, Hill *et al.*[7] encontraram um aumento significativo de 13% no trabalho total de homens fisicamente ativos. Também em um estudo de quatro semanas, Derave *et al.*[12] observaram que a suplementação de BA aumentou o conteúdo de carnosina muscular e atenuou significativamente a fadiga durante cinco sessões de 30 extensões do joelho, enquanto a resistência isométrica não foi afetada. Em contrapartida, Sale *et al.*[88] demonstraram uma significativa melhora na resistência isométrica após o mesmo período de suplementação. Por outro lado, em um estudo realizado por Smith *et al.*,[89] não houve diferenças significativas no trabalho total realizado após seis semanas de treinamento e suplementação nos grupos BA e placebo. Kern e Robinson[10] também não apresentaram dados de melhora significativa do desempenho nos membros superiores de lutadores e jogadores de futebol suplementados durante oito semanas com BA em comparação ao placebo. Numa intervenção de 10 semanas, Kendrick *et al.*[90] não observaram diferenças entre o grupo suplementado com BA e o placebo na produção de força, força isocinética e resistência muscular.

Alguns estudos examinaram a capacidade física de trabalho no limiar de fadiga e demonstraram um aumento no grupo suplementado com BA em comparação ao grupo placebo, indicando que a BA atrasou o início da fadiga neuromuscular em cargas de trabalho submáximas.[8,30,91] Em sua pesquisa, Stout *et al.*[91] relataram uma melhora de

16,9% na capacidade física de trabalho no limiar de fadiga em homens após 28 dias de suplementação com BA. Stout *et al.*[30] demonstraram que 90 dias de suplementação com BA resultou em melhora de 37,3% na capacidade física de trabalho no limiar de fadiga. Já Hoffman *et al.*[92] investigaram o efeito da suplementação com BA durante 28 dias em soldados envolvidos em treinamento militar. Apesar do desempenho cognitivo não ter sido alterado, a BA resultou em aumentos moderados no pico de potência, velocidade de pontaria e tiro ao alvo, em relação ao placebo.

Claus *et al.*[75] observaram que, em um estudo com jovens jogadores de polo aquático, curiosamente o grupo placebo diminuiu o percentual de fadiga, enquanto o grupo suplementado com BA se manteve inalterado. Em contrapartida, Howe *et al.*[93] encontraram uma redução significativa no índice de fadiga ($p = 0,03$) em um protocolo de 30 flexões/extensões do joelho isocinéticas máximas após quatro semanas de suplementação com 4,5 g/dia de BA. Da mesma maneira, Carpentier *et al.*[94] observaram que a suplementação crônica com BA foi eficaz na redução do índice de fadiga em comparação ao grupo placebo durante uma sequência de 45 saltos. Já Sweeney *et al.*[95] não encontraram diferenças significativas no percentual de fadiga de jovens ativos após a suplementação de BA ou entre os grupos BA e placebo após a realização de *sprints* repetidos. Dessa maneira, os dados presentes na literatura são bastante conflitantes, havendo necessidade de mais investigações envolvendo a análise do percentual de fadiga para esclarecer o efeito da suplementação de BA sobre essa variável.

Estudos demonstraram que a suplementação de BA reduziu o acúmulo de lactato sanguíneo após a execução de protcolos de exercício físico.[65, 69, 79, 80, 96, 97] Milioni *et al.*[80] investigaram o efeito da suplementação com 6,4 g/dia de BA, durante seis semanas em jovens jogadores de basquete e observaram que o grupo que suplementou com BA apresentou valores menores de lactato sanguíneo enquanto que no grupo placebo não houve diferença. Da mesma maneira, Gross *et al.*[69] observaram que a suplementação com 3,2 g/dia de BA durante 38 dias ocasionou redução significativa do acúmulo de lactato muscular em homens treinados após teste em cicloergômetro. Além disso, os pesquisadores também encontraram uma redução na atividade da enzima fosfofrutoquinase no grupo que suplementou com BA, enquanto que o grupo placebo não apresentou alteração. Chung *et al.*[79] verificaram os efeitos da suplementação de BA durante 10 semanas em nadadoras. Uma dose de 4,8 g/dia de BA foi fornecida durante quatro semanas e uma dose de 3,2 g/dia nas restantes seis semanas. Os pesquisadores não encontraram efeito da suplementação de BA sobre os níveis de pH e bicarbonato, mas houve redução do lactato sanguíneo pós-treino após quatro semanas de estudo.

A redução da concentração de lactato sanguíneo pode ser explicada pelo aumento nas concentrações de carnosina intramuscular, causado diretamente pela suplementação de BA,[1,7,12,23,69,81,90,98] que consequentemente aumenta a capacidade de remover subprodutos (H^+) do metabolismo do lactato.[99] O tamponamento desses íons através do aumento da concentração de carnosina muscular [1,7,29,73] pode ocasionar a redução da produção de lactato ou do efluxo de lactato para a corrente sanguínea, pois esse deve ser acompanhado por íons H^+.[100] Uma explicação alternativa é que a suplementação de BA pode promover ajustes aeróbicos/mitocondriais que resultem em menor produção de lactato/H^+.[101] De qualquer maneira, o ambiente menos ácido dentro das células musculares, devido a maior capacidade tamponante, permite aos indivíduos atingir uma maior potência, ou igual potência como encontrada no presente estudo, com uma menor concentração de lactato.[9]

Isso já havia sido demonstrado por Stvolinskii *et al.*[102] Ao injetar carnosina em ratos, os pesquisadores observaram que os animais correram 25%-30% a mais acumulando menos lactato do que os ratos do grupo controle, provavelmente devido à redução no gasto de energia por unidade de trabalho ou melhor acoplamento mitocondrial.[17] Recentemente, Naderi *et al.*[103] observaram que quatro semanas de suplementação com 1,8% de BA em água potável resultou em aumento da concentração da carnosina muscular (117%) e redução na concentração de lactato sérico (7,4%) após corrida em esteira. Em contrapartida, alguns estudos não encontraram efeito da suplementação de BA sobre a concentração de lactato sanguíneo,[12,14,56,68,94,95,98] enquanto outros observaram aumento do teor de lactato.[10,44,65,71,104,105]

Tem-se a hipótese de que a melhora documentada do volume de treinamento e fadiga pode resultar em mudanças significativas em relação a intervenções prolongadas. No entanto, os mecanismos exatos pelos quais o aumento da carnosina contribui para a melhoria dos resultados do exercício continuam a ser pesquisados.[6,30] As diferenças nos achados na literatura sobre a eficácia ergogênica da suplementação de BA em modalidades esportivas de alta intensidade podem estar relacionadas a vários fatores, como duração do esforço, características do esforço (capacidade *vs.* desempenho) e grau de treinamento.[6,13] A Tabela 4.1 apresenta os dados de efeitos da suplementação de BA sobre o desempenho em exercícios de alta intensidade e curta duração.

Tabela 4.1 Efeito da suplementação de beta-alanina no desempenho em exercícios de alta intensidade e curta duração.

Autor	Participantes	Protocolo de teste	Protocolo de suplementação	Resultados
Hill *et al.*[7]	24 universitários fisicamente ativos.	Teste de desempenho em bicicleta ergométrica até a exaustão.	Sem 1 - 4,0 g/dia Sem 2 - 4,8 g/dia Sem 3 - 5,6 g/dia Sem 4 - 10 6,4 g/dia.	Aumento no trabalho total realizado.
Stout *et al.*[91]	22 homens.	Teste de desempenho em bicicleta ergométrica até a exaustão.	Semana 1-3: 2 g/dia Semana 2-4: 6,4 g/dia.	Aumento da capacidade física no limiar de fadiga.

Tabela 4.1 (*Continuação*) **Efeito da suplementação de beta-alanina no desempenho em exercícios de alta intensidade e curta duração.**

Autor	Participantes	Protocolo de teste	Protocolo de suplementação	Resultados
Stout *et al.*[8]	22 mulheres fisicamente ativas.	Teste em bicicleta ergométrica até a exaustão.	4,8 g/dia durante 28 dias.	Retardo do início da fadiga neuromuscular.
Stout *et al.*[30]	26 homens e 17 mulheres.	Teste em bicicleta ergométrica até a exaustão.	2,4 g\dia durante 90 dias.	Aumento da capacidade de trabalho físico, retardando o aparecimento da fadiga.
Hill *et al.*[7]	13 universitários fisicamente ativos.	Teste de desempenho em bicicleta ergométrica até a exaustão.	Sem 1 - 4,0 g/dia Sem 2- 4,8 g/dia Sem 3 - 5,6 g/dia Sem 4 a 10 6,4 g/dia. 2 grupos: 4 e 10 semanas.	4 e 10 semanas: aumento no trabalho total.
Derave *et al.*[12]	15 atletas competitivos de *sprint* de 400 m	Teste isocinético de extensões do joelho, contração isométrica, tempo de corrida (400 m).	4,8 g/dia durante 4 semanas.	O torque da extensão do joelho foi melhroado. A resistência isométrica e o tempo de corrida não foram afetados.
Hoffman *et al.*[87]	26 atletas de futebol do sexo masculino.	Teste de potência anaeróbia e *sprint* com distância demarcada.	4,5 g/dia durante 30 dias.	Não houve melhoria significativa no desempenho,
Smith *et al.*[89]	46 homens, recreacionalmente ativos.	Teste de potência anaeróbica em bicicleta ergométrica.	3 semanas: 6g/dia. Após 3 semanas: 3 g/dia.	Não houve diferença no trabalho total realizado após *três* semanas de treinamento e suplementação.

Tabela 4.1. (*Continuação*) Efeito da suplementação de beta-alanina no desempenho em exercícios de alta intensidade e curta duração.

Autor	Participantes	Protocolo de teste	Protocolo de suplementação	Resultados
Sweeney *et al.*[95]	19 jovens ativos	2 séries de 5 *sprints* de 5s em esteira não motorizada com resistência de 15% do peso corporal dos participantes.	1 semana: 4 g/dia 4 semanas: 6 g/dia	Nenhuma interação significativa foi observada.
Kern e Robinson[10]	22 universitários e 15 atletas universitários.	Teste de vai vem (300 m).	4 g/dia durante 8 semanas.	Aumento no desempenho e massa magra.
Sale *et al.*[88]	13 homens fisicamente ativos.	Teste isocinético de extensões do joelho, contração isométrica.	6,4 g/dia durante 4 semanas.	Melhora da capacidade de resistência dos extensores de joelho.
Saunders *et al.*[42]	17 atletas de futebol do sexo masculino.	YoYo IR2.	3,2 g/dia durante 12 semanas.	Melhora de 34,4%.
Chung *et al.*[79]	23 homens e 18 mulheres, atletas de elite/sub elite.	Tempos da competição nacional.	4 semanas: 4,8 g/dia (carregamento) e 3,2 g/dia. (10 semanas).	Efeito mínimo no desempenho da natação.
Ducker *et al.*[78]	16 homens.	2.000 m em remo ergômetro.	80 mg/kg (~7 g/dia).	Não houve melhora significativa.
Tobias *et al.*[71]	37 homens, atletas de judô e jiu-jitsu.	Teste de *Wingate*.	6,4 g/dia durante 4 semanas.	Melhora no desempenho intermitente.
de Salles Painelli *et al.*[43]	20 ciclistas de endurance e 20 indivíduos destreinados	4 séries de *Wingate* de membros inferiores de 30 s, separados por 3 min.	6,4 g/dia durante 4 semanas.	Aumento da potência média em ambos os grupos.

Tabela 4.1. (*Continuação*) Efeito da suplementação de beta-alanina no desempenho em exercícios de alta intensidade e curta duração.

Autor	Participantes	Protocolo de teste	Protocolo de suplementação	Resultados
Gross *et al.*[69]	16 homens ativos.	Teste em cicloergômetro incremental.	3,2 g/dia durante 38 dias.	Não houve melhora no desempenho.
Danaher *et al.*[73]	8 homens saudáveis.	*Sprints* repetidos e teste em ciclo ergômetro (CCT).	4 semanas: 4,8 g/dia 2 semanas: 6,4 g/dia.	Melhora no desempenho durante o CCT. O desempenho não foi diferente entre os tratamentos durante o teste RSA.
Hoffman *et al.*[92]	20 soldados.	Corrida de 4km, 5 saltos contramovimentos linear, *sprint* de 120 m e protocolo de 10 tiros com rifle.	6 g/dia durante 28 dias.	Não houve melhora no desempenho cognitivo, mas aumentou a potência e a pontaria.
Cochran *et al.*[81]	24 homens ativos (destreinados).	*Sprint interval training* durante 6 semanas.	3,2 g/dia durante 10 semanas.	Não houve diferença significativa entre os grupos que suplementaram com BA e o placebo.
Bellinger e Minahan[44]	14 ciclistas treinados.	Teste de ciclismo supramáximo até a exaustão, *time trial* de 4 e 10 km e *sprints* de 4 × 1 km.	6,4 g/dia durante 4 semanas.	Melhora no *sprint* de 4 × 1 km e no tempo de ciclismo supramáximo.
Glenn *et al.*[45]	22 ciclistas *master* do sexo feminino.	Handgrip e 50 flexões e extensões totais do joelho.	3,2 g/dia durante 4 semanas.	Aumento do torque máximo.

Tabela 4.1 (*Continuação*) Efeito da suplementação de beta-alanina no desempenho em exercícios de alta intensidade e curta duração.

Autor	Participantes	Protocolo de teste	Protocolo de suplementação	Resultados
Milioni *et al.*[80]	27 jogadores de basquete.	*Sprints* de 30 m.	6,4 g/dia durante 6 semanas.	Não houve melhora no desempenho.
Claus *et al.*[75]	15 jogadores de polo aquático.	Teste de 200 m (nado) e teste de *sprints* repetidos, com arremesso livre e 30 s de chutes.	6,4 g/dia durante 6 semanas.	Efeito positivo no desempenho do nado de 200 m.

Precauções

As precauções com relação à suplementação de BA referem-se ao seu potencial para induzir a parestesia, caracterizada por uma sensação desconfortável de formigamento na pele que pode durar até uma hora. Portanto, o fracionamento da ingestão de BA é indicado para evitar os sintomas de parestesia.[1] Estudos utilizando comprimidos de liberação lenta também demonstraram sua eficácia evitando o aparecimento dos sintomas.[14,42,56]

Um provável efeito secundário da suplementação de BA seria uma diminuição potencial das concentrações de taurina, já que a BA e a taurina utilizam o mesmo transportador (Tau-T) no músculo esquelético, com a BA inibindo a absorção de taurina dentro do músculo.[106] Porém, Harris *et al.*[1] relataram que quatro semanas de suplementação com BA (10-40 mg/kg de peso corporal) resultou em um aumento da concentração plasmática de taurina. Recentemente, Saunders *et al.*[107] também investigaram os efeitos da suplementação crônica de BA no conteúdo de taurina muscular e observaram que a suplementação de 6,4 g/dia de BA durante 24 semanas não afetou significativamente o conteúdo de taurina muscular. De acordo com Artioli *et al.*,[108] as dosagens de BA que prejudicariam os níveis de taurina intracelular excedem em muito as dadas aos seres humanos e, portanto, as preocupações com as concentrações de taurina intramuscular comprometidas pela administração de BA são infundadas.

Atualmente, tem-se levantado a questão de uma possível redução nos níveis de histidina muscular devido à suplementação de BA. Blancquaert *et al.*[109] relataram que a ingestão de 6,0 g/dia de BA por 23 dias resultou em um declínio de 31,6% nos níveis de histidina muscular. Apesar do significado fisiológico não ser bem entendido, a deficiência de histidina pode reduzir o metabolismo das proteínas, diminuir a hemoglobina circulante e reduzir os níveis do hematócrito. No entanto, Varanoske *et al.*[110] observaram que 28 dias de suplementação com 6,0 g/dia de BA não reduziu o conteúdo de L-histidina muscular.

Saunders *et al.*[107] observaram que a suplementação de 6,4 g/dia de BA durante 24 semanas não afetou significativamente marcadores clínicos de função renal, hepática e muscular, nem resultou em efeitos colaterais sensoriais crônicos em indivíduos saudáveis. Esses dados fornecem evidências importantes, sugerindo que a suplementação de 6,4 g/dia de BA por até seis meses é segura para indivíduos saudáveis. Atualmente, não há dados de segurança do uso prolongado de BA acima de um ano. Contudo, devido à natureza não essencial desse aminoácido, as preocupações em relação à segurança do seu consumo são baixas.[30] Portanto, a suplementação de BA parece ser segura em populações saudáveis nas doses recomendadas.

REFERÊNCIAS BIBLIOGRÁFICAS

1. Harris RC, Tallon MJ, Dunnett M, Boobis L, Coakley J, Kim HJ, Fallowfield JL, Hill CA, Sale C, Wise JA. The absorption of orally supplied beta-alanine and its effect on muscle carnosine synthesis in human vastus lateralis. Amino Acids. 2006;30:279-289.
2. Harris RC, Wise JA, Price KA, Kim HJ, Kim CK, Sale C. Determinants of muscle carnosine content. Amino acids. 2012;43:5-12.
3. Drozak J, Veiga-da-Cunha M, Vertommen D, Stroobant V, Van Schaftingen E. Molecular identification of carnosine synthase as ATP-grasp domain containing protein 1 (ATPGD1). J Biol Chem. 2010;285 9346–56.
4. Abe H. Role of histidine-related compounds as intracellular proton buffering constituents in vertebrate muscle. Biochemistry. 2000;65:757–65.
5. Sale C, Saunders B, Harris RC. Effect of beta-alanine supplementation on muscle carnosine concentrations and exercise performance. Amino Acids. 2010;39:321-33.
6. Saunders B, de Salles Painelli V, de Oliveira LF, da Eira Silva V, da Silva RP, Riani L, et al. Twenty-four weeks of b-alanine supplementation on carnosine content, related genes, and exercise. Med Sci Sports Exerc. 2017;49:896–906.
7. Hill CA, Harris RC, Kim HJ, Harris BD, Sale C, Boobis LH, Kim CK, Wise JA. Influence of beta-alanine supplementation on skeletal muscle carnosine concentrations and high intensity cycling capacity. Amino Acids. 2007;32:225-33.
8. Stout JR, Cramer JT, Zoeller RF, Torok D, Costa P, Hoffman JR, Harris RC, O'Kroy J. Effects of beta-alanine supplementation on the onset of neuromuscular fatigue and ventilatory threshold in women. Amino Acids. 2007;32:381-6.
9. Artioli GG, Gualano B, Smith A, Stout J, Lancha AH, Jr. Role of beta-alanine supplementation on muscle carnosine and exercise performance. Med Sci Sports Exerc. 2010;42:1162-73.
10. Kern BD, Robinson TL. Effects of beta-alanine supplementation on performance and body composition in collegiate wrestlers and football players. J Strength Cond Res. 2011;25:1804-15.

11. Gardner ML, Illingworth KM, Kelleher J, Wood D. Intestinal absorption of the intact peptide carnosine in man, and comparison with intestinal permeability to lactulose. The Journal of physiology. 1991;439:411-22.

12. Derave W, Ozdemir M, C Harris R, Pottier A, Reyngoudt H, Koppo K, A Wise J, Achten E. Beta--Alanine supplementation augments muscle carnosine content and attenuates fatigue during repeated isokinetic contraction bouts in trained sprinters. J Appl Physiol. 2007;103:1736–43.

13. Hobson RM, Saunders B, Ball G, Harris RC, Sale C. Effects of beta-alanine supplementation on exercise performance: a meta-analysis. Amino Acids. 2012;43 25-37.

14. Sale C, Saunders B, Hudson S, Wise JA, Harris RC, Sunderland CD. Effect of beta-alanine plus sodium bicarbonate on high-intensity cycling capacity. Med Sci Sports Exerc. 2011;43:1972-8.

15. Tiedje KE, Stevens K, Barnes S, Weaver DF. β-Alanine as a small molecule neurotransmitter. Neurochemistry International. 2010;57:177-88.

16. Derave W, Everaert I, Beeckman S, Baguet A. Muscle carnosine metabolism and β-alanine supplementation in relation to exercise and training. Sports Medicine. 2010;40:247-63.

17. Boldyrev AA. Carnosine: new concept for the function of an old molecule. Biochemistry (Mosc). 2012;77:313-26.

18. Crush KG. Carnosine and related substances in animal tissues. Comparative Biochemistry and Physiology. 1970;34:3-30.

19. Suzuki Y, Nakao T, Maemura H, Sato M, Kamahara K, Morimatsu F, Takamatsu K. Carnosine and anserine ingestion enhances contribution of nonbicarbonate buffering. Med Sci Sports Exerc. 2006;38:334-8.

20. Trexler ET, Smith-Ryan AE, Stout JR, Hoffman JR, Wilborn CD, Sale C, Campbell B, et al. International society of sports nutrition position stand: Beta-Alanine. Journal of the International Society of Sports Nutrition. 2015;12:30.

21. Sadikali F, Darwish R, and Watson WC. Carnosinase activity of human gastrointestinal mucosa Gut. 1975;16:585-9.

22. Asatoor AM, Cheng B, Edwards KDG, Lant AF, Matthews DM, Milne MD, Richards AJ, et al. Intestinal absorption of two dipeptides in Hartnup disease. Gut. 1970;11:380-7.

23. Park YJ, Volpe SL, Decker EA. Quantitation of carnosine in humans plasma after dietary consumption of beef. Journal of Agricultural and Food Chemistry. 2005;53:4736-9.

24. Bauer K, Schulz M. Biosynthesis of carnosine and related peptides by skeletal muscle cells in primary culture. European Journal of Biochemistry. 1994;219:43-7.

25. Ng RH and Marshall FD. Regional and subcellular distribution of homocarnosine-carnosine synthetase in the central nervous system of rats. J Neurochem. 1978;30: I87–90.

26. Horinishi H, Grillo M, Margolis FL. Purification and characterization of carnosine synthetase from mouse olfactory bulbs. J Neurochem. 1978;31:909–19.

27. Varanoske AN, Hoffman JR, Church DD, Coker NA, Baker KM, Dodd SJ, et al. Comparison of sustained-release and rapid-release b-alanine formulations on changes in skeletal muscle carnosine and histidine content and isometric performance following a muscle-damaging protocol. Amino Acids. 2018;51:49–60.

28. Varanoske AN, Hoffman JR, Church DD, Coker NA, Baker KM, Dodd SJ, et al. b-Alanine supplementation elevates intramuscular carnosine content and attenuates fatigue in men and women similarly but does not change muscle histidine content. Nutr Res. 2017;48:16–25.

29. Suzuki Y, Ito O, Mukai N, Takahashi H, Takamatsu K. High level of skeletal muscle carnosine contributes to the latter half of exercise performance during 30-s maximal cycle ergometer sprinting. The Japanese Journal of Physiology. 2002;52:199-205.

30. Stout JR, Graves BS, Smith AE, Hartman MJ, Cramer JT, Beck TW, Harris RC. The effect of beta-alanine supplementation on neuromuscular fatigue in elderly (55–92 years): a double-blind randomized study. Journal of the International Society of Sports Nutrition. 2008;5: 21.

31. Vanhatalo A, Mcnaughton LR, Siegler J, Jones AM. Effect of induced alkalosis on the power-duration relationship of" all-out" exercise. Medicine & Science in Sports & Exercise. 2010;42:563-70.

32. Jones RL, Barnett CT, Davidson J, Maritza B, Fraser WD, Harris R, Sale C. β-alanine supplementation improves in-vivo fresh and fatigued skeletal muscle relaxation speed. European Journal of Applied Physiology. 2017;117:867-79.

33. Hannah R, Stannard RL, Minshull C, Artioli GG, Harris RC, Sale, C. β-Alanine supplementation enhances human skeletal muscle relaxation speed but not force production capacity. Journal of Applied Physiology. 2015;118:604-12.

34. Gojković Z, Sandrini MP, Piškur J. Eukaryotic β-alanine synthases are functionally related but have a high degree of structural diversity. Genetics. 2001;158: 999-1011.

35. Miyamoto Y, Nakamura H, Hoshi T, Ganapathy V, Leibach FH. Uphill transport of beta-alanine in intestinal brush-border membrane vesicles. Am J Physiol. 1990;259:G372–G379.

36. Everaert I, de Naeyer H, Taes Y, Derave W. Gene expression of carnosine related enzymes and transporters in skeletal muscle. Eur J Appl Physiol. 2013;113: 1169–79.

37. Blancquaert L, Baba SP, Kwiatkowski S, Stautemas J, Stegen S, Barbaresi S, et al. Carnosine and anserine homeostasis in skeletal muscle and heart is controlled by b-alanine transamination. J Physiol. 2016;594:4849–63.

38. Everaert I, Mooyaart A, Baguet A, Zutinic A, Baelde H, Achten E, et al. Vegetarianism, female gender and increasing age, but not CNDP1 genotype, are associated with reduced muscle carnosine levels in humans. Amino Acids. 2011;40:1221–9.

39. Stegen S, Blancquaert L, Everaert I, Bex T, Taes Y, Calders P, Achten E, Derave W. Meal and beta-alanine coingestion enhances muscle carnosine loading. Med Sci Sports Exerc. 2013;45:1478-85.

40. Kelly VG, Leveritt MD, Brennan CT, Slater GJ, Jenkins DG. Prevalence, knowledge and attitudes relating to β-alanine use among professional footballers. Journal of Science and Medicine in Sport. 2017;20:12-16,.

41. Stellingwerff T, Anwander H, Egger A, Buehler T, Kreis R, Decombaz J, Boesch C. Effect of two beta-alanine dosing protocols on muscle carnosine synthesis and washout. Amino Acids. 2012;42:2461-72.

42. Saunders B, Sunderland C, Harris RC, Sale C. β-alanine supplementation improves YoYo intermittent recovery test performance. Journal of the International Society of Sports Nutrition. 2012;9:39.

43. de Salles Painelli V, Saunders B, Sale C, Harris RC, Solis MY, Roschel H, Gualano B, Artioli GG, Lancha AH, Jr. Influence of training status on high-intensity intermittent performance in response to beta-alanine supplementation. Amino Acids. 2014;46:1207-15.

44. Bellinger PM, Minahan CL. Additive Benefits of beta-Alanine Supplementation and Sprint-Interval Training. Med Sci Sports Exerc. 2016;48:2417-25.

45. Glenn JM, Gray M, Stewart Jr RW, Moyen NE, Kavouras SA, DiBrezzo R, Stone MS, et al. Effects of 28-day beta-alanine supplementation on isokinetic exercise performance and body composition in female master athletes. The Journal of Strength & Conditioning Research. 2016;30:200-7.

45. Robergs RA, Ghiasvand F, Parker D. Biochemistry of exercise-induced metabolic acidosis. Am J Physiol Regul Integr Comp Physiol. 2004;287: R502-16.

47. Pinto CL, de Salles Painelli V, Junior AHL, Artioli GG. Lactato: de causa da fadiga a suplemento ergogênico. Revista Brasileira de Ciência e Movimento. 2014;22:173-81.

48. Baguet A, Reyngoudt H, Pottier A, Everaert I, Callens S, Achten E, Derave W. Carnosine loading and washout in human skeletal muscles. J Appl Physiol. 2009;106:837-42.

49. Harris RC, Jones GA, Kim HJ, Kim CK, Price KA, Wise JA. Changes in muscle carnosine of subjects with 4 weeks supplementation with a controlled release formulation of beta-alanine (Carnosyn™), and for 6 weeks post. FASEB J. 2009;23:599-604.

50. Stegen S, Blancquaert L, Everaert I, Bex T, Taes Y, Calders P, Achten E, Derave W. Meal and beta-alanine coingestion enhances muscle carnosine loading. Med Sci Sports Exerc. 2013; 45:1478-85.

51. Clausen T. Regulation of active Na+-K+ transport in skeletal muscle. Physiol Rev 1986;66:542–80.

52. Clausen T. Na+-K+ pump regulation and skeletal muscle contractility. Physiol Rev. 2003;83:1269–1324.

53. Bakardjiev A, Bauer K. Transport of beta-alanine and biosynthesis of carnosine by skeletal--muscle cells in primary culture. Eur J Biochem. 1994;225: 617–23.

54. Wang X, Zhong P, Gu Z, Yan Z. Regulation of NMDA receptors by dopamine D4 signaling in prefrontal cortex. J Neurosci. 2003;23:9852–61.

55. Crozier RA, Ajit SK, Kaftan EJ, Pausch MH. MrgD activation inhibits KCNQ/M-currents and contributes to enhanced neuronal excitability. J Neurosci. 2007;27:4492–6.

56. Saunders B, Sale C, Harris RC, Sunderland C. Effect of beta-alanine supplementation on repeated sprint performance during the Loughborough Intermittent Shuttle Test. Amino Acids. 2012;43:39-47.

57. Hostrup M and Bangsbo J. Improving beta-alanine supplementation strategy to enhance exercise performance in athletes. J Physiol. 2016;594:4701-2.

58. Stegen S, Bex T, Vervaet C, Vanhee L, Achten E, Derave W. Beta-alanine dose for maintaining moderately elevated muscle carnosine levels. Med Sci Sports Exerc. 2014;46:1426-32.

59. Blancquaert L, Everaert I, Derave W. Beta-alanine supplementation, muscle carnosine and exercise performance. Curr Opin Clin Nutr Metab Care. 2015;18: 63–70.

60. Artioli GG, Gualano B, Coelho DF, Benatti FB, Gailey AW, Lancha AH. Does sodium-bicarbonate ingestion improve simulated judo performance? International journal of sport nutrition and exercise metabolism. 2007;17:206-17.

61. Peart DJ, Siegler JC, Vince, RV. Practical recommendations for coaches and athletes: a meta-analysis of sodium bicarbonate use for athletic performance. J Strength Cond Res. 2012;26:1975-83.

62. de Salles Painelli V, Roschel H, de Jesus F, Sale C, Harris RC, Solis MY, Artioli, GG, et al. The ergogenic effect of beta-alanine combined with sodium bicarbonate on high-intensity swimming performance. Applied Physiology, Nutrition, and Metabolism. 2013;38:525-32.

63. Hobson RM, Harris RC, Martin D, Smith P, Macklin B, Gualano B, Sale C. Effect of beta-alanine with and without sodium bicarbonate on 2,000-m rowing performance. International Journal of Sport Nutrition and Exercise Metabolism. 2013;23:480-7.

64. Bellinger PM, Howe ST, Shing CM, Fell JW. The effect of combined b-alanine and NaHCO3 supplementation on cycling performance. Med Sci Sports Exerc. 2012;44:1545-51.

65. Jordan T, Lukaszuk J, Misic M, Umoren J. Effect of beta-alanine supplementation on the onset of blood lactate accumulation (OBLA) during treadmill running: Pre/post 2 treatment experimental design. J Int Soc Sports Nutr. 2010;7:20.

66. Smith AE, Walter AA, Graef JL, Kendall KL, Moon JR, Lockwood CM, Stout JR. Effects of β-alanine supplementation and high-intensity interval training on endurance performance and body composition in men; a double-blind trial. Journal of the International Society of Sports Nutrition. 2009;6:5.

67. Walter AA, Smith AE, Kendall KL, Stout JR, Cramer JT. Six weeks of high-intensity interval training with and without β-alanine supplementation for improving cardiovascular fitness in women. The Journal of Strength & Conditioning Research, 2010;24:1199-207.

68. Van Thienen R, Van Proeyen K, Vanden Eynde B, Puype J, Lefere T, Hespel P. Beta-alanine improves sprint performance in endurance cycling. Med Sci Sports Exerc. 2009;41:898-903.

69. Gross M, Boesch C, Bolliger CS, Norman B, Gustafsson T, Hoppeler H, Vogt M. Effects of beta-alanine supplementation and interval training on physiological determinants of severe exercise performance. Eur J Appl Physiol. 2014;114:221-34.

70. Hoffman J, Ratamess NA, Ross R, Kang J, Magrelli J, Neese K, Wise JA, et al. β-Alanine and the hormonal response to exercise. International Journal of Sports Medicine. 2008; 29:952-58.

71. Tobias G, Benatti FB, de Salles Painelli V, Roschel H, Gualano B, Sale C, Harris RC, Lancha AH, Jr., and Artioli GG. Additive effects of beta-alanine and sodium bicarbonate on upper-body intermittent performance. Amino Acids. 2013;45:309-17.

72. Ducker KJ, Dawson B, Wallman KE. Effect of beta-alanine supplementation on 800-m running performance. Int J Sport Nutr Exer Metab. 2013;23:554-61.

73. Danaher J, Gerber T, Wellard RM, Stathis CG. The effect of beta-alanine and NaHCO3 co-ingestion on buffering capacity and exercise performance with high-intensity exercise in healthy males. Eur J Appl Physiol. 2014;114:1715-24.

74. Bellinger PM, Minahan CL. The effect of beta-alanine supplementation on cycling time trials of different length. Eur J Sport Sci. 2016;16:829-36.

75. Claus GM, Redkva PE, Brisola GMP, Malta ES, de Araujo Bonetti de Poli R, Miyagi WE, Zagatto AM. Beta-Alanine Supplementation Improves Throwing Velocities in Repeated Sprint Ability and 200-m Swimming Performance in Young Water Polo Players. Pediatr Exerc Sci. 2017;29:203-12.

76. Bellinger PM. Beta-Alanine supplementation for athletic performance: an update. J Strength Cond Res. 2014;28:1751-70.

77. Baguet A, Bourgois J, Vanhee L, Achten E, Derave W. Important role of muscle carnosine in rowing performance. J Appl Physiol (1985). 2010;109:1096-1101.

78,.Ducker KJ, Dawson B, and Wallman KE. Effect of Beta-alanine supplementation on 2,000-m rowing-ergometer performance. International Journal of Sport Nutrition and Exercise Metabolism. 2013;23:336-43.

79. Chung W, Shaw G, Anderson ME, Pyne DB, Saunders PU, Bishop DJ, Burke LM. Effect of 10 weeks beta-alanine supplementation on competition and training performance in elite swimmers. Nutrients. 2012;4:1441-53.

80. Milioni F, Redkva PE, Barbieri FA, Zagatto AM. Six weeks of beta-alanine supplementation did not enhance repeated-sprint ability or technical performances in young elite basketball players. Nutr Health 2017;23:111-8.

81. Cochran AJ, Percival ME, Thompson S, Gillen JB, MacInnis MJ, Potter MA, Tarnopolsky MA, Gibala MJ. beta-Alanine Supplementation Does Not Augment the Skeletal Muscle Adaptive Response to 6 Weeks of Sprint Interval Training. Int J Sport Nutr Exerc Metab. 2015;25:541-9.

82. Tallon MJ, Harris RC, Boobis LH, Fallowfield JL, Wise JA. The carnosine content of vastus lateralis is elevated in resistance-trained bodybuilders. J Strength Cond Res. 2005;19:725-9.

83. Parkhouse WS, McKenzie DC, Hochachka PW, Ovalle WK. Buffering capacity of deproteinized human vastus lateralis muscle. J Appl Physiol. 1985;58:14–7.

84. Bex T, Chung W, Baguet A, Achten E, Derave W. Exercise training and Beta-alanine-induced muscle carnosine loading. Front Nutr. 2015;2:13.

85. Kendrick IP, Kim HJ, Harris RC, Kim CK, Dang VH, Lam TQ, et al. The effect of 4 weeks beta-alanine supplementation and isokinetic training on carnosine concentrations in type I and II human skeletal muscle fibres. Eur J Appl Physiol. 2009;106:131–8.

86. Saunders B, Elliott-Sale K, Artioli GG, Swinton PA, Dolan E, Roschel H, Sale C, Gualano B. β-alanine supplementation to improve exercise capacity and performance: a systematic review and meta-analysis. British Journal of Sports Medicine. 2017;51:658.

87. Hoffman JR, Ratamess NA, Faigenbaum AD, Ross R, Kang J, Stout JR, Wise JA. Short-duration beta-alanine supplementation increases training volume and reduces subjective feelings of fatigue in college football players. Nutr Res. 2008;28:31-35.

88. Sale C, Hill CA, Ponte J, Harris RC. β-alanine supplementation improves isometric endurance of the knee extensor muscles. Journal of the International Society of Sports Nutrition. 2012;9:26.

89. Smith AE, Moon JR, Kendall KL, Graef JL, Lockwood CM, Walter AA, Stout JR, et al. The effects of beta-alanine supplementation and high-intensity interval training on neuromuscular fatigue and muscle function. European Journal of Applied Physiology. 2009;105:357.

90. Kendrick IP, Harris RC, Kim HJ, Kim CK, Dang VH, Lam TQ, Bui TT, Smith M, Wise JA. The effects of 10 weeks of resistance training combined with beta-alanine supplementation on whole body strength, force production, muscular endurance and body composition. Amino Acids. 2008;34:547-54.

91. Stout, JR, Cramer JT, Mielke M, O'Kroy J, Torok DJ, Zoeller RF. Effects of twenty-eight days of beta-alanine and creatine monohydrate supplementation on the physical working capacity at neuromuscular fatigue threshold. The Journal of Strength & Conditioning Research. 2006;20:928-31.

92. Hoffman JR, Landau G, Stout JR, Dabora M, Moran DS, Sharvit N, Ostfeld I, et al. β-alanine supplementation improves tactical performance but not cognitive function in combat soldiers. Journal of the International Society of Sports Nutrition. 2014;11:15.

93. Howe ST, Bellinger PM, Driller MW, Shing CM, Fell JW. The effect of beta-alanine supplementation on isokinetic force and cycling performance in highly trained cyclists. Int J Sport Nutr Exerc Metab. 2013;23:562-70.

94. Carpentier A, Olbrechts N, Vieillevoye S, Poortmans JR. beta-Alanine supplementation slightly enhances repeated plyometric performance after high-intensity training in humans. Amino Acids. 2015;47:1479-83.

95. Sweeney KM, Wright GA, Glenn Brice A, Doberstein ST. The effect of beta-alanine supplementation on power performance during repeated sprint activity. J Strength Cond Res. 2010;24:79-87.

96. Ghiasvand R, Askari G, Malekzadeh J, Hajishafiee M, Daneshvar P, Akbari F, Bahreynian M. Effects of Six Weeks of beta-alanine Administration on VO(2) max, Time to Exhaustion and Lactate Concentrations in Physical Education Students. Int J Prev Med. 2012;3:559-3.

97. Glenn JM, Gray M, Stewart R, Moyen NE, Kavouras SA, DiBrezzo R, Turner R, Baum J. Incremental effects of 28 days of beta-alanine supplementation on high-intensity cycling performance and blood lactate in master female cyclists. Amino Acids. 2015;47:2593-2600.

98. Chung W, Baguet A, Bex T, Bishop DJ, Derave W. Doubling of muscle carnosine concentration does not improve laboratory 1-hr cycling time-trial performance. Int J Sport Nutr Exerc Metab. 2014;24:315-24.

99. Culbertson JY, Kreider RB, Greenwood M, Cooke M. Effects of beta-alanine on muscle carnosine and exercise performance: a review of the current literature. Nutrients. 2010;2:75-98.

100. Bangsbo J. The physiology of soccer--with special reference to intense intermittent exercise. Acta Physiol Scand Suppl. 1994;619:1-155.

101. Bishop DJ, Thomas C, Moore-Morris T, Tonkonogi M, Sahlin K, and Mercier J. Sodium bicarbonate ingestion prior to training improves mitochondrial adaptations in rats. American Journal of Physiology-Endocrinology and Metabolism. 2010;299:E225-E233.

102. Stvolinskii SL, Dobrota D, Mezeshova V, Liptai T, Pronaiova N, Zalibera L, Boldyrev AA. [Carnosine and anserine in working muscles--study using proton NMR spectroscopy]. Biokhimiia. 1992;57:1317-23.

103. Naderi A, de Oliveira EP, Ziegenfuss TN, Willems ME. Timing, optimal dose and intake duration of dietary supplements with evidence-based use in sports nutrition. Journal of Exercise Nutrition & Biochemistry. 2016;20:1.

104. Donovan T, Ballam T, Morton JP, Close GL. beta-alanine improves punch force and frequency in amateur boxers during a simulated contest. Int J Sport Nutr Exerc Metab. 2012;22:331-7.

105. de Andrade Kratz C, de Salles Painelli V, de Andrade Nemezio KM, da Silva RP, Franchini E, Zagatto AM, Gualano B, Artioli GG. Beta-alanine supplementation enhances judo-related performance in highly-trained athletes. J Sci Med Sport. 2017;20:403-8.

106. Murakami T, Furuse M. The impact of taurine - and beta-alanine-supplemented diets on behavioral and neurochemical parameters in mice: antidepressant versus anxiolytic-like effects. Amino Acids. 2010;39:427-34.

107. Saunders B, Franchi M, de Oliveira LF, da Eira Silva V, da Silva RP, de Salles Painelli V, Artioli GG, et al. 24-Week β-alanine ingestion does not affect muscle taurine or clinical blood parameters in healthy males. European Journal of Nutrition. 2018;1-9.

108. Artioli GG, Gualano B, Franchini E, Batista RN, Polacow VO, Lancha Jr AH. Physiological, performance, and nutritional profile of the Brazilian Olympic Wushu (kung-fu) team. The Journal of Strength & Conditioning Research. 2009;23: 20-25.

109. Blancquaert L, Everaert I, Missinne M, Baguet A, Stegen S, Volkaert A, de Henauw S, et al. Effects of histidine and β-alanine supplementation on human muscle carnosine storage. Medicine & Science in Sports & Exercise. 2017;49: 602-9.

110. Varanoske AN, Hoffman JR, Church DD, Coker NA, Baker KM, Dodd SJ, et al. b-Alanine supplementation elevates intramuscular carnosine content and attenuates fatigue in men and women similarly but does not change muscle lhistidine content. Nutr Res. 2017;48:16–25.

111. Caruso J, Charles J, Unruh K, Giebel R, Learmonth L, Potter W. Ergogenic effects of β-alanine and carnosine: proposed future research to quantify their efficacy. Nutrients. 2012;4:585-601.

112. Sale C, Artioli GG, Gualano B, Saunders B, Hobson RM, Harris RC. Carnosine: from exercise performance to health. Amino Acids. 2013;44:1477-91.

113. Perim P, Marticorena FM, Ribeiro F, Barreto G, Gobbi N, Kerksick CM, Saunders B. Can the skeletal muscle carnosine response to beta-alanine supplementation be optimised? Frontiers in Nutrition. 2019;6:135.

114. Saunders B, Virgile A, Elliott-Sale KJ, Artioli GG, Swinton PA, Dolan E, Gualano B, et al. Infographic. A systematic review and meta-analysis of the effect of β-alanine supplementation on exercise capacity and performance. British Journal of Sports Medicine. 2019.

CAPÍTULO 5

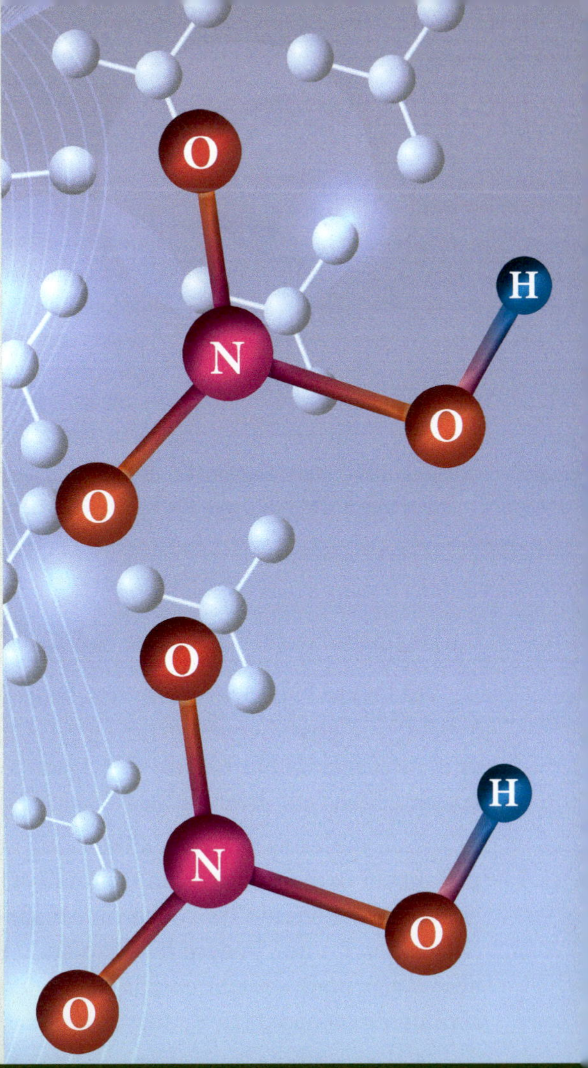

Nitratos

Alysson Enes, Mdo
Renan A. Ramos, MSc

INTRODUÇÃO

Qual a função dos nitratos? Como agem no organismo? Quais os benefícios de sua suplementação? Como dosar e como adequar a periodicidade de seu consumo, considerando as diversas atividades físicas, que incorporam esforço e fadiga? Fatores como idade, sexo, alimentação, população, volume (duração) e intensidade dos exercícios, influenciam nos resultados? Essas e muitas outras questões serão elucidadas e discutidas neste capítulo, que inicia pelo entendimento, imprescindível, das principais funções do óxido nítrico, seus aspectos bioquímicos e fisiológicos.

Estrutura e Biossíntese do Óxido Nítrico

O Óxido Nítrico (NO) é uma molécula com diversas funções sinalizadoras fisiológicas, que possui conformação gasosa lipídicamente solúvel, resultante da junção de uma molécula de Nitrogênio (N) ligada a uma molécula de Oxigênio (O), a qual pode ser sintetizada em diversos locais do corpo.

Esta molécula pode ser sintetizada até o conhecimento atual por duas vias, a primeira pela oxidação do aminoácido l-arginina resultando na produção de NO, e a segunda pelo aumento do consumo exógeno de fontes que contenham Nitrato (NO_3^-) e Nitrito (NO_2^-) que podem levar ao aumento da biodisponibilidade de NO. A ativação dessas vias pode ser aumentada dependendo da condição do indivíduo sob a presença abundante ou não de O_2 dentro das células.

Era acreditado que a síntese de NO somente acontecia por meio de uma via dependente da oxidação de l-arginina, aminoácido este considerado não essencial devido à transformação principalmente nos rins e fígado de l-citrulina em l-argnina pela ação das enzimas argininosuccinato sintetase (E.C. 6.3.4.5) e argininosuccinato liase (E.C. 4.3.2.1).

Esta via denominada via de produção de NO dependente de enzimas óxido nítricos sintases (NOS), é mais efetiva quando a presença de O é abundante, na qual a molécula de l-arginina juntamente a uma de O_2, é catalisada por NOS (E.C. 1.14.13.39) que contém um sítio de ligação para l-arginina, e realizam a oxidação de nicotinamida adenina dinucleotídeo fosfato (NADPH) em NADP, resultando na produção de l-citrulina e NO.

Contudo, quando a presença de O_2 é baixa, uma segunda via de produção de NO é mais presente, denominada via independente de NOS. Esta via de aumento das concentrações de NO, ocorre por meio do aumento da biodisponibilidade por meio do consumo alimentar de produtos que contenham moléculas precursoras de NO, que são o NO_3^- e o NO_{2-}[1,3]

Os Nitratos (NO_3^-) são ânions capazes de receber moléculas com carga positiva (prótons) e que posteriormente podem sofrer ações de redução os transformando em Nitrito (NO_2^-), e quando reduzido novamente, formam NO. Estas reações são reversíveis, e dependendo da necessidade, podem ganhar moléculas de O+, sendo oxidadas novamente em NO_2^- e NO_3^-.

Aspectos Fisiológicos e Bioquímicos dos Nitratos

Precedente ao conhecimento da aplicação da suplementação com nitratos aos diferentes contextos implícitos no exercício e esporte, o conhecimento dos aspectos fisiológicos e bioquímicos inerentes ao mecanismo de ação e as principais funções dos nitratos são de suma importância para direcionamento e justificativa plausível da utilização ou não dos mesmos.

Como supracitado no tópico anterior, o NO pode ser biossintetizado de duas maneiras, seja de maneira endógena, por uma via canônica de síntese de NO, ou de maneira exógena através da alimentação, elevando a biodisponibilidade de NO.[1] De fato, o NO é uma molécula fundamental com inúmeras funções no organismo humano, seja em ações ou ajustes fisiológicos normais ou anormais, e o mecanismo de ação irá diferir de acordo com a função exercida.

Entre essa gama de funções, o NO possui seu papel em funções neurológicas, vasculares e celulares, como neurotransmissão, angiogênese, vasodilatação, biogênese mitocondrial, contração muscular, entre outros, sendo principalmente conhecido pela sua função vascular.[2] Ao ser sintetizado de maneira endógena no endotélio, pela via dependente de óxido nítrico sintase (NOS - E.C. 1.14.13.39), o NO atua, na musculatura lisa, através da ativação da Guanilato Ciclase (GC - E.C. 4.6.1.2), o que resulta na conversão da Guanosina Trifosfato Cíclica (GTPc) em Guanosina Monofosfato Cíclica (GMPc), e na ativação da proteína quinase dependente de GMP (PKG - E.C. 2.7.11.12), tendo como produto dessa sinalização o relaxamento dos vasos sanguíneos.[3] Um dos fatores fisiológicos que auxilia no aumento da síntese de NO e, por consequência, no mecanismo supracitado de relaxamento dos vasos sanguíneos, é o estresse por cisalhamento (*shear stress*) nas células endoteliais, ocasionado pelo tracionamento do fluxo sanguíneo contra o endotélio, distorcendo as células endoteliais na direção do fluxo sanguíneo, elevando assim a síntese de NO.[2] Outro mecanismo inerente ao NO, capaz de prolongar a sua ação vasodilatadora, é a inibição da fosfodiesterase-5 (PDEA1 - E.C. 3.1.4.52), enzima capaz de degradar especificamente a GMPc. Essa inibição de uma classe de fosfodiesterases específicas é consequência da atividade de sinalização da PKG.[3] A atividade da GMPc pode ser elevada através da sinalização pela PKG, segundo mensageiro que pode interagir com canais iônicos específicos, inibindo a atividade da PDEA1. Por inibição da PDEA1 e consequente redução na degradação de GMPc, o efeito vasodilatador do NO pode ser prolongado.[3]

A biodisponibilidade de NO pode ser elevada através da alimentação, por uma via independente de NOS, atuando na redução de nitratos. Ao ingerir alimentos com elevada concentração de nitratos, aproximadamente 25% sofre ação de nitrorredutases presentes na cavidade oral, reduzindo NO^-_3 a NO^-_2, sendo esse percentual aproximado absorvido por glândulas salivares, se concentrando na saliva.[1] Sequencialmente, no estômago, o ambiente ácido promove a redução de uma outra parcela de NO^-_2, sendo reduzido a NO, enquanto uma outra parcela de NO^-_2 segue intacta para ser absorvida pelo intestino, elevando as concentrações plasmáticas de NO^-_2. Em condições de isquemia, hipóxia ou redução do pH, como ocorre durante o exercício, enzimas como desoxihemoglobina, desoximioglobina, xantina oxidase (E.C. 1.17.3.2), aldeído oxidase (E.C. 1.2.3.1) e, em alguns casos, a própria NOS (mesmo que essa via seja independente de NOS), catalisam reações para que esse NO^-_2 seja reduzido a NO, para assim exercer suas funções.[4] É importante salientar que o NO não possui receptor ou transportador específico de membrana ou intracelular para sua absorção, devido a sua estrutura, permitindo assim uma elevada difusibilidade.[5] A molécula de NO possui meia-vida de aproximadamente 6 a 10 segundos, onde, no plasma, é oxidado a NO^-_2 e NO^-_3.

Após a ingestão, o pico das concentrações plasmáticas de NO^-_3 é atingido em até 2 horas, enquanto o pico das concentrações plasmáticas de NO^-_2 é atingido entre 2 a 3 horas, retornando as concentrações basais em até 24 horas após a ingestão.[6] A meia-vida de ambas moléculas, no organismo é de aproximadamente 5 a 8 horas, apesar de, no sangue, a molécula de NO^-_2 ter meia-vida de aproximadamente 2 minutos, sendo rapidamente oxidada a NO^-_3. A meia-vida da molécula de NO é determinada por sua alta afinidade a proteínas relacionadas ao seu metabolismo, como ceruloplasmina, citocromo C oxidase e guanilato ciclase.[7] Adicionalmente, 75% da concentração de NO^{-3} ingerido via oral é excretada por via renal, sendo 25% remanescente na saliva, aproximadamente 10 vezes mais que as concentrações plasmáticas.[8]

De maneira geral, a via dependente de NOS contribui majoritariamente para as concentrações de NO^-_3 e NO^-_2, visto que a outra via depende da alimentação.

Apesar da interação entre as vias mencionada no tópico anterior, ambas vias se distinguem na necessidade de O_2 para seu funcionamento, onde a via dependente de NOS é também dependente de O_2, e a independente de NOS, por sua vez, é independente de O_2.[9] Como supracitado, a hipóxia, redução do pH e a isquemia são fatores que alteram a biossíntese de NO através de alterações na atividade enzimática de determinadas enzimas.

Apesar de suas funções fundamentais, o NO possui funções tóxicas no mesmo tecido em que pode exercer suas funções fisiológicas, sendo o efeito benéfico ou deletério dependente de suas concentrações teciduais.[5] Em adição, sabe-se que o NO possui interação com o metabolismo de espécies reativas de oxigênio que contribuem para toxicidade do mesmo, contudo, foge do escopo do presente capítulo discutir essas interações com espécies reativas de oxigênio. Devido a esse efeito hormético exercido pelo NO, postula-se uma certa toxicidade em torno das moléculas de NO^-_3 e NO^-_2 devido à síntese de N-nitrosaminas, que em determinadas concentrações são fatores cancerígenos. Contudo, essa hipótese não é suportada quando os nitratos são consumidos em adição a agentes antioxidantes, encontrados em suas fontes alimentares mais comuns, reduzindo assim sua toxicidade devido à inibição da síntese de N-nitrosaminas no organismo.[10]

Suplementação Com Nitratos Aplicada ao Treinamento de *Endurance*

Uma das possíveis motivações na suplementação de Nitratos é a busca na melhora da performance em modalidades de *endurance*, de característica cíclica e moderada a longa duração como: Corrida, Ciclismo de estrada, Natação em águas abertas, esqui entre outras. Alguns propostos benefícios podem ser esperados em esportes de *endurance* com o aumento na biodisponibilidade dos nitratos, como: economia do custo de O_2, aumento na oxigenação muscular, vasodilatação, diminuição do custo de O_2 na síntese de adenosina trifosfato (ATP), diminuição do custo de ATP nas contrações musculares, aumento da eficiência mitocondrial e aumento da tolerância ao exercício.

A literatura aponta que durante exercício submáximo a suplementação de nitratos foi efetiva em reduzir o custo de O_2 em atletas de ciclismo e triatletas. Larsen e colaboradores 16, conduziram um experimento comparando a suplementação por 3 dias de nitrato de sódio equivalente a 150-250 g de vegetais que contêm NO_3-, com uma condição placebo, separadas por 10 dias de washout. Em dias distintos em 9 atletas bem treinados, realizaram testes em intensidades submáximas em cicloergômetro a uma cadência fixa, e o consumo de oxigênio monitorado por analisador de gases, e demonstraram um menor cosnumo de O_2 em intensidades de 45% a 80% da máxima capacidade de trabalho quando comparado a uma condição placebo. Estes resultados demonstram um menor esforço cardiopulmonar para uma mesma taxa de trabalho, que podem ser interessantes para este tipo de população.

Outra modalidade que poderia ser beneficiada com a suplementação é a natação, que ao avaliar dez atletas universitários em seu estudo, Lowings e colaboradores, verificaram o efeito da suplementação de um concentrado de suco de beterraba (~12,5 mmol de NO_3-) comparado a uma condição placebo de maneira duplo cega. Em duas sessões separadas por pelo menos sete dias, os atletas realizaram um teste contrarrelógio de 168 m de nado estilo costas. Contudo, a suplementação de nitrato não foi suficiente para encontrar melhoras significativas no desempenho destes atletas.

No entanto, esses possíveis benefícios da suplementação dos nitratos partem de extrapolações teóricas dos seus mecanismos de funcionamento, e ao verificarmos as revisões de literatura sobre os efeitos desse tipo de suplementação encontramos um possível aumento nos testes de capacidade de *endurance*, e desempenho (~3%) em homens saudáveis, com administração adequada de nitratos.

Contudo, devido a uma não consistência dos resultados ao avaliar diversos estudos de modalidades cíclicas de *endurance*, e com os posicionamentos de grande impacto como o Colégio Americano de Medicina do Esporte, Sociedade Internacional de Nutrição Esportiva, e um posicionamento de grandes pesquisadores da nutrição e esporte que foi encomendado pelo Comitê Olímpico Internacional (COI), apesar das inconsistências em dosagem, tempo antes do exercício, e forma de ingestão destes nitratos, é possível que melhoras em modalidades de característica de *endurance* possam ser encontradas, no entanto, não fica claro quanto a em atletas de elite a dimensão de melhora ou não dos efeitos propostos da administração de nitratos.

Treinamento de Força e Potência: Nitratos e o Tecido Muscular Esquelético

De fato, a suplementação com nitratos auxilia a função das propriedades contráteis do musculo esquelético. De maneira geral, há evidências que apresentam efeitos variados dessa suplementação no nível muscular, como aumento da produção de força, regulação do fluxo sanguíneo, diferenciação de miócitos, biogênese mitocondrial, redução da degradação de substratos como glicogênio e fosfocreatina e metabolismo do cálcio.[2] No músculo, a principal isoforma da NOS que é expressa é a isoforma nNOS, contendo, espacialmente, três alvos de sinalização que distinguem a apresentação da estrutura da nNOS e seus efeitos relacionados, sendo nNOSμ com o Complexo Distrofina-Glicoproteína (CDG) e os Receptores de Rianodina 1 (RR1) no retículo sarcoplasmático e nNOSβ com o Complexo de Golgi.[2,11]

Além da expressão específica de isoformas de NOS, o músculo possui capacidade de armazenar nitratos, sejam eles sintetizados por via exógena ou endógena. Após sua ingestão, observa-se maiores concentrações de nitratos no músculo do que no plasma, e aparentam ter um comportamento de armazenamento e compensação similar ao do glicogênio muscular.[12] Nyakayiru e colaboradores[12] observaram, em roedores, diferentes padrões no conteúdo muscular de nitratos com diferentes tipos de dieta. Uma dieta baixa em nitratos promoveu maior depleção dos estoques quando comparada a uma dieta padrão em quantidade de nitratos; ao oposto, uma dieta de elevada quantidade de nitratos promoveu aumento no conteúdo muscular de nitratos quando comparada à dieta padrão. Interessantemente, os autores observaram também que uma dieta de sete dias com baixa quantidade de nitratos, seguida de uma dieta com elevada quantidade, resultou em condições elevadas do conteúdo muscular de nitratos quando comparada à mesma dieta com elevada quantidade sem ser precedida do período de baixa quantidade, sugerindo assim um padrão de supercompensação dos estoques de nitratos, similar ao comportamento do glicogênio muscular. Contudo, o estudo supracitado foi realizado em roedores, e a localização exata no nível intramuscular desse conteúdo de nitratos ainda é desconhecida, assim como a meia-vida do nitrato armazenado e como a quantidade e a fonte de nitratos afeta a eficácia de seus efeitos, bem como seu armazenamento.

Os mecanismos que auxiliam o desempenho neuromuscular possuem um vasto debate e inúmeras hipóteses. Os principais mecanismos inerentes à melhora do desempenho neuromuscular, oriunda da suplementação de nitratos, envolvem efeitos provenientes do metabolismo do cálcio, da taxa de utilização de pontes cruzadas sobre uma carga aplicada em modelos animais, metabolismo de fosfagênios, entre outros.[11,13]

Um dos processos que mais exigem energia durante a contração muscular é o bombeamento do cálcio, o que requer aproximadamente metade do *turnover* de ATP.[13] Elevações na biodisponibilidade de nitratos podem prevenir a liberação excessiva de cálcio, o que auxilia na produção de força, devido à modulação no *turnover* de ATP para produção de força.[13] É proposto, também, que um aumento nas concentrações de NO pode atenuar a taxa de ATP/CP e Fosfato/Oxigênio (P/O) para a produção de força.[14] Uma maior taxa de P/O é indicativo de maior eficiência energética em cada molécula de ATP produzida, aumentando a eficiência metabólica durante o exercício.[14] Affourtit e colaboradores[6] sugerem que os nitratos auxiliam na velocidade de ressíntese de creatina fosfato, com uma associação ao aumento na captação de oxigênio pelo tecido muscular, imediatamente após o exercício, em situações de hipóxia, o que atenua os efeitos deletérios da hipóxia no tecido muscular, devido ao aumento na síntese de ATP e redução do custo energético para produção de força. Em adição, uma vez que NO^-_2 é reduzido a NO em condições de pH reduzido e hipóxia (exercício de alta intensidade, por exemplo), o NO contribui para melhor perfusão dos vasos para as demandas metabólicas, auxiliando na extração de oxigênio para os tecidos, interferindo positivamente no desempenho.[8] Essa otimização na perfusão dos vasos se deve pela capacidade da atividade da nNOS atenuar a vasoconstrição induzida por respostas adrenérgicas ao exercício, otimizando a perfusão vascular, além da atividade da nNOS ser elevada por indução da contração muscular, como resultado da interação com o metabolismo do cálcio, cujo íon auxilia no aumento da sua atividade.[15]

A biossíntese de NO, a partir da NOS e suas isoformas, requer a presença de oxigênio, além da interação com o cálcio e a calmodulina (CaM), otimizando a atividade da nNOS e eNOS, respectivamente.[11] O NO pode regular o fluxo de cálcio no tecido muscular através de um mecanismo denominado S-Nitrosilação, onde o NO é adicionado ao grupo tiol presente na cadeia lateral de resíduos de cisteína, presentes por exemplo no RR1, sendo esse mecanismo fundamental na transdução de sinais celulares.[16] O NO pode atuar diretamente no RR1 ou indiretamente pela via GC-GMPc-PKG, a qual pode, por sua vez, fosforilar o RR1, contudo, em condições de repouso o RR1 é endogenamente nitrosilado.[11] Os RR1 são canais intracelulares de cálcio e responsáveis pela liberação do cálcio intracelular e desempenham um papel central na liberação de cálcio durante a contração muscular. Enquanto a isoforma RR1 é expressa predominantemente no músculo esquelético, a isoforma RR2 é predominante no músculo cardíaco, e ambos canais se localizam no reticulo sarcoplasmático, facilitando a comunicação entre os túbulos transversos e o retículo sarcoplasmático.[2] Ambos possuem atividade regulada no músculo esquelético por uma interação física mediada por canais de cálcio voltagem-dependente (tipo L). A S-Nitrosilação induzida pelo NO no RR1 ocorre em pressão parcial de oxigênio (PO_2) baixa (aproximadamente 10 mmHg) onde, então, o músculo ativo terá sua eficiência contrátil elevada, devido ao influxo de cálcio, enquanto em PO_2 elevado o efeito é oposto.[16] Sabe-se que a nNOS é a isoforma com maior expressão no músculo esquelético, consequentemente é a maior fonte de NO nas células musculares. Como supracitado inicialmente, essa enzima possui atividade otimizada pelo cálcio e calmodulina, catalisando a síntese de NO, cuja síntese – nesse caso - é dependente de O_2 e do cofator NADPH (E.C. 1.7.1.3), em uma reação a partir da L-Arginina presente no tecido muscular, expressando as isoformas alternadas, nNOSμ e nNOSβ, ambas expressas majoritariamente em fibras de contração rápida e lenta (tipo II e I, respectivamente).[11] Durante o exercício, a nNOSμ acoplada a Alfa-1-sintrofina (A1-Sin), proteína do CDG, sintetiza o NO, enquanto o RR1 libera cálcio no sarcoplasma durante as contrações, e enquanto a enzima Ca^{2+}–ATPase do retículo sarcoplasmático (SERCA – E.C. 7.2.2.10) bombeia cálcio do sarcoplasma de volta para o retículo sarcoplasmático.[2,11]

De fato, a suplementação com nitratos aumenta a concentração de cálcio no músculo. Esse aumento da concentração é observado tanto em repouso quanto em tetania, resultando num aumento da produção de força, efeito possivelmente explicado por um aumento da expressão de calsequestrina e receptor de dihidropiridina (receptor inerente aos canais de cálcio Tipo L), ambas proteínas envolvidas no metabolismo do cálcio.[13] Contudo, a expressão supracitada é hipotética, uma vez que há controvérsias, como observado por Whitfield e colaboradores,[17] onde os autores observaram que a suplementação com nitratos não alterou a expressão de calsequestrina e RDHP, e até mesmo de RR1 e SERCA. Em adição, uma elevada biodisponibilidade de NO leva também a uma S-Nitrosilação da troponina I, tendo por consequência a redução da sensibilidade do cálcio em fibras do tipo II em ratos e humanos. Porém, o mesmo não ocorre em fibras do tipo I.[13]

Embora a elevação na biodisponibilidade de NO induzir uma S-Nitrosilação da troponina I, a S-Nitrosilação do RR1 é um dos mecanismos que pode explicar o aumento da função e eficiência contrátil do músculo esquelético. Essa S- Nitrosilação induz modificações no RR1, aumentando a probabilidade desse canal permanecer em estado aberto. Ao ocorrer essa S-Nitrosilação em baixa PO_2, os efeitos inibitórios da calmodulina no RR1 são atenuados, o que leva ao aumento no influxo de cálcio e na produção de força.[13,18]

Apesar dos efeitos supracitados, evidências apontam uma versatilidade em diferentes aplicações de nitratos e a plasticidade muscular. Uma deficiência da nNOSμ no músculo esquelético de ratos causou danos isquêmicos e restrição na capacidade de exercício, além de observar que hipernitrosilação de RR1 contribui para uma liberação patogênica de cálcio, levando a um progressivo dano muscular, fraqueza e fadiga.[11] Em adição, uma excessiva (não fisiológica) S-Nitrosilação do RR1 e sustentadas elevações nas concentrações de cálcio no músculo esquelético possuem papeis fundamentais em disfunções como a hipertermia maligna, e até mesmo em situações de atrofia muscular, pela sinalização do subgrupo O de fatores de transcrição da família *forkhead box* (FoxO) a partir da molécula de NO, cuja FoxO é translocada ao núcleo celular, iniciando a transcrição de moléculas relacionadas à proteólise muscular, atuando diretamente no processo de atrofia muscular.[11,19]

Sumariamente, as evidências, envolvidas em mecanismos inerentes à suplementação com nitratos e ao desempenho neuromuscular durante ou após o exercício, sugerem que uma reduzida sinalização da nNOSμ não afeta a produção de força durante ou após o exercício, porém a mesma atua significativamente no na regulação do fluxo sanguíneo durante contrações musculares, afetando a capacidade de absorção de O_2 pelo músculo esquelético.[20] Em adição, apesar de não explorada no presente tópico devido à escassez de um corpo robusto de evidências, algumas evidências hipotetizam que a isoforma nNOSβ pode ser uma enzima reguladora no processo de fadiga muscular e da produção de força pós-exercício.[11]

Por fim, o aumento nas concentrações e na sensibilidade do cálcio, ambos efeitos resultados da S-Nitrosilação do RR1, em conjunto com a biossíntese de NO pela via GC--GMPc-PKG, podem ser considerados os principais mecanismos indutores das alterações das propriedades contráteis do músculo esquelético por parte da ingestão dietética e suplementação com nitratos, onde, de maneira geral, otimiza o desempenho neuromuscular.

Treinamento de Força e Potência: Nitratos e a Regulação do Desempenho Neuromuscular

O praticante ou atleta que almeje uma otimização do seu desempenho, independente do objetivo ou modalidade, em algum momento do seu planejamento do treinamento irá realizar o treinamento de força e potência objetivando os inúmeros ajustes induzidos por esse tipo de treinamento. De fato, a suplementação com nitratos possui seu auxílio em diversos ajustes no tecido vascular e muscular, resultando em efeitos como otimização da bioenergética muscular para produção de força e aumento da tolerância e do fluxo sanguíneo durante o exercício, sendo a suplementação responsável de maneira direta ou indireta no auxílio do desempenho neuromuscular.

A otimização da bioenergética muscular é induzida pela redução do custo energético para produção de força.[14] Sabe-se que o NO possui efeitos vasculares e no metabolismo do cálcio no nível do retículo sarcoplasmático, levando um reduzido custo de oxigênio ao exercício. Esse reduzido custo de oxigênio para uma mesma produção de força pode ser resultado de uma eficiência contrátil das propriedades contráteis do músculo, ao utilizar uma menor quantidade de ATP para a contração muscular diante de uma mesma produção de força, ou de uma maior eficiência mitocondrial, com um menor consumo de O_2 para uma mesma taxa de ressíntese de ATP por vias oxidativas.[21] Durante o exercício de baixa e alta intensidade, seis dias consecutivos de suplementação foram suficientes para ser observada uma redução no *turnover* estimado de ATP oriundo da hidrólise da creatina fosfato e da fosforilação oxidativa.[21]

Em resposta ao exercício, o tecido muscular esquelético sofre ajustes agudos devido à demanda metabólica do exercício, principalmente relacionados ao cálcio.[11] Esses ajustes agudos, de maneira crônica, desencadeiam ajustes celulares crônicos como aumento da expressão de nNOSμ em repouso e da eNOS no tecido vascular devido ao estresse por cisalhamento no endotélio. Em contrapartida, fatores como idade, em modelos animais, reduzem a expressão de nNOSμ em repouso, sugerindo uma regulação na expressão de nNOSμ associada à sarcopenia, sendo essa reduzida expressão revertida ao expor os animais ao exercício em esteira, demonstrando a importância do exercício crônico na regulação de nNOSμ em repouso.[22] Em adição, sabe-se que a nNOSμ, no músculo, é um dos fatores responsáveis pela manutenção do fluxo sanguíneo, da produção de força durante o exercício e da tolerância à fadiga.

Durante o exercício, a atividade enzimática da nNOSμ é necessária para S-Nitrosilação apropriada do RR1, promovendo o influxo de cálcio e auxiliando na tolerância à fadiga. Contudo, sabe-se que a excessiva ativação crônica do RR1 induzida por situações de *over training* – por exemplo – leva a uma desestabilização do RR1, ocasionando um extravasamento não fisiológico de Cálcio.[11] Portanto, a tolerância à fadiga pode ser afetada por pouca ou excessiva S-Nitrosilação do RR1, apesar do mecanismo envolvido na S-Nitrosilação do RR1, induzida pelo exercício e envolvida na tolerância à fadiga, necessitar de mais evidências.

O aumento nas concentrações de cálcio induzido pela S-Nitrosilação do RR1 durante o exercício, promove uma regulação no desempenho neuromuscular, otimizando a taxa de desenvolvimento e produção de força, estimativa da velocidade máxima de encurtamento e a potência pico muscular.[13,23] O aumento nas concentrações de cálcio promove uma ativação da Cadeia Leve da Miosina Kinase (CLMK – E.C. 2.7.11.18) pela via cálcio-calmodulina, promovendo uma fosforilação na cadeia leve da miosina, que resulta num aumento da sensibilidade ao cálcio por parte das proteínas contráteis. A fosforilação na cadeia leve da miosina e no aumento da sensibilidade ao cálcio pode ser induzida paralelamente pelo aumento na biodisponibilidade de NO, resultando na ativação da guanilato ciclase, induzindo a fosforilação e aumento da sensibilidade pela via sGC-GMPc-PKG.[13] A via GC-GMPc-PKG é responsável também pela fosforilação da Cadeia Leve da Miosina Fosfatase (CLMF – E.C. 3.1.3.53) no tecido muscular liso dos capilares, promovendo o relaxamento da musculatura lisa e os efeitos vasculares induzidos pelo NO.[24] Em adição, alguns efeitos induzidos pelo NO no músculo esquelético podem ser antagônicos ao auxílio no desempenho neuromuscular, uma vez que a biodisponibilidade do NO pode desencadear efeitos na Troponina I, na miosina de cadeia pesada e na SERCA. Esse aumento na biodisponibilidade pode induzir S-Nitrosilação na Troponina I de fibras de contração rápida (Tipo II), mas não em fibras de contração lenta (Tipo I), o que por consequência pode reduzir a sensibilidade ao cálcio nessas proteínas, efeito esse oposto ao observado após a ingestão de fontes de nitratos da alimentação.[13] A mesma S-Nitrosilação pode ocorrer na cadeia pesada da miosina, podendo reduzir a atividade contrátil do músculo esquelético, além da elevada biodisponibilidade de NO, podendo inibir diretamente a atividade da SERCA, tendo por consequência uma possível depleção dos estoques de cálcio no retículo sarcoplasmático (RS).[13] Contudo, esses efeitos antagônicos supracitados carecem de um corpo robusto de evidências. A seguir, a

Figura 5.1 apresenta uma breve visão do metabolismo dos nitratos sobre a regulação do desempenho neuromuscular.

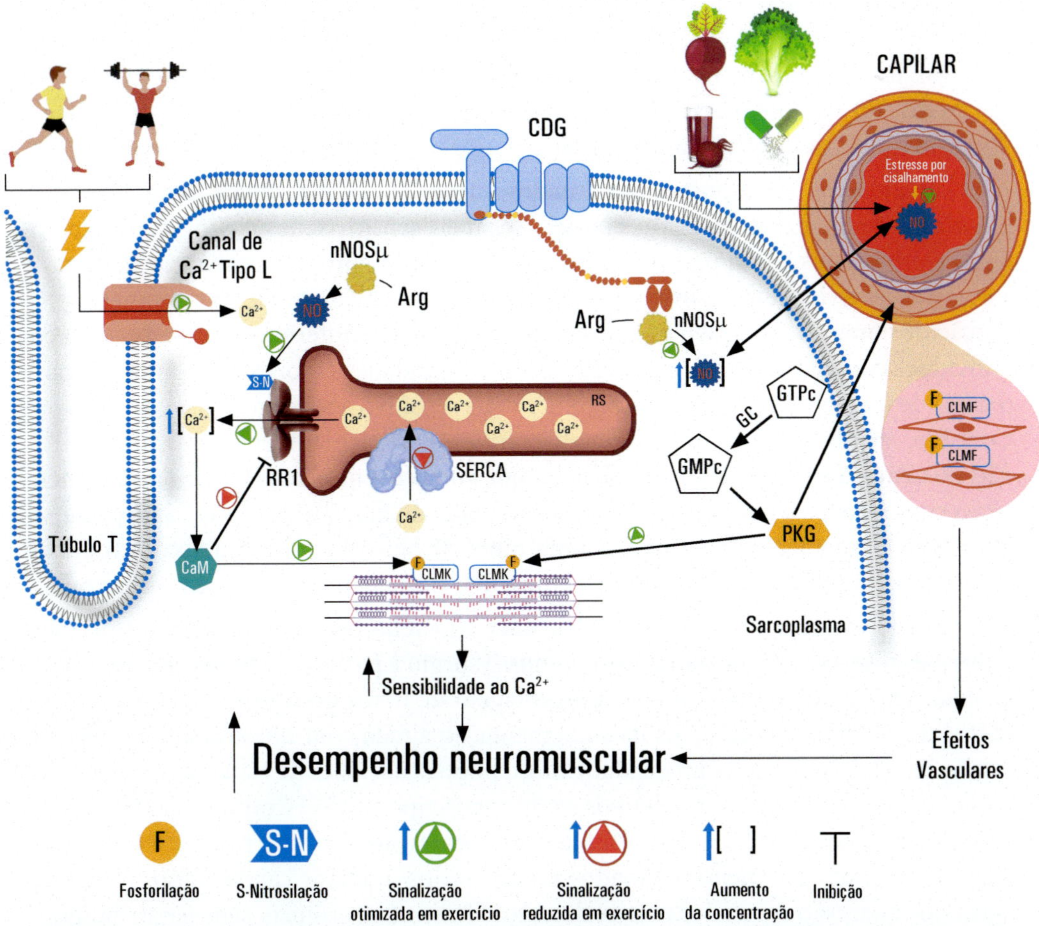

FIGURA 5.1 Metabolismo e regulação do desempenho neuromuscular induzido por Nitratos.

Fonte: Os autores.

Potencial Seletividade Por Fibras Musculares e Regulação na Plasticidade Muscular

Devido a particularidades bioquímicas e moleculares da molécula de NO, evidências demonstram um potencial papel seletivo dos efeitos da suplementação com nitratos sobre o tipo de fibras musculares e um possível auxílio na regulação na plasticidade muscular.[16,25]

Sabe-se que alguns efeitos do NO são induzidos por condições de reduzido pH e PO_2. Características morfológicas de fibras de contração rápida (tipo II), como a baixa disponibilidade de O_2 em comparação a fibras de contração lenta (tipo I), podem otimizar a redução de NO^-_2 a NO, promovendo por consequência uma otimização do fluxo sanguíneo e uma maior tolerância à fadiga em determinadas intensidades de exercício.[11,26] Em adição, uma vez que a biossíntese de NO é dependente de O_2 em uma de suas vias, essa otimização na redução de NO^-_2 a NO pode ser um importante auxílio nos efeitos do NO durante o exercício, visto que a nNOSμ possui uma maior atividade em fibras do tipo II do que em fibras do tipo I.[26]

Partindo dos pressupostos supracitados, sugere-se que indivíduos com maior força e potência de membros superiores podem ser mais sensitivos aos efeitos da suplementação com nitratos.[1] Essa premissa se baseia na relação entre a distribuição de fibras e a possível seletividade por parte desta suplementação. Uma vez que há uma maior proporção de fibras do tipo II em membros superiores do que inferiores, o desempenho em indivíduos com maior força e potência – e em modalidades esportivas que predominam o uso – de membros superiores poderia ser mais sensitivo a suplementação de nitratos.[1] Contudo, apesar das evidências hipotetizarem essa seletividade por fibras musculares, não existem – até o momento – evidências que comprovem a causalidade da suplementação com nitratos sobre uma possível seletividade de fibras musculares, onde, essa seletividade, permanece sendo apenas uma hipótese baseada em estudos com modelos animais e com fluxo sanguíneo no nível muscular durante o exercício de *endurance.*

A hipótese da seletividade dos efeitos do NO sobre as fibras musculares permeia diferentes níveis de treinamento. Essa premissa surgiu a partir do fato que atletas de elite de *endurance* possuem uma menor porcentagem de fibras do tipo II, e evidências não observaram efeitos ergogênicos da suplementação aguda com nitratos sobre o desempenho intermitente de alta intensidade nessa população, além de estudos com modelos animais apresentarem efeitos seletivos em fibras do tipo II.[16,27,28] Contudo, atletas de elite apresentam maior atividade da NOS, maior concentração de nitrito plasmático em comparação a indivíduos menos treinados e sedentários, e maior capilarização muscular, ajustes os quais são regulados pelo realização do exercício crônico, sem ser atribuídos à suplementação *per se*. Esses ajustes, em atletas de elite, reduzem a hipoperfusão induzida pelo exercício de alta intensidade, alterando assim a eficácia dessa suplementação, uma vez que uma condição de hipóxia e redução do pH são primordiais para a redução de NO^-_2 a NO durante o exercício.[1,29] Em exercício de baixa intensidade, onde o músculo esquelético permanece com um aporte suficiente de O_2, do fluxo sanguíneo e sem alterações significativas no pH, não se espera um aumento na síntese de NO pela via dependente das condições metabólicas já descritas anteriormente. Em adição, observa-se efeitos ergogênicos da suplementação com nitratos em indivíduos que não possuem a eficiência metabólica que atletas de elite, como atletas moderadamente treinados, sendo que efeitos ergogênicos em atletas de elite de *endurance* não foram observados após realizar suplementação aguda em exercício intermitente de alta intensidade. Nesse sentido, a literatura carece de evidências que comprovem a eficácia dessa suplementação para atletas de elite, independente da modalidade, sendo, seus efeitos ergogênicos apresentados apenas em atletas moderadamente treinados, quando se trata de desempenho físico e esportivo. Interessantemente, há hipóteses que o NO possui um papel sobre a plasticidade muscular.[25] Sabe-se que a plasticidade muscular é o efeito de estímulos específicos sobre características morfológicas e metabólicas do músculo esquelético.[30] Esses estímulos podem ser tanto o treinamento de força sistematizado e realizado de maneira crônica, quanto possíveis efeitos deletérios sobre a massa muscular em função da idade, doenças e desuso.

A atrofia muscular induzida por desuso apresenta aumento nas concentrações de NO no músculo em que ocorre o desuso.[25] Em adição, a nNOS é a enzima que origina a atividade para essa elevação, e não iNOS como ocorre em situações oriundas de efeitos pró-inflamatórios. Um aumento das concentrações de NO eleva a S-Nitrosilação do RR1, levando ao extravasamento de cálcio do retículo sarcoplasmático, devido ao deslocamento da Calstabina-1, um estabilizador do estado fechado do RR1.[11,25] Por mais que evidências *in vivo* apresentem que o NO pode inibir a proteólise muscular induzida pela Calpaína-3 (E.C. 3.4.22.54), um aumento nas concentrações de cálcio no sarcoplasma irá resultar na ativação de proteases como a Caspase-3 (E.C. 3.4.22.56), devido à produção de espécies reativas de oxigênio (ERO) na mitocôndria.[25,31] Em adição, a molécula de NO pode induzir a translocação da FoxO para o núcleo celular, promovendo transcrição de moléculas que promovam degradação proteica do tecido muscular em conjunto com a sinalização da Caspase-3.[11,25,31]

Em contrapartida, há uma hipótese que o NO pode auxiliar em processos relacionados à hipertrofia muscular induzida pelo treinamento de força de maneira indireta.[32] Durante as contrações musculares, ocorre um aumento na atividade da nNOS, com um subsequente aumento das concentrações de NO e peroxinitrito, sendo o último produto da reação entre NO e superóxido.[25] Esse aumento das concentrações de NO e peroxinitrito ativam o receptor vaniloide 1 (TRPV1), resultando num aumento das concentrações de cálcio intracelular e subsequente sinalização de vias reguladoras da síntese proteica muscular, como a sinalização a partir do Complexo 1 da proteína-alvo da rapamicina em mamíferos (mTORC1) e subsequente proteína ribossômica S6 kinase beta-1 (P70S6K), e sinalização da calcineurina e fator nuclear de células T (NFAT).[25,33,34] Em adição, sabe-se que o NO pode promover a sinalização de células satélite e maior fluxo sanguíneo para o tecido muscular.[32] Esse aumento no fluxo sanguíneo é induzido pelas suas propriedades vasodilatadoras, contribuindo para a hiperemia e possivelmente para inchaço muscular durante o treinamento de força, além de evidências sugerirem que a suplementação pode promover uma maior quantidade de trabalho no treinamento de força, fatores esses que contribuem para o maior estresse metabólico e mecânico.[32,34] A contribuição no maior estresse metabólico e mecânico pelo inchaço muscular, hiperemia e maior quantidade de trabalho, em conjunto com a sinalização de células satélite e vias de sinalização para a síntese proteica muscular, faz com que o NO possa ser um potencial auxílio na hipertrofia muscular.

Apesar do cenário teórico propor esse potencial auxílio, os estudos que possibilitaram as hipóteses e modelos teóricos foram realizados em modelos animais. Até o momento e conhecimento dos autores, apenas Hwang e colaboradores[35] conduziram um estudo crônico (8 semanas), com treinamento de força e um desfecho similar ao presente tópico (composição corporal avaliada por DEXA), com sujeitos previamente treinados separados em grupos e que receberam suplementação de glutationa e/ou L-Citrulina em comparação com o grupo placebo. Os autores observaram que o grupo suplementado com glutationa e citrulina apresentou maior massa magra em comparação ao grupo placebo, mas não ao grupo citrulina, e apenas após 4 semanas de intervenção. Contudo, após 8 semanas, não foram observadas diferenças significativas em nenhuma variável analisada no estudo. É importante ressaltar que o desfecho dos autores não se relaciona com a hipertrofia muscular *per se*, mas sim a alterações em um dos componentes da composição corporal, podendo sofrer influência de outros componentes da mesma, como foi o relatado pelos autores (o grupo suplementado com glutationa e L-Citrulina apresentou menor massa corporal total e massa gorda em relação ao placebo após 8 semanas, porém, os autores relatam que inicialmente já se observava essa diferença, não sendo um efeito induzido pela intervenção), além de ser a única evidência – até o momento e ao conhecimento dos autores – que se propôs a investigar o assunto. Apesar do estudo conduzido por Hwang e colaboradores,[35] a literatura carece de ensaios clínicos randomizados com humanos e em desenhos experimentais longitudinais para atribuir causa e efeito entre NO e a hipertrofia muscular. Em adição, a sinalização de vias envolvidas na síntese proteica muscular não confere efeito de causalidade sobre a hipertrofia muscular, uma vez que esta é um ajuste crônico e multifatorial. Por fim, a Figura 5.2 apresenta uma breve visão da interação entre essas hipóteses envolvidas na plasticidade muscular.

Suplementação com Nitratos: Fontes Alimentares e Aspectos Metodológicos Aplicados ao Desempenho Neuromuscular

É possível obter um aumento na biodisponibilidade de NO a partir de fontes alimentares e da própria suplementação em si. As fontes alimentares, assim como os suplementos, variam a fonte e concentração de nitrato/nitrito por quantidade, sendo papel do profissional da Nutrição avaliar e prescrever para que o indivíduo (ou atleta) atinja as quantidades promotoras de efeitos ergogênicos de acordo com o objetivo.

As principais fontes alimentares, que possuem maiores concentrações de nitrato inorgânico, são legumes e vegetais de folhas verdes.[7,14] Algumas fontes proteicas e frutas possuem uma certa concentração de nitrato inorgânico, contudo, são concentrações muito baixas (<10 mg/100 g).[36] A Tabela 5.1 a seguir, adaptada de Hord e colaboradores,[36] apresenta os alimentos com maiores concentrações de nitrato. É importante salientar que a quantidade da ingestão alimentar de nitratos influencia as respostas ergogênicas dessa suplementação, onde indivíduos com elevada ingestão dietética podem apresentar menores efeitos ergogênicos ao utilizarem outras fontes de nitratos.[37]

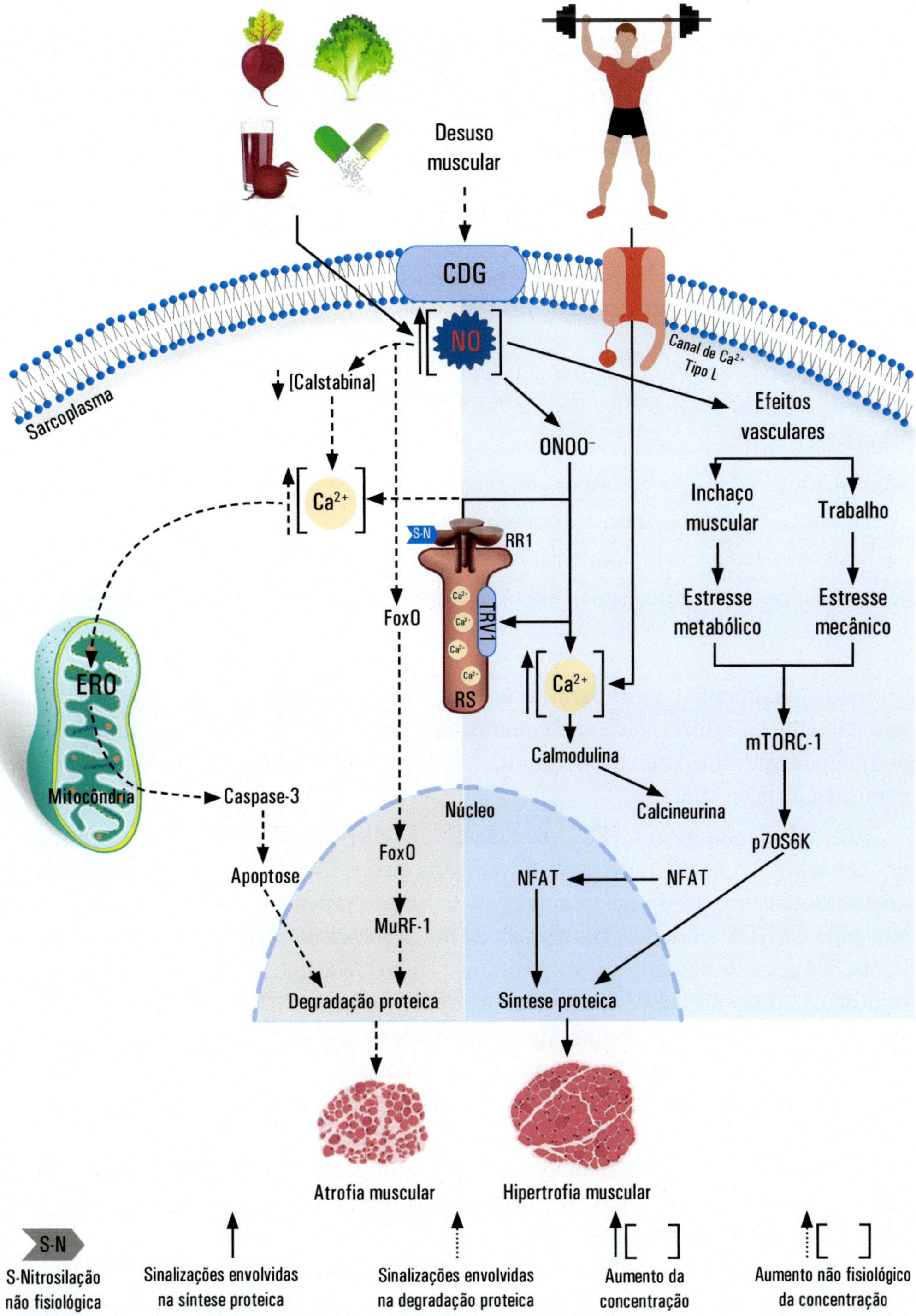

FIGURA 5.2 Modelo hipotético da interação entre o metabolismo de nitratos e a plasticidade muscular.

Fonte: Os autores

Tabela 5.1 Principais fontes de nitratos.

Alimento	Concentração de Nitrato (mg/100 g)
Agrião, alface, beterraba, cerefólio, espinafre, rúcula, salsão	> 250
Acelga, aipo-rábano, alho-poró, couve-rábano, endívia, erva-doce (funcho), salsa	~100-250
Couve lombarda, dill (endro), nabo, repolho	~50-100
Abóbora, brócolis, cenoura, chicória couve-flor, pepino	~20-50
Abóbora, alcachofra, alho, aspargos, batata, batata doce, berinjela, cebola, cogumelo, ervilha, fava, melancia pimenta, tomate, vagem	< 20

Fonte: Adaptada de Hord *et al.*[36]

Adicionalmente ou em paralelo às fontes alimentares de nitrato inorgânico, há a possibilidade da utilização de suplementos que possam auxiliar no aumento da biodisponibilidade de NO, como a L-Arginina (ARG), L-Citrulina (CIT) ou a suplementação com suco de beterraba (SB).

A suplementação com ARG pode elevar a biodisponibilidade de NO, mesmo sendo um produtor endógeno de NO, promovendo os efeitos inerentes ao NO no desempenho neuromuscular envolvido no treinamento de força e potência, por ser um substrato da atividade da NOS, podendo também atuar no *clearance* de metabólitos como amônia e lactato.[38] Apesar de hipoteticamente promover efeito ergogênico sobre o desempenho neuromuscular, majoritariamente, as evidências sobre suplementação com ARG – de maneira aguda – não demonstram efeitos ergogênicos sobre a força e resistência muscular.[39-44] As doses utilizadas da suplementação com ARG variam entre 6 e 10 g, e os efeitos ergogênicos dessa suplementação são inconclusivos. Apenas uma evidência apresentou efeitos positivos para o fluxo sanguíneo muscular, mas não para a força, em homens ativos.[41] De maneira crônica, Campbell e colaboradores[45] observaram um aumento da força muscular de membros superiores no supino e a potência pico durante o Teste de Wingate, porém, a suplementação de ARG foi administrada na forma de ARG alfa-cetoglutarato. A ausência de efeitos ergogênicos sobre o desempenho neuromuscular, a partir da suplementação com ARG, pode ser parcialmente explicada pelo que se conhece como Paradoxo da Arginina.[38] Sabe- se que a ARG é um substrato da atividade da NOS, podendo a atividade enzimática da NOS ser afetada pela concentração de ARG. A atividade enzimática da eNOS, observada pela constante de Michaelis-Menten *in vitro*, é saturada com 3 mmol/L, enquanto a concentração de ARG em indivíduos saudáveis, ou não, varia de 40 a 100 mmol/L, sugerindo que as concentrações fisiológicas de ARG são suficientes para saturação da atividade da eNOS, e um aumento nessas concentrações oriunda da suplementação com ARG não promoveria aumento da atividade enzimática.[38,45]

Partindo da mesma perspectiva da suplementação com ARG, a CIT é um aminoácido dispensável, pois é sintetizado endogenamente como coproduto da síntese de NO a partir da ARG. A sua suplementação pode aumentar a biodisponibilidade de NO de maneira indireta, pois a CIT não sofre efeito do metabolismo de primeira passagem, sendo diretamente transportada para os rins, onde é convertida em ARG.[46] A suplementação com CIT pode ser apresentada como CIT, porém, majoritariamente é apresentada como Citrulina Malato (CITM). A adição de malato atribui um possível efeito ergogênico por possivelmente otimizar a produção de ATP, pelo malato ser um aminoácido intermediário do Ciclo de Krebs.[9,47] Em contrapartida à suplementação com ARG, a suplementação de CITM possui efeitos ergogênicos no desempenho neuromuscular em contextos específicos. A suplementação de CITM foi eficiente ao possibilitar que os indivíduos **(a)** realizem maior número de repetições até a fadiga para membros superiores (supino) e inferiores (*leg press*);[48,49] **(b)** apresentassem uma maior força de preensão manual máxima e média superior quando comparada ao placebo;[50] **(c)** ao promover maior potência pico e média durante um teste *all-out* de 30s (Teste de Wingate).[50] Em contrapartida, há evidências que a suplementação aguda com CITM não apresentou efeitos ergogênicos sobre medidas de desempenho neuromuscular como pico de força, pico de torque, força isométrica, e número de repetições até a fadiga, e nem mesmo otimizaram a recuperação muscular (24 a 72h) após treinamento de força.[51–54] As mesmas evidências não observaram efeitos positivos sobre medidas hemodinâmicas como fluxo sanguíneo muscular, pressão arterial, ou em medidas psicofisiológicas. Os estudos supracitados que não observaram efeitos ergogênicos da suplementação com CITM realizaram os testes utilizando treinamento de força máximo e/ou submáximo no supino com barra, extensão de joelhos em aparelho isocinético, *leg press* ou agachamento na *hack machine*. As doses utilizadas nos estudos supracitados com CITM variaram entre 6 e 8 g ingeridas numa amplitude de 40 a 120 minutos precedentes à sessão de exercício. É importante salientar que a suplementação com ARG ou CITM, devido à interação metabólica inerente a ambas, uma vez que a suplementação com CITM pode aumentar indiretamente a síntese de ARG e, consequentemente, as concentrações plasmáticas e intramusculares de creatina, pode influenciar diretamente os efeitos ergogênicos apresentados sobre a força e potência muscular.[9,55].

As evidências com suplementação de nitratos, majoritariamente, apresentam essa suplementação no formato de SB, pois a beterraba é uma das principais fontes alimentares de nitratos, possuindo uma elevada concentração (≥ 250 mg/100 g).[36] Assim como as outras formas de administração dessa suplementação, com SB as evidências ainda são inconclusivas quanto ao efeito ergogênico sobre o desempenho neuromuscular que auxilie no treinamento de força e potência. A suplementação com SB pode promover um aumento no pico de força em teste isométrico em adolescentes do sexo masculino;[56] aumento na força, torque e potência durante extensão de joelhos, executados em velocidades angulares moderadas para alta em aparelho isocinético em homens e mulheres;[57] trabalho muscular e atenuação da fadiga periférica durante extensão de joelho em contrações isométricas submáximas e máximas (respectivamente) em homens saudáveis e ativos;[58] pico de potência e respostas perceptuais menores a um teste máximo em cicloergômetro;[59,60]; auxílio em *sprints* repetidos e trabalho muscular durante o desenvolvimento da fadiga periférica;[61] e auxílio na recuperação do desempenho de potência (salto contramovimento) após trabalho pliométrico (*drop jump*) na mesma população.[62] Apesar dos efeitos ergogênicos supracitados, há evidências que apresentem a ausência de benefícios com essa suplementação. A suplementação com SB não foi efetiva como auxílio ergogênico durante o desempenho de *sprints* repetidos, salto contramovimento, força de preensão manual e agilidade em adolescentes do sexo masculino e em atletas de esportes coletivos;[56,63,64] no desempenho neuromuscular e na contração isométrica voluntária máxima em extensões de joelho em indivíduos saudáveis e ativos do sexo masculino e feminino.[53,63,65,66] De maneira geral, as doses utilizadas nos estudos supracitados, tanto positivos ou negativos para o efeito ergogênico da suplementação com SB, foram variadas entre 250 mL a 500 mL, com concentração de 8.2 a 26 mmol/dia ou 400 mg a 1.050 mg, administradas em curto prazo (4 a 8 dias de suplementação prévia), 2h antes ao procedimento experimental e até mesmo 24 a 72h após o procedimento experimental.

As evidências sobre a relação de dose-resposta envolvida na utilização de SB ou sal de nitrato (nitrato de sódio, por exemplo), postulam que a dose/concentração necessária para atingir os efeitos fisiológicos dessa suplementação variam de 5 a 9 mmol/dia por um período de 1 a 15 dias, dose essa que pode ser atingida com aproximadamente 500 mL de SB ou aproximadamente 200 g de beterraba.[4,67] Em adição, a dose de 5 a 9 mmol/dia atinge aproximadamente 310 a 560 mg, suficiente para promover os efeitos fisiológicos dos nitratos e aumento na economia energética ao exercício. Porém, doses acima de 9 mmol (aproximadamente 560 mg) são necessárias para aumento na economia energética ao exercício e no desempenho em si.[4,67] Wylie e colaboradores,[67] em um estudo clássico sobre a relação de dose-resposta entre a ingestão de nitratos, a economia energética e a tolerância ao exercício, observaram que 8.4 (521 mg) e 16.8 mmol (1.042 mg) de nitrato (140 e 280 mL de SB, respectivamente) reduziram o consumo de oxigênio (2% e 3%, respectivamente) e aumentaram a tolerância ao exercício (14% e 12%, respectivamente) durante exercício submáximo em cicloergômetro, com a ingestão realizada 150 minutos antes do exercício. Os autores ainda observaram que doses de 4.2 mmol (260 mg) concentradas em 70 mL de SB não auxiliaram na economia e tolerância ao exercício. Aparentemente, há um comportamento bifásico na curva de dose-resposta aplicada à suplementação com nitratos, uma vez que não há diferenças significativas no desempenho ao utilizar doses de 8.4 e 16.8 mmol. Em adição, Wickham e colaboradores[65] não observaram efeitos ergogênicos ao administrar doses de 26 mmol de nitrato concentrada em 280 mL de SB em curto prazo (8 dias).

A suplementação com nitratos pode apresentar efeitos colaterais como desconfortos gastrintestinais, porém, esses efeitos colaterais possuem uma grande variabilidade interpessoal, além de ser observado mais comumente em doses elevadas. Portanto, ao utilizar doses elevadas, recomenda-se a distribuição em doses pequenas ao longo do dia.[9,68]

Considerações Finais

É notória a baixa consistência e controvérsia sobre a eficácia da suplementação de nitratos, uma vez que essa suplementação depende de inúmeros fatores, sejam intrínsecos a fatores fisiológicos individuais, à otimização do desempenho almejada, a aspectos do exercício/esporte praticado, e até mesmo das condições climáticas, uma vez que a pressão parcial (endógena ou climática) de O_2 pode influenciar o metabolismo dos nitratos.1,4 O nível de treinamento pode interferir na eficácia dessa suplementação, uma vez que atletas de elite possuem maiores concentrações de nitrato induzida pelo treinamento e alimentação habitual, sendo menos suscetíveis aos efeitos ergogênicos dessa suplementação.[16]

Por fim, o Comitê Olímpico Internacional, em 2018, solicitou a um seleto grupo de pesquisadores da Nutrição Esportiva um consenso sobre os auxílios ergogênicos e nutricionais.[69] Nesse consenso,[69] os autores sugerem que a suplementação de nitratos com doses 5-9 mmol (310-560 mg), ingeridas 2 a 3h antes do exercício e de preferência em períodos prolongados (> 3 dias), podem promover efeitos ergogênicos associados a exercícios com duração aproximada de 12 a 40 minutos, em esportes coletivos, intermitentes e de alta intensidade. Em conjunto com o consenso supracitado, há evidências apresentando que os benefícios são inconclusivos para exercícios com duração menor que aproximadamente 12 minutos e superior a aproximadamente 40 minutos.[4]

Futuras perspectivas das Aplicações no Exercício e Esporte

Apesar da existência de evidências que apresentem efeitos ergogênicos da suplementação com nitratos, seja no treinamento de força, potência, treinamento intervalado ou *endurance*, lacunas teóricas e práticas permanecem.

Majoritariamente, os estudos com nitratos – mais precisamente com óxido nítrico - foram inicialmente realizados em modelos animais. As evidências apresentadas com seres humanos, principalmente no que tange o âmbito do desempenho físico e esportivo, iniciaram-se de maneira significativa apenas na segunda metade dos anos 2000.[70,71]

A eficácia da suplementação com nitratos sofre influência de inúmeros fatores, tanto por quem faz sua utilização quanto por fatores inerentes à prática desempenhada pelo mesmo, como supracitado no presente capítulo.

Fatores como idade, sexo, alimentação, população, volume (duração) e intensidade da prática, além da própria suplementação em si, como a dose e o período de utilização da suplementação, também influenciam no resultado.

Cada aspecto supracitado promove uma influência sobre a biodisponibilidade ou ao mecanismo de ação em determinadas condições, e deve ser considerado por pesquisadores, profissionais e praticantes. Além dos aspectos intervenientes já consolidados, algumas questões permanecem inconclusivas quando se trata da suplementação com nitratos. Pesquisadores podem investigar sobre questões ainda não solucionadas em humanos. Não há, até o momento, um consenso bem estabelecido se a ingestão alimentar de nitratos pode aumentar as concentrações no nível musculoesquelético de nitrato e nitrito; apesar desse efeito ser induzido em diferentes órgãos e em modelos animais, não se sabe se o mesmo ocorre no nível intramuscular, nem mesmo uma localização exata desse possível armazenamento, e caso o efeito de armazenamento ocorra, se ocorre realmente com maior predominância em determinados tipos de fibras musculares.[12]

Nesse sentido, pode-se sugerir futuras perspectivas direcionadas ao Treinamento de Força, com desfechos relacionados à hipertrofia muscular e da atenuação ou recuperação após a ocorrência de fadiga neuromuscular, visto a relevância dos desfechos supracitados não somente para o desempenho físico e esportivo, mas também relacionado a possíveis atenuações com a perca de massa muscular induzidas por processos específicos, como o envelhecimento ou lesões esportivas, por exemplo.[25,32] Em adição, pouco se conhece sobre a interação que pode ocorrer o sistema reprodutivo feminino de mulheres e os efeitos dessa suplementação, visto que o sistema reprodutivo feminino é altamente sensitivo ao estresse fisiológico induzido pelo exercício físico.

De fato, os nitratos são auxílios ergogênicos que – apesar de evidências apresentarem efeitos positivos sobre determinados parâmetros – exigem análise contextual e cautela ao seu uso e prescrição, pois ainda carecem de evidências em contextos específicos dentro da grande área do desempenho físico e esportivo.

REFERÊNCIAS BIBLIOGRÁFICAS

1. Jones AM, Thompson C, Wylie LJ, Vanhatalo A. Dietary nitrate and physical performance. Annu Rev Nutr. 2018;38:303–28.
2. Stamler JS, Meissner G. Physiology of nitric oxide in skeletal muscle. Physiol Rev. 2001;81(1):209–37.
3. Hall JE. Guyton and Hall Textbook of Medical Physiology, Jordanian Edition E-Book. Elsevier; 2016.
4. Jones AM. Dietary nitrate supplementation and exercise performance. Sport Med. 2014;44(1):35–45.
5. Flora Filho R, Zilberstein B. Óxido nítrico: o simples mensageiro percorrendo a complexidade. Metabolismo, síntese e funções. Rev Assoc Med Bras. 2000;46(3):265–71.
6. Affourtit C, Bailey SJ, Jones AM, Smallwood MJ, Winyard PG. On the mechanism by which dietary nitrate improves human skeletal muscle function. Front Physiol. 2015;6:211.
7. Poortmans JR, Gualano B, Carpentier A. Nitrate supplementation and human exercise performance: too much of a good thing? Curr Opin Clin Nutr Metab Care. 2015;18(6):599–604.
8. Woessner MN, McIlvenna LC, de Zevallos J, Neil CJ, Allen JD. Dietary nitrate supplementation in cardiovascular health: an ergogenic aid or exercise therapeutic? Am J Physiol Circ Physiol. 2018;314(2):H195--H212.

9. Besco R, Sureda A, Tur JA, Pons A. The effect of nitric-oxide-related supplements on human performance. Sport Med. 2012;42(2):99–117.
10. Kobayashi J, Ohtake K, Uchida H. NO-rich diet for lifestyle-related diseases. Nutrients. 2015;7(6):4911–37.
11. Percival JM. nNOS regulation of skeletal muscle fatigue and exercise performance. Biophys Rev. 2011;3(4):209–17.
12. Nyakayiru J, van Loon LC, Verdijk L. Could intramuscular storage of dietary nitrate contribute to its ergogenic effect? A mini-review. Free Radic Biol Med. 2020;
13. Coggan AR, Peterson LR. Dietary nitrate enhances the contractile properties of human skeletal muscle. Exerc Sport Sci Rev. 2018;46(4):254.
14. Clements WT, Lee S-R, Bloomer RJ. Nitrate ingestion: a review of the health and physical performance effects. Nutrients. 2014;6(11):5224–64.
15. Thomas GD, Hansen J, Victor RG. Inhibition of alpha 2-adrenergic vasoconstriction during contraction of glycolytic, not oxidative, rat hindlimb muscle. Am J Physiol Circ Physiol. 1994;266(3):H920--H929.
16. Jones AM, Ferguson SK, Bailey SJ, Vanhatalo A, Poole DC. Fiber type-specific effects of dietary nitrate. Exerc Sport Sci Rev. 2016;44(2):53–60.
17. Whitfield J, Gamu D, Heigenhauser GJF, Van Loon LJC, Spriet LL, Tupling AR, et al. Beetroot juice increases human muscle force without changing Ca2+- handling proteins. Med Sci Sport Exerc. 2017;49(10):2016–24.
18. Pouvreau S, Allard B, Berthier C, Jacquemond V. Control of intracellular calcium in the presence of nitric oxide donors in isolated skeletal muscle fibres from mouse. J Physiol. 2004;560(3):779–94.
19. Suzuki N, Motohashi N, Uezumi A, Fukada S, Yoshimura T, Itoyama Y, et al. of neuronal NOS. J Clin Invest. 2007;117(9):2468–76.
20. Dyakova EY, Kapilevich L V, Shylko VG, Popov S V, Anfinogenova Y. Physical exercise associated with NO production: signaling pathways and significance in health and disease. Front cell Dev Biol. 2015;3:19.
21. Jones AM, Vanhatalo A, Bailey SJ. Influence of dietary nitrate supplementation on exercise tolerance and performance. In: Nutritional Coaching Strategy to Modulate Training Efficiency. Karger Publishers; 2013. p. 27–40.
22. Song W, Kwak H-B, Kim J-H, Lawler JM. Exercise training modulates the nitric oxide synthase profile in skeletal muscle from old rats. Journals Gerontol Ser A Biomed Sci Med Sci. 2009;64(5):540–9.
23. Coggan AR, Broadstreet SR, Mikhalkova D, Bole I, Leibowitz JL, Kadkhodayan A, et al. Dietary nitrate-induced increases in human muscle power: high versus low responders. Physiol Rep. 2018;6(2):e13575.
24. Kitazawa T, Semba S, Huh YH, Kitazawa K, Eto M. Nitric oxide-induced biphasic mechanism of vascular relaxation via dephosphorylation of CPI-17 and MYPT1. J Physiol. 2009;587(14):3587–603.
25. Kobayashi J, Uchida H, Kofuji A, Ito J, Shimizu M, Kim H, et al. Molecular regulation of skeletal muscle mass and the contribution of nitric oxide: A review. FASEB BioAdvances. 2019;1(6):364–74.

26. Baldelli S, Barbato DL, Tatulli G, Aquilano K, Ciriolo MR. The role of nNOS and PGC-1α in skeletal muscle cells. J Cell Sci. 2014;127(22):4813–20.
27. Bescos R, Ferrer-Roca V, Galilea PA, Roig A, Drobnic F, Sureda A, et al. Sodium nitrate supplementation does not enhance performance of endurance athletes. Med Sci Sport Exerc. 2012;44(12):2400–9.
28. Christensen PM, Nyberg M, Bangsbo J. Influence of nitrate supplementation on VO2 kinetics and endurance of elite cyclists. Scand J Med Sci Sports. 2013;23(1):e21-e31.
29. Horiuchi M, Endo J, Dobashi S, Handa Y, Kiuchi M, Koyama K. Muscle oxygenation profiles between active and inactive muscles with nitrate supplementation under hypoxic exercise. Physiol Rep. 2017;5(20):e13475.
30. Aguiar AF, Aguiar DH. Plasticidade muscular no exercício físico. Rev Bras Ciência e Mov. 2009;17(3):104–13.
31. Steinbacher P, Eckl P. Impact of oxidative stress on exercising skeletal muscle. Biomolecules. 2015;5(2):356–77.
32. Cholewa J, Trexler E, Lima-Soares F, de Araújo Pessôa K, Sousa-Silva R, Santos AM, et al. Effects of dietary sports supplements on metabolite accumulation, vasodilation and cellular swelling in relation to muscle hypertrophy: A focus on "secondary" physiological determinants. Nutrition. 2019;60:241–51.
33. Ito N, Ruegg UT, Kudo A, Miyagoe-Suzuki Y, Takeda S. Activation of calcium signaling through Trpv1 by nNOS and peroxynitrite as a key trigger of skeletal muscle hypertrophy. Nat Med. 2013;19(1):101.
34. Schoenfeld BJ. Potential Mechanisms for a Role of Metabolic Stress in Hypertrophic Adaptations to Resistance Training. 2013.
35. Hwang P, Marroquin FEM, Gann J, Andre T, McKinley-Barnard S, Kim C, et al. Eight weeks of resistance training in conjunction with glutathione and L- Citrulline supplementation increases lean mass and has no adverse effects on blood clinical safety markers in resistance--trained males. J Int Soc Sports Nutr. 2018;15(1):30.
36. Hord NG, Tang Y, Bryan NS. Food sources of nitrates and nitrites: the physiologic context for potential health benefits. Am J Clin Nutr. 2009;90(1):1–10.
37. Kerley CP. Dietary nitrate as modulator of physical performance and cardiovascular health. Curr Opin Clin Nutr Metab Care. 2017;20(6):440–6.
38. Alvares TS, Meirelles CM, Bhambhani YN, Paschoalin VMF, Gomes PSC. L- Arginine as a potential ergogenic aidin healthy subjects. Sport Med. 2011;41(3):233–48.
39. Greer BK, Jones BT. Acute arginine supplementation fails to improve muscle endurance or affect blood pressure responses to resistance training. J Strength Cond Res. 2011;25(7):1789–94.
40. Andrade WB, Jacinto JL, da Silva DK, Roveratti MC, Estoche JM, Oliveira DB, et al. l-Arginine supplementation does not improve muscle function during recovery from resistance exercise. Appl Physiol Nutr Metab. 2018;43(9):928–36.
41. Álvares TS, Conte Jr CA, Paschoalin VMF, Silva JT, Meirelles C de M, Bhambhani YN, et al. Acute l-arginine supplementation increases muscle blood volume but not strength performance. Appl Physiol Nutr Metab. 2012;37(1):115–26.
42. Meirelles CM, Matsuura C. Acute supplementation of L-arginine affects neither strength performance nor nitric oxide production. J Sports Med Phys Fitness. 2018;58(3):216–20.

43. Tang JE, Lysecki PJ, Manolakos JJ, MacDonald MJ, Tarnopolsky MA, Phillips SM. Bolus arginine supplementation affects neither muscle blood flow nor muscle protein synthesis in young men at rest or after resistance exercise. J Nutr. 2011;141(2):195–200.

44. Aguiar AF, Balvedi MCW, Buzzachera CF, Altimari LR, Lozovoy MAB, Bigliassi M, et al. L--Arginine supplementation does not enhance blood flow and muscle performance in healthy and physically active older women. Eur J Nutr. 2016;55(6):2053–62.

45. Campbell B, Roberts M, Kerksick C, Wilborn C, Marcello B, Taylor L, et al. Pharmacokinetics, safety, and effects on exercise performance of L-arginine α-ketoglutarate in trained adult men. Nutrition. 2006;22(9):872–81.

46. Pollock JS, Förstermann U, Mitchell JA, Warner TD, Schmidt HH, Nakane M, et al. Purification and characterization of particulate endothelium-derived relaxing factor synthase from cultured and native bovine aortic endothelial cells. Proc Natl Acad Sci. 1991;88(23):10480–4.

47. Trexler ET, Persky AM, Ryan ED, Schwartz TA, Stoner L, Smith-Ryan AE. Acute effects of citrulline supplementation on high-intensity strength and power performance: a systematic review and meta-analysis. Sport Med. 2019;49(5):707–18.

48. Glenn JM, Gray M, Wethington LN, Stone MS, Stewart RW, Moyen NE. Acute citrulline malate supplementation improves upper-and lower-body submaximal 2017;56(2):775–84.

49. Pérez-Guisado J, Jakeman PM. Citrulline malate enhances athletic anaerobic performance and relieves muscle soreness. J Strength Cond Res. 2010;24(5):1215–22.

50. Glenn JM, Gray M, Jensen A, Stone MS, Vincenzo JL. Acute citrulline-malate supplementation improves maximal strength and anaerobic power in female, masters athletes tennis players. Eur J Sport Sci. 2016;16(8):1095–103.

51. Da Silva DK, Jacinto JL, De Andrade WB, Roveratti MC, Estoche JM, Balvedi MCW, et al. Citrulline malate does not improve muscle recovery after resistance exercise in untrained young adult men. Nutrients. 2017;9(10):1132.

52. Gonzalez AM, Spitz RW, Ghigiarelli JJ, Sell KM, Mangine GT. Acute effect of citrulline malate supplementation on upper-body resistance exercise performance in recreationally resistance--trained men. J Strength Cond Res. 2018;32(11):3088–94.

53. Trexler ET, Keith DS, Lucero AA, Stoner L, Schwartz TA, Persky AM, et al. Effects of citrulline malate and beetroot juice supplementation on energy metabolism and blood flow during submaximal resistance exercise. J Diet Suppl. 2019;1–20.

54. Chappell AJ, Allwood DM, Johns R, Brown S, Sultana K, Anand A, et al. Citrulline malate supplementation does not improve German Volume Training performance or reduce muscle soreness in moderately trained males and females. J Int Soc Sports Nutr. 2018;15(1):42.

55. Paddon-Jones D, Børsheim E, Wolfe RR. Potential ergogenic effects of arginine and creatine supplementation. J Nutr. 2004;134(10):2888S--2894S.

56. Bender D, Townsend JR, Vantrease WC, Marshall AC, Henry RN, Heffington SH, et al. Acute beetroot juice administration improves peak isometric force production in adolescent males. Appl Physiol Nutr Metab. 2018;43(8):816–21.

57. Coggan AR, Leibowitz JL, Kadkhodayan A, Thomas DP, Ramamurthy S, Spearie CA, et al. Effect of acute dietary nitrate intake on maximal knee extensor

58. Hoon MW, Fornusek C, Chapman PG, Johnson NA. The effect of nitrate supplementation on muscle contraction in healthy adults. Eur J Sport Sci. 2015;15(8):712–9.

59. Jodra P, Dominguez R, Sánchez-Oliver AJ, Veiga-Herreros P, Bailey SJ. Effect of Beetroot Juice Supplementation on Mood, Perceived Exertion, and Performance During a 30-Second Wingate Test. Int J Sports Physiol Perform. 2020;15(2):243–8.
60. Cuenca E, Jodra P, Pérez-López A, González-Rodriguez LG, da Silva S, Veiga-Herreros P, et al. Effects of beetroot juice supplementation on performance and fatigue in a 30-s all-out sprint exercise: a randomized, double-blind cross- over study. Nutrients. 2018;10(9):1222.
61. Porcelli S, Pugliese L, Rejc E, Pavei G, Bonato M, Montorsi M, et al. Effects of a short-term high-nitrate diet on exercise performance. Nutrients. 2016;8(9):534.
62. Clifford T, Bell O, West DJ, Howatson G, Stevenson EJ. The effects of beetroot juice supplementation on indices of muscle damage following eccentric exercise. Eur J Appl Physiol. 2016;116(2):353–62.
63. Clifford T, Berntzen B, Davison GW, West DJ, Howatson G, Stevenson EJ. Effects of beetroot juice on recovery of muscle function and performance between bouts of repeated sprint exercise. Nutrients. 2016;8(8):506.
64. López-Samanes Á, Gómez Parra A, Moreno-Pérez V, Courel-Ibáñez J. Does Acute Beetroot Juice Supplementation Improve Neuromuscular Performance and Match Activity in Young Basketball Players? A Randomized, Placebo-Controlled Study. Nutrients. 2020;12(1):188.
65. Wickham KA, McCarthy DG, Pereira JM, Cervone DT, Verdijk LB, van Loon LJC, et al. No effect of beetroot juice supplementation on exercise economy and performance in recreationally active females despite increased torque production. Physiol Rep. 2019;7(2):e13982.
66. Trexler ET, Keith DS, Schwartz TA, Ryan ED, Stoner L, Persky AM, et al. Effects of Citrulline Malate and Beetroot Juice Supplementation on Blood Flow, Energy Metabolism, and Performance During Maximum Effort Leg Extension Exercise. J Strength Cond Res. 2019;33(9):2321–9.
67. Wylie LJ, Kelly J, Bailey SJ, Blackwell JR, Skiba PF, Winyard PG, et al. Beetroot juice and exercise: pharmacodynamic and dose-response relationships. J Appl Physiol. 2013;115(3):325–36.
68. Grimble GK. Adverse gastrointestinal effects of arginine and related amino acids. J Nutr. 2007;137(6):1693S-1701S.
69. Maughan RJ, Burke LM, Dvorak J, Larson-Meyer DE, Peeling P, Phillips SM, et al. IOC consensus statement: dietary supplements and the high-performance athlete. Int J Sport Nutr Exerc Metab. 2018;28(2):104–25.
70. Larsen FJ, Weitzberg E, Lundberg JO, Ekblom B. Effects of dietary nitrate on oxygen cost during exercise. Acta Physiol. 2007;191(1):59–66.
71. Bailey SJ, Winyard P, Vanhatalo A, Blackwell JR, DiMenna FJ, Wilkerson DP, et al. Dietary nitrate supplementation reduces the O2 cost of low-intensity exercise and enhances tolerance to high-intensity exercise in humans. J Appl Physiol. 2009;107(4):1144–55.

REFERÊNCIAS CONSULTADAS

- Jones AM. Dietary nitrate supplementation and exercise performance. Sport Med. 2014;44(1):35–45.

- Béscos R, Sureda A, Tur JA, Pons A. The effect of nitric-oxide-related supplements on human performance. Sport Med. 2012;42(2):99–117.
- Lundberg J, Weitzberg E, Gladwin M. The nitrate–nitrite–nitric oxide pathway in physiology and therapeutics. Nature Reviews Drug Discovery. 2008;7(2):156-167.
- Mori M, Gotoh T. Regulation of Nitric Oxide Production by Arginine Metabolic Enzymes. Biochemical and Biophysical Research Communications. 2000;275(3):715-719.
- Kobayashi J, Ohtake K, Uchida H. NO-rich diet for lifestyle-related diseases. Nutrients. 2015;7(6):4911–37.
- Kerley, C. Dietary nitrate as modulator of physical performance and cardiovascular health. Current Opinion in Clinical Nutrition & Metabolic Care. 2017;20(6):440-446.
- McMahon N, Leveritt M, Pavey T. The Effect of Dietary Nitrate Supplementation on Endurance Exercise Performance in Healthy Adults: A Systematic Review and Meta-Analysis. Sports Medicine. 2016;47(4):735-756.
- Senefeld J, Wiggins C, Regimbal R, Dominelli P, Baker S, Joyner M. Ergogenic Effect of Nitrate Supplementation: A Systematic Review and Meta-analysis. Medicine & Science in Sports & Exercise. 2020;52(10):2250-2261.
- Larsen FJ, Weitzberg E, Lundberg JO, Ekblom B. Effects of dietary nitrate on oxygen cost during exercise. Acta Physiol. 2007;191(1):59–66.
- Lowings S, Shannon O, Deighton K, Matu J, Barlow M. Effect of Dietary Nitrate Supplementation on Swimming Performance in Trained Swimmers. International Journal of Sport Nutrition and Exercise Metabolism. 2017;27(4):377-384.
- Calvo LJ, Alorda-Capo F, Pareja-Galeano H, Jiménez S. Influence of Nitrate Supplementation on Endurance Cyclic Sports Performance: A Systematic Review. Nutrients. 2020;12(6):1796.
- Medicine & Science in Sports & Exercise. Nutrition and Athletic Performance. 2016;48(3):543-568.
- Kerksick C, Wilborn C, Roberts M, Smith-Ryan A, Kleiner S, Jäger R, et al. ISSN exercise & sports nutrition review update: research & recommendations. Journal of the International Society of Sports Nutrition. 2018;15(1):1-57.
- Maughan RJ, Burke LM, Dvorak J, Larson-Meyer DE, Peeling P, Phillips SM, et al. IOC consensus statement: dietary supplements and the high-performance athlete. Int J Sport Nutr Exerc Metab. 2018;28(2):104–25.

CAPÍTULO 6

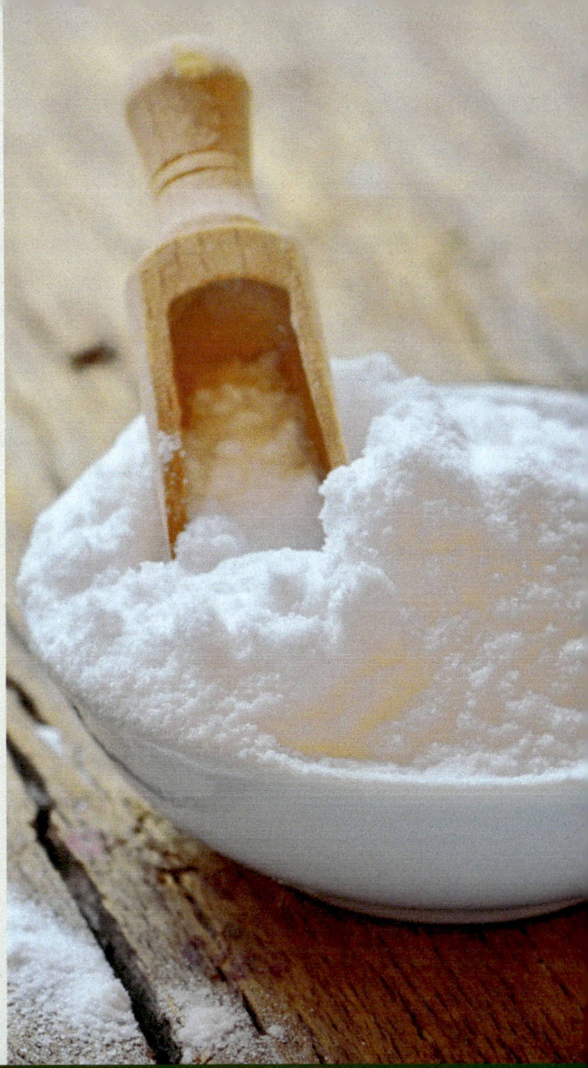

Suplementação com Bicarbonato de Sódio

Luís Henrique Boiko Ferreira, Drd
Tácito P. Souza Junior, PhD

INTRODUÇÃO

Ao longo dos anos, acabou sendo possível verificar que estratégias adjacentes aos protocolos de treinamento tradicionais eram necessárias para que se pudesse atingir níveis satisfatórios de performance em competições de alto nível. Desta forma, diversos métodos passaram a ser executados com o intuito de elevar o desempenho humano, evidenciando a utilização de substâncias ergogênicas que tinham como objetivo aumentar o desempenho físico, elevar os níveis de recuperação muscular e retardar o aparecimento da fadiga.

Quando pensamos em fadiga, diversos fatores acabam permeando e compondo a compreensão total dessa situação metabólica. Entretanto, pode-se dizer que o aparecimento da fadiga está diretamente associado a reduções significativas nas capacidades de manter níveis adequados de força ou potência, se relacionando diretamente com fatores fisiológicos, psicológicos e neurais.[1,2]

Considerando que diversos mecanismos associados à fadiga muscular em atividades intensas possuem relação com mecanismos fisiológicos, é possível sugerir que as reduções nas capacidades de gerar força e potência estão associadas a três principais fatores: 1 - declínios nos níveis de substrato energético, 2 - reduções nos níveis de adenosina trifosfato (ATP), e 3 - acúmulo de metabólitos.[3] Não obstante, diversos apontamentos sugerem que o aparecimento de metabólitos específicos como o lactato apresentam relações com o aparecimento da fadiga muscular. Entretanto, após diversos anos de pesquisas e equívocos com relação aos impactos do lactato sobre a performance, conclui-se que os íons de hidrogênio (H^+), decorrentes dos processos de glicólise, eram os verdadeiros responsáveis pelas reduções nos níveis de performance observados durante atividades de alta intensidade. Desta forma, no decorrer deste capítulo iremos discutir sobre os impactos associados ao acúmulo de íons H^+ e as potencialidades da suplementação com bicarbonato de sódio na tentativa de retardar o aparecimento da fadiga muscular e metabólica.

Lactato e Acidez Metabólica

Durante muito tempo os processos de fadiga muscular decorrentes de exercícios intensos foram atribuídos às elevadas concentrações de lactato decorrente dos processos glicolíticos de nosso corpo.[4] Entretanto, em 2004, um grupo de pesquisadores australianos conduziu um excelente trabalho que evidenciou as ações do lactato no organismo, questionando a existência de uma acidose láctica relacionada ao exercício.[5] A principal objeção proposta por parte dos autores se baseia em princípios bioquímicos, os quais não sustentam a hipótese de que o lactato seria o causador da acidez metabólica, podendo ainda ser um subproduto dos processos glicolíticos que auxiliaria na remoção da acidose metabólica.

O principal ponto levantado por parte dos autores com relação à acidez metabólica se relaciona à uma maior produção de íons H^+ durante a execução de exercícios físicos intensos, onde por meio dos processos glicolíticos, o corpo passaria a liberar maior quantidade deste subproduto na circulação sanguínea (Figura 6.1).

Bioquimicamente, fica evidente que o início da acidose ocorre muito antes do surgimento do lactato no organismo, sendo que os processos conseguintes da glicólise (gliceraldeído-3-fosfato → 1,3 bisfosfoglicerato) lançam outros quatro íons de hidrogênio na circulação sanguínea, promovendo um balanço positivo de 7 íons H^+ antes que o lactato surja em nosso corpo.[5] Não obstante, ainda temos o processo de transformação do piruvato em lactato, o que poderia ser o ponto final na consolidação da acidez metabólica. Entretanto, embora o lactato fosse considerado o vilão por muito tempo, a transformação de piruvato em lactato (Figura 6.2) acaba promovendo a remoção de íons de hidrogênio do organismo através da lactato desidrogenase (LDH).

Desta forma, acaba ficando evidente que a acidez metabólica é causada principalmente pelo acúmulo de íons de hidrogênio, o que acaba refletindo em quedas significativas nos níveis de pH sanguíneo e, por consequência, inibindo a ação de algumas enzimas específicas que atuam no processo de geração de energia (PFK). Assim, sugere-

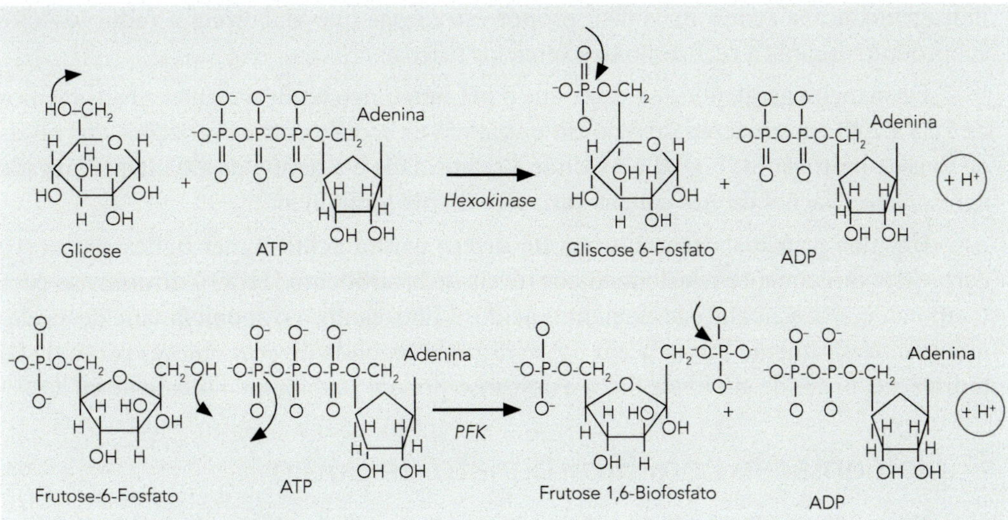

FIGURA 6.1 Início do processo glicolítico.
ATP: Adenosina trifosfato; ADP: Adenosina difosfato; H+: hidrogênio
Fonte: Adaptada de Robergs *et al.*, 2004.[5]

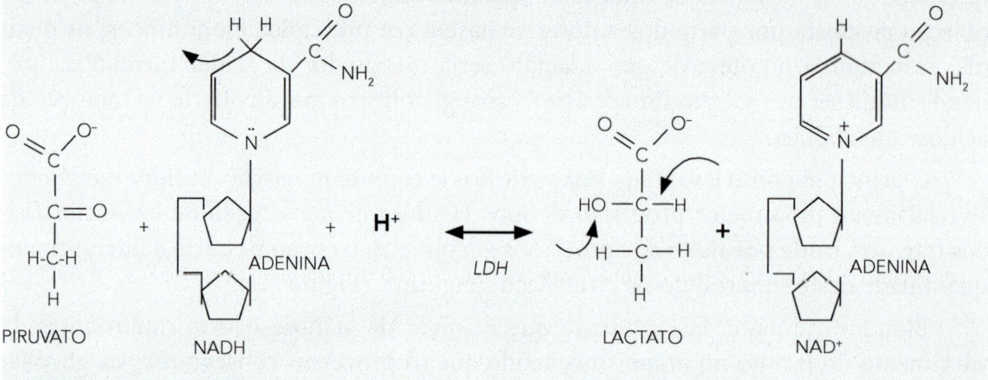

FIGURA 6.2 Remoção de íons de hidrogênio através da LDH.
NADH: Nicotinamida Adenina Dinucleotídeo; LDH: Lactato desidrogenase; H+: hidrogênio
Fonte: Adaptada de Robergs *et al.*, 2004.[5]

-se a viabilidade de estratégias que possam reduzir o acúmulo deste subproduto no que diz respeito à manutenção de atividades de alta intensidade.

Manutenção do pH Sanguíneo

Agora que sabemos que o principal problema relacionado à acidez metabólica não possui relações diretas com os níveis de lactato e sim com os níveis elevados de íons de hidrogênio, acaba sendo mais fácil propor estratégias que viabilizem a redução deste subproduto durante a realização de exercícios físicos.

De maneira geral, pode-se dizer que o pH sanguíneo tende a manter níveis médios de 7,35 a 7,45 em situações de repouso e se altera de acordo com as variações dos níveis de íons de hidrogênio (Figura 6.3), onde a intensidade e o tempo da atividade realizada apresentam relações diretas com as variações do pH sanguíneo.[6]

Um dos principais mecanismos de defesa contra acidose metabólica em nosso corpo está diretamente relacionado aos níveis de bicarbonato (HCO^3) disponíveis para tamponar o aparecimento de elementos ácidos.[7] Entretanto, a disponibilidade desse elemento é relativamente limitada em nosso organismo, onde diversos fatores como dieta, hidratação, níveis de atividade física e descanso podem afetar a quantidade de HCO^3.[8]

Suplementação com Bicarbonato de Sódio

Levando em consideração que diversos fatores afetam a quantidade de HCO^3 em nosso organismo, estratégias que viabilizem um aumento significativo de suas concentrações podem ser interessantes para manutenção de um ambiente mais alcalino durante a realização de exercícios, permitindo assim a prorrogação de algumas vias glicolíticas que podem impactar positivamente sobre a *performance*.

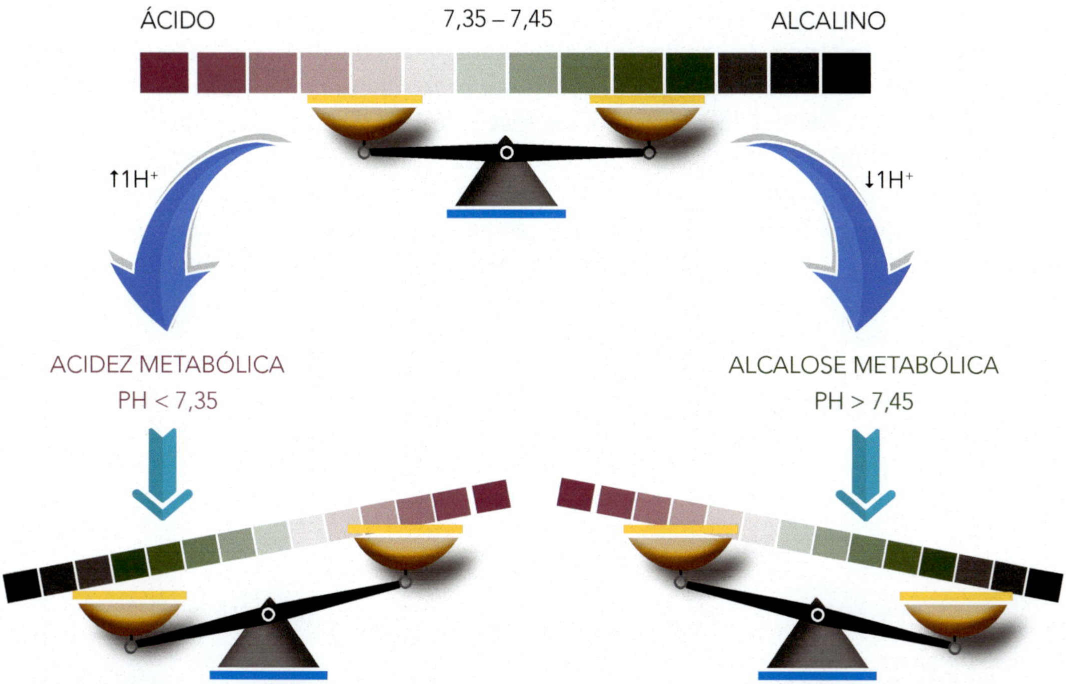

FIGURA 6.3 Variações nos níveis de pH sanguíneo.

Fonte: O autor, 2021.

Desta forma, a suplementação com bicarbonato de sódio ($NaHCO^3$) acaba se mostrando como um potente aliado no que diz respeito ao aumento da capacidade tamponante de nosso organismo,[3,9-11] considerando que diversos estudos vieram ao longo dos anos demonstrando essa potencialidade.

Um dos principais fatores que acabamos percebendo quando analisamos a suplementação com bicarbonato de sódio se refere ao aumento dos níveis de HCO^3 circulante, o que traz uma relação direta com elevações dos níveis de pH sanguíneo. Assim, considerando os apontamentos supracitados, acaba sendo evidente que a suplementação com $NaHCO^3$ passou a ser utilizada juntamente ao exercício físico na tentativa de promover benefícios relacionados à *performance*. Não obstante, nos últimos dois posicionamentos feitos por parte das principais autoridades no que diz respeito à suplementação esportiva (*American College of Sports Medicine*, 2016 & *International Olympic Committee*, 2018), tivemos a suplementação com $NaHCO^3$ destacada entre os cinco principais suplementos efetivos no desenvolvimento da *performance* física.[12,13]

Com relação aos mecanismos de ação pelos quais a suplementação com $NaHCO^3$ promoveria efeitos positivos sobre a *performance*, é importante destacar o local onde esta suplementação tamponante faria efeito. Diferentemente de outros suplementos tamponantes como a beta-alanina, a suplementação com $NaHCO^3$ não atua diretamente sobre os músculos, pois em decorrência de uma impermeabilidade do sarcolema, a entrada dessa substância dentro dos músculos acaba sendo inviabilizada.[14] Desta forma, o principal mecanismo de ação que proporciona capacidades tamponantes à esta suplementação está relacionado à elevação dos níveis de HCO³ circulante, o que acaba proporcionando um efluxo mais expressivo tanto de íons de H^+ quanto de lactato para fora dos músculos, onde os elementos ácidos podem ser tamponados de maneira mais efetiva e o lactato pode ser transportado em direção ao fígado através dos *transportadores* de monocarboxilatos (MCTs), onde os mesmos serão convertidos novamente em piruvato através do ciclo dc Cori (Figura 6.4), podendo ser utilizados na forma de energia por parte dos mecanismos energéticos.

Diferentes Doses de NaHCO³ e *Performance*

Ao longo dos anos, diversas doses de NaHCO³ foram testadas nas mais diversas modalidades, buscando compreender quais seriam as doses mais apropriadas para promover

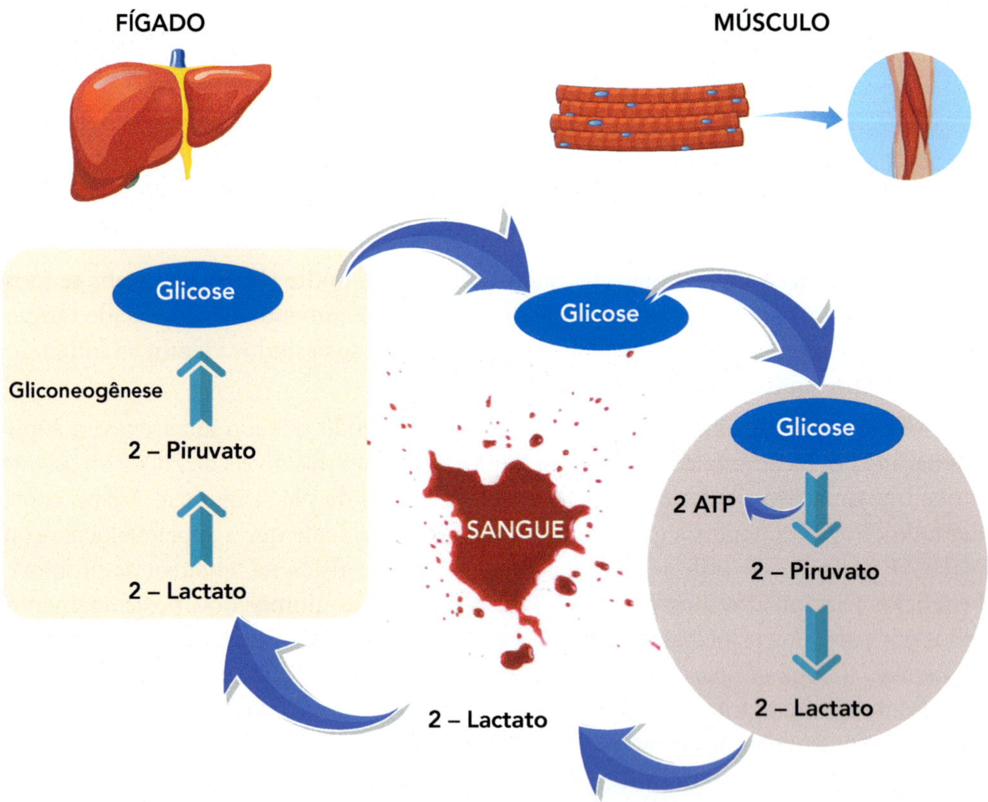

FIGURA 6.4 Transformação de lactato em glicose via Ciclo de Cori.
Fonte: O Autor, 2021.

benefícios relacionados à sua suplementação tendo a menor incidência de efeitos colaterais.

De maneira geral, grande parte dos estudos analisados utilizaram doses de 0,3 g • kg^{-1} $NaHCO^3$,[15] 0,4 g • kg-1 BW $NaHCO^3$,[16] até doses de 0,5 g • kg-1 BW $NaHCO^3$.[17] Entretanto, diversos estudos acabam reportando uma maior incidência de efeitos colaterais quando doses mais elevadas são utilizadas, fazendo com que alguns efeitos positivos sobre a *performance* sejam prejudicados. Nosso grupo de pesquisa publicou um estudo recentemente onde analisamos se doses mais baixas de $NaHCO^3$ (0,1 g • kg^{-1}) poderiam promover efeitos similares a doses mais altas (0,3 g • kg^{-1}) sobre a *performance.*[10] Entretanto, as doses mais baixas de bicarbonato de sódio não foram efetivas em melhorar a *performance* em *sprints* no cicloergômetro.

Levando em consideração os aspectos relacionados à efetividade da suplementação e redução dos efeitos colaterais, o consenso perante a literatura postula que uma dose de 0,3 g • kg^{-1} de $NaHCO^3$ deve ser ingerida a fim de experimentar os melhores efeitos dessa suplementação.[12] Acaba sendo importante ressaltar que existe um tempo ideal entre o momento da suplementação com $NaHCO^3$ e o início do exercício físico, onde ao menos 60 minutos acabam sendo necessários para que possamos atingir os níveis plasmáticos máximos de HCO^3 associados à suplementação.

Aplicabilidades Práticas

Considerando os potenciais ergogênicos relacionados à suplementação com bicarbonato de sódio, pode-se sugerir que a utilização dessa suplementação, associada a exercícios de alta intensidade, pode ser uma estratégia interessante no que diz respeito ao desenvolvimento de *performance.* É importante destacar que atividades de curta duração (<10 segundos), possivelmente não apresentaram efeitos ergogênicos associados a esta suplementação, pois em decorrência da curta duração da atividade, é pouco provável que o acúmulo de íons H^+ viesse a ocorrer, inviabilizando os efeitos tamponantes dessa substância.

A literatura ainda é cautelosa no que diz respeito à utilização de bicarbonato no treinamento de força. Entretanto, pode-se dizer que durante treinamentos intensos que perdurem por mais de 45 minutos, a suplementação pode apresentar efeitos positivos.[18]

Por fim, a literatura traz alguns dados interessantes sobre a combinação de suplementos tamponantes, onde a sinergia entre a suplementação com bicarbonato de sódio + beta-alanina poderia promover efeitos ainda mais expressivos sobre o desenvolvimento de *performance* através da combinação de tamponamentos intracelulares e extracelulares.[19,20]

REFERÊNCIAS BIBLIOGRÁFICAS

1. Edwards RH. Human muscle function and fatigue. Ciba Foundation symposium. 1981;82:1–18.
2. Green HJ. Mechanisms of muscle fatigue in intense exercise. Journal of Sports Sciences 1997;15(3):247–56.
3. Mcnaughton LR, Siegler J, Midgley A. Ergogenic effects of sodium bicarbonate. Current Sports Medicine Reports. 2008;7(4):230–6.
4. Hagberg H. Pflfigers Archiv Intracellular pH during ischemia in skeletal muscle : relationship to membrane potential, extracellular pH, tissue lactic acid and ATP.1985;342–7.
5 Robergs RA, Ghiasvand F, Parker D. Biochemistry of exercise-induced metabolic acidosis. 2004;502–16.
6. Wahl P, et al. Growth Hormone & IGF Research Effect of high- and low-intensity exercise and metabolic acidosis on levels of GH,. YGHIR. 2010;20(5):380–5.
7. Parkhouse W, Mckenzie D. Possible contributions of skeletal muscle buffers to enhanced anaerobic performance: a brief review. 1984.
8. Cruywagen CW, et al. The effect of buffering dairy cow diets with limestone, calcareous marine algae, or sodium bicarbonate on ruminal pH profiles, production responses, and rumen fermentation. Journal of Dairy Science. 2015;1–9.
9. Artioli GG, et al. Does Sodium-Bicarbonate Ingestion Improve Simulated Judo Performance ? International Journal of Sport Nutrition and Exercise Metabolism. 2007;206–17.
10. Ferreira,LHB, et al. High doses of sodium bicarbonate increase lactate levels and delay exhaustion in a cycling performance test. Nutrition. 2018.
11. Lindh AM, et al. Sodium Bicarbonate Improves Swimming Performance. 2008;519–23.
12. ACSM. Nutrition and Athletic Performance Position Statement. p. 543–568, 2016.
13. Maughan RJ, et al. IOC consensus statement: dietary supplements and the high-performance athlete. 2018;1–17.
14. Rezaei S, et al. Caffeine and sodium bicarbonate supplementation alone or together improve karate performance. 2019;8:1–8.
15. Egger F, et al. Effects of Sodium Bicarbonate on High- Intensity Endurance Performance in Cyclists : A Double-Blind, Randomized Cross-Over Trial. n. February 2015, 2014.
16. Mueller SM, et al. Multiday acute sodium bicarbonate intake improves endurance capacity and reduces acidosis in men. 2013;1–9.
17. Barber JJ, et al. Effects of combined creatine and sodium bicarbonate supplementation on repeated sprints performance in trained men. Journal of Strength and Conditioning Research. 2013;252–8.
18. Hadzic M, Eckstein ML, Schugardt M. The Impact of Sodium Bicarbonate on Performance in Response to Exercise Duration in Athletes : A Systematic Review. Journal of sports Science and Medicine. June 2019;271–81.
19. Bellinger PM, et al. Effect of Combined ß-Alanine and Sodium Bicarbonate Supplementation on Cycling Performance. Journal of Strength and Conditioning Research. 2013;35:1545–52.

20. Tobias G, et al. Additive effects of beta-alanine and sodium bicarbonate on upper-body intermittent performance. 2013;309–17.

21. Ducker KJ, Dawson B, Wallmen KE. Effect of beta alanine and sodium bicarbonate supplementation on repeated sprint performance. Journal of Strength and Conditioning Research. 2013;43.

CAPÍTULO 7

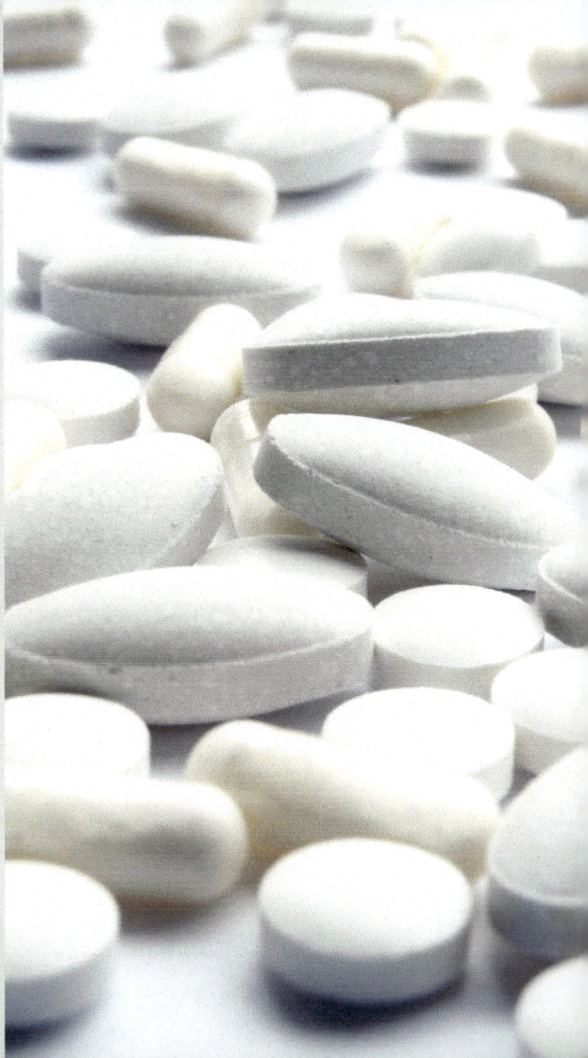

Suplementos Emergentes

Carlos Alberto Werutsky, MD, PhD

INTRODUÇÃO

Suplemento alimentar pode ser definido como "um alimento, componente alimentar, nutriente ou composto não alimentar que é ingerido propositalmente, além da dieta habitualmente consumida, com o objetivo de alcançar um benefício específico à saúde e/ou desempenho".[1] Este desempenho está associado à disponibilidade de nutrientes na regulação das vias de sinalização celular induzidas pelo exercício que, por sua vez, regulam as adaptações do músculo esquelético ao treinamento físico.

Assim, é possível tratar separadamente "nutrição de competição" (foco no desempenho) e "nutrição de treinamento" (foco adaptativo). Por exemplo, a biogênese mitocondrial, o aumento da oxidação lipídica e o aumento da resistência à fadiga podem melhorar as adaptações fundamentais para o desempenho de *endurance*.[2]

Na Figura 7.1, é apresentada a base molecular de adaptação ao exercício e o consequente desempenho, ambos dependentes da nutrição (conteúdo de proteínas).

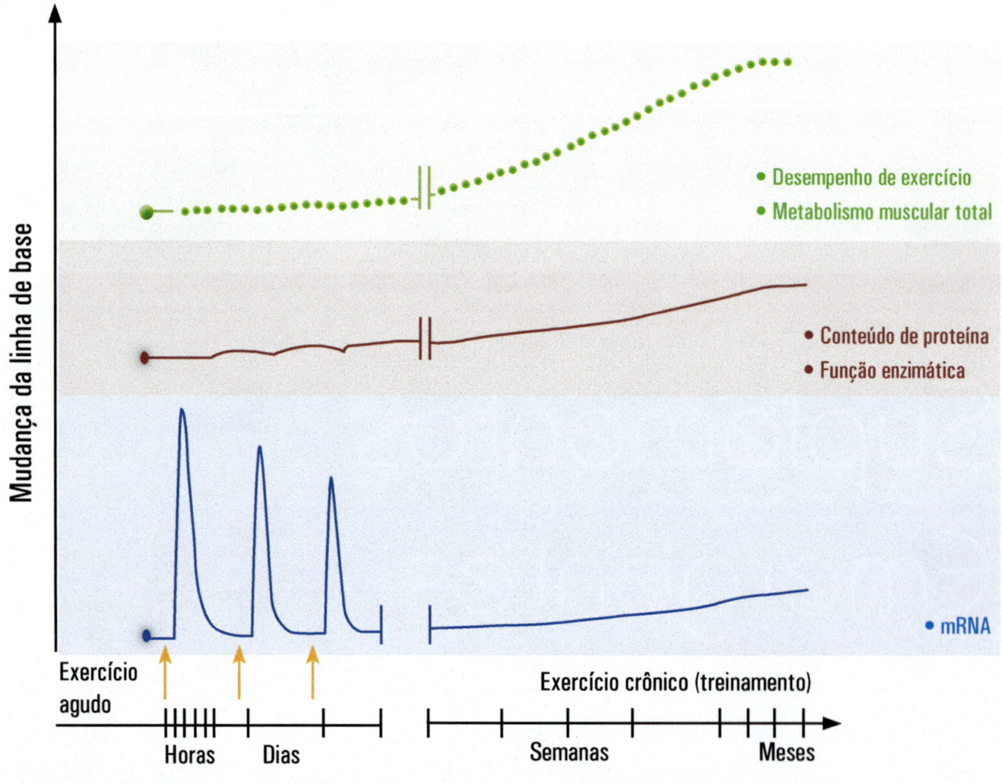

FIGURA 7.1 O conteúdo proteico no ajuste ao exercício e ao desempenho.

As alterações na expressão do mRNA estão associadas à quantidade de proteínas adquirida ao longo do tempo, como consequência do exercício agudo e do treinamento crônico (repetição dos estímulos musculares).

Assim, a adaptação em longo prazo ao treinamento deve-se aos efeitos cumulativos de cada exercício agudo (pulsos de mRNA elevado), o que leva a um novo limiar funcional. Alterações induzidas pelo treinamento na quantidade de proteínas ou na função enzimática alteram as respostas metabólicas ao exercício no nível do metabolismo do substrato, resultando em melhor desempenho do exercício.[3]

Além dos suplementos baseados em evidências que podem melhorar o desempenho, existem uma variedade de potenciais novos compostos que também podem regular as adaptações ao treinamento.

Suplementos Emergentes (Novos Compostos)

Várias vias moleculares são ativadas pelo exercício, e essas vias demonstraram contribuir para a remodelação adaptativa do músculo esquelético. Essas mesmas vias são compartilhadas com mecanismos de detecção de nutrientes. Essa comunicação cruzada entre as vias sensíveis aos nutrientes e as sensíveis ao exercício sugere a possibilidade de que as estratégias de fornecimento de nutrientes possam influenciar não apenas o desempenho agudo do exercício, mas também a magnitude da resposta adaptativa após um período de treinamento estruturado.

Novos compostos (embora amplamente examinados em modelos de roedores) também podem promover ou atenuar as adaptações dos músculos esqueléticos à resistência sustentada (*endurance*) e ao treinamento de força.

Suplementos Emergentes na Resposta ao Treino de *Endurance*

O treinamento de *endurance* é tipicamente definido pela execução rítmica de contrações de intensidade relativamente baixa por um período de tempo relativamente longo. No entanto, estudos recentes mostram que o treinamento intervalado de alta intensidade e de curta duração pode de fato resultar em adaptações semelhantes ao exercício típico de *endurance*. O treinamento estruturado de *endurance* expande o fluxo sanguíneo, os níveis de ácidos graxos, os estoques de glicogênio, o conteúdo mitocondrial, os níveis intramusculares de AMP e a capacidade aprimorada de extrair e utilizar oxigênio durante o exercício, aumentando a resistência à fadiga.[4]

A restrição de carboidratos e/ou depleção de glicogênio durante o exercício leva a alterações na biogênese mitocondrial por meio do aumento da atividade de AMPK, p38 e SIRT1. Pequenos compostos como as epicatequinas, o ribosídeo de nicotinamida (NR) e o resveratrol foram sugeridos para melhorar as respostas do treinamento de *endurance* no músculo esquelético, por meio das vias de sinalização AMPK-SIRT1, NAD e SIRT1, respectivamente (Figura 7.2).

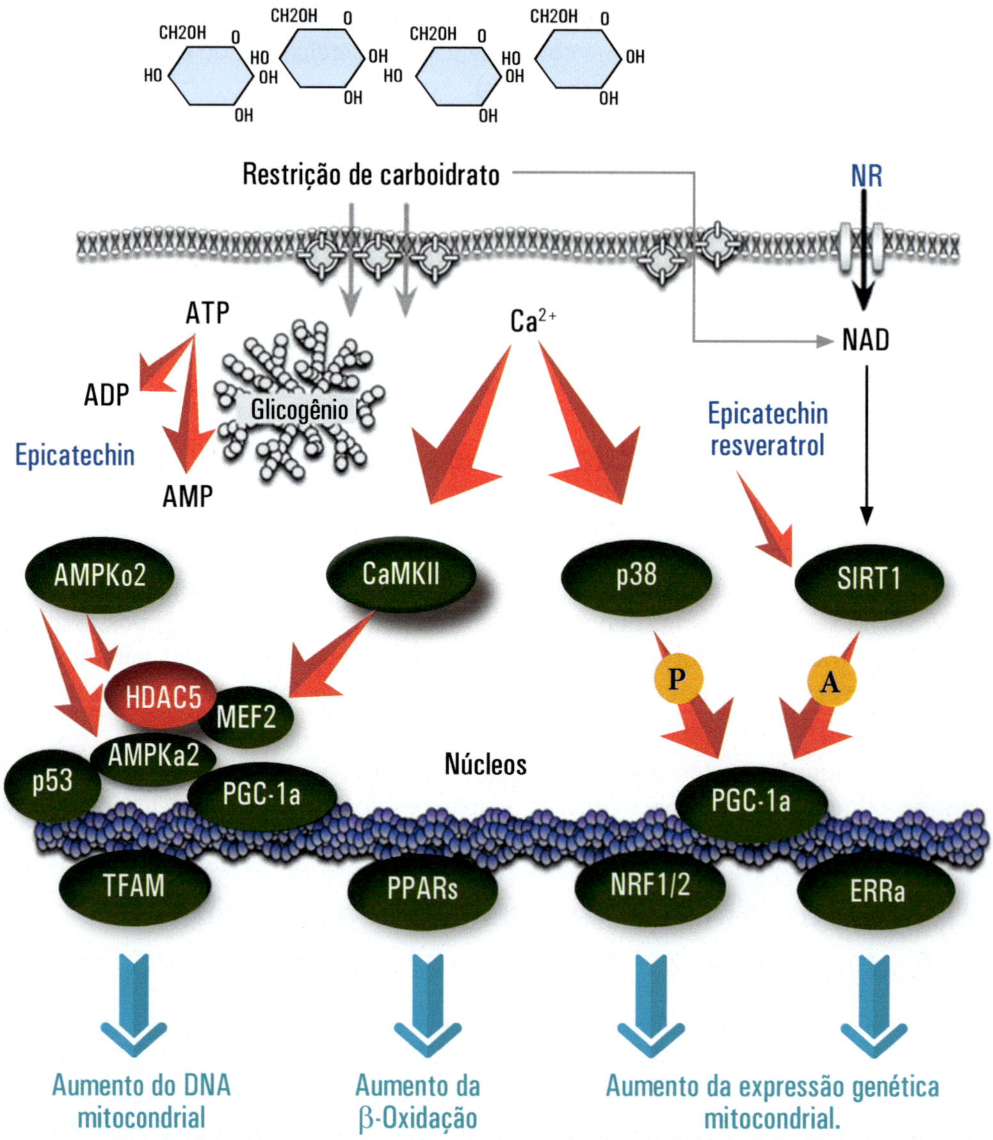

FIGURA 7.2 Visão geral das vias de sinalização molecular ativadas no músculo esquelético em resposta ao exercício de *endurance*.

AMPK, AMPKα2, p38MAPK: proteínas celulares sensíveis à energia; TFAM, PPARs, NRF1/2, ERRα: fatores de transcrição nucleares; ATP, ADP, AMP: fosfatos de adenosina; NAD: dinucleotídeo de nicotinamida e adenina; HDAC5: histona desacetilase 5; SIRT1: sirtuina 1 NAD+ dependente; P53: gene supressor tumoral; PGC1α, p53: fatores transcripcionais e coativadores do peroxisoma; MEF2: fibroblastos embriônicos de roedores.

Epicatequinas

Um dos ingredientes ativos do chocolate escuro amargo é a epicatequina (Figura 7.3). A suplementação com epicatequina aumentou o volume mitocondrial, a angiogênese e a resistência à fadiga muscular esquelética em camundongos, em comparação com os controles.

Gutierrez-Salmean *et al.* [5] investigaram os efeitos da suplementação de epicatequina no metabolismo da gordura pós-prandial em adultos normais e com sobrepeso. Após a suplementação de (-) - epicatequina (1 mg/kg), os participantes apresentaram uma taxa metabólica de repouso (TMR) mais baixa, indicativa de aumento da oxidação lipídica. Além disso, concentrações mais baixas de glicose no plasma foram observadas após a suplementação. A partir dos dados disponíveis, parece que a epicatequina derivada do cacau é um auxílio ergogênico promissor para aumentar a biogênese mitocondrial e a oxidação lipídica.

A epicatequina foi administrada em idosos sarcopênicos (1 mg/kg/dia/7dias) também pelo grupo de Gutierrez-Salmean *et al.* [6] com controle das dosagens de miostatina (níveis aumentados são associados à senescência) e folistatina (que diminui a senescência). A força da pressão manual aumentou, assim como os níveis dos marcadores de crescimento muscular (folistatina/miostatina). Concluiu-se que o envelhecimento tem efeitos deletérios nos moduladores do crescimento e na diferenciação muscular, e que o consumo de quantidades modestas de epicatequina podem reverter parcialmente essas alterações.

Mafi F *et al.*[7] submeteram 62 homens sarcopênicos a treinamento resistido e suplementação de epicatequina (1 mg/kg/dia/8 semanas). Esse ensaio clínico randomizado, controlado, duplo-cego, demonstrou um significativo aumento na relação entre fosfatina/miostatina (modulação anticatabólica) e força muscular. Portanto, o uso simultâneo de duas intervenções (exercício/epicatequina) parece ter um maior impacto no aperfeiçoamento dos fatores de crescimento muscular e na prevenção da progressão da sarcopenia.

Esses resultados indicam que a suplementação com epicatequina (-) - pode ser uma abordagem nutricional promissora para melhorar a adaptação dos músculos esquelét-

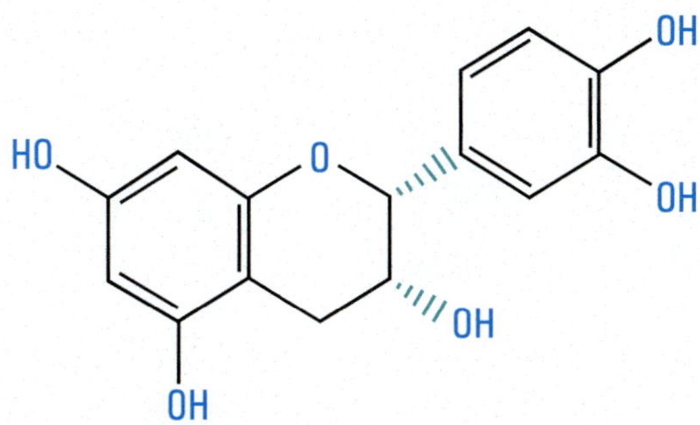

FIGURA 7.3 Estrutura química da epicatequina.

cos ao treinamento de *endurance* e aos fatores anticatabólicos do músculo esquelético (antissarcopênico).

Recentemente, Schwarz *et al.*[8] testaram a suplementação de epicatequina (200 mg/dia) em combinação com programa de exercícios em ensaio randomizado, controlado, de curta duração, para avaliar os níveis séricos de nitrito/nitrato pós-suplementação/exercícios (epicatequina é um polifenol associado ao restabelecimento da saúde vascular). Concluíram que a suplementação de epicatequina (200 mg/3 dias) não aumentou a vasodilatação em combinação com dois programas de exercícios em homens adultos jovens. Os autores propõem a utilização de estratégias alternativas de dosagem (por exemplo, maior quantidade e maior duração), diferentes protocolos de exercícios e/ou populações-alvo diferentes (por exemplo, idosos, doentes) que poderiam produzir resultados diferentes que deveriam ser explorados.

Ribosídeo de Nicotinamida (NR)

A niacina ou vitamina B3 (de ocorrência natural em carnes, ovos e vegetais verdes) é precursora da NR (forma de niacina piridina-nucleotídeo que contém uma ligação ribose associada, além da nicotinamida) que, por sua vez, é metabolizada pela nicotinamida ribosídeo kinase (NRK 1/2) em mononucleotídeo de nicotinamida (NMN) e, consequentemente, convertido em dinucleotídeo de nicotinamida e adenina (NAD+) pela nicotinamida mononucleotídeo adeniltransferase (NMNAT) no músculo esquelético[9] (Figura 7.4). As reações redox NAD+ são vitais nas vias de produção de energia, como glicólise, fosforilação oxidativa e oxidação de ácidos graxos. Acredita-se que a NR, como doador de NAD+, tenha impacto na função mitocondrial do músculo esquelético através da cascata de sinalização NAD + / SIRT1 / PGC-1α.

Canto *et al.*[10] suplementaram ratos com NR por 8 semanas, mantendo uma dieta hipergordurosa. Demonstraram que a suplementação com NR aumentou os níveis de

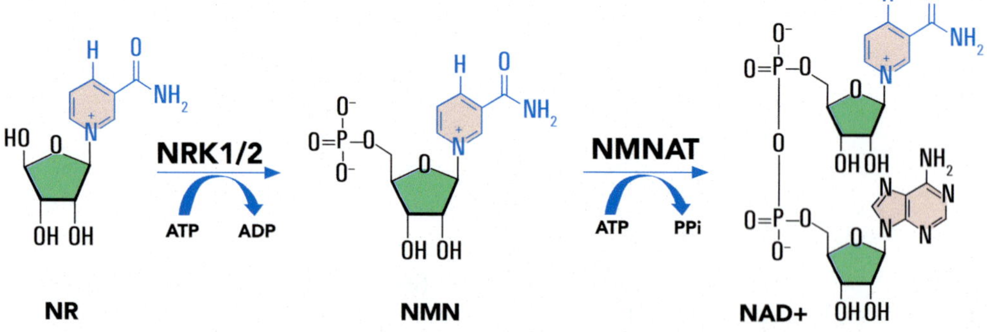

FIGURA 7.4 Biossíntese de NAD+ a partir da nicotinamida ribosídeo (NR) no músculo esquelético.

NAD+ e de ativação da SIRT1, com melhora da função mitocondrial (aumento do DNA mitocondrial/DNA nuclear = marcador de massa mitocondrial), ~25% de aumento na capacidade de resistência e sem aumento de peso dos animais.

Corroborando esses achados, Crisol *et al.*[11] encontraram significativo aumento nos níveis de NAD+, na biossíntese de proteínas mitocondriais e no desempenho aeróbico com a suplementação de NR em ratos por até 10 semanas. Esses resultados indicam que a suplementação de NR pode ser uma interessante estratégia para melhorar o metabolismo mitocondrial e a capacidade aeróbica.

O primeiro estudo clínico com suplementação de NR, um estudo farmacocinético randomizado, duplo-cego, com 12 participantes, utilizou uma dose oral única de 1000 mg de NR, elevando os níveis circulatórios de NAD+ em 2,7 vezes.[12]

Recentemente, Dolopikou *et al.*[13] investigaram o efeito da suplementação aguda de NR sobre a homeostase redox e o desempenho físico em jovens e idosos. Com este estudo, concluíram que a suplementação de NR aumentou o NAD+ em ambas as faixas etárias, mas somente nos idosos houve aumento do desempenho físico (8%), melhora dos índices de fadiga (15%) e diminuição do estresse oxidativo. São necessários, ainda, ensaios clínicos em larga escala para estabelecer o potencial da NR em exercer efeitos benéficos sobre o desempenho.

Atualmente, existem vários estudos clínicos em andamento com o intuito de avaliar a segurança, a eficácia e o impacto da suplementação de NR ou NMN em uma ampla gama de parâmetros de saúde, incluindo as funções endotelial, imune, renal, mitocondrial, muscular, cognitiva e do metabolismo energético, que interessam a Medicina do exercício e do esporte. Os estudos estão disponíveis em: www.clinicaltrials.gov. Acesso em: 16 maio 2021.

Resveratrol

O resveratrol (3, 5, 4′ tri-hidroxiestilbeno) (Figura 7.5) é um antioxidante polifenólico natural dos flavonoides, que pode proporcionar inúmeros benefícios à saúde, como prevenção de câncer, doenças cardiovasculares e lesões isquêmicas, além de aumentar a resistência ao estresse. É um ingrediente alimentar natural encontrado nas sementes e peles de uvas, vinho tinto, amoras, amendoim e ruibarbo.

Em 2003, Howitz *et al.*[14] identificaram o resveratrol como um ativador de pequenas moléculas de sirtuína 1 (SIRT1). O SIRT1, como todos os membros da família da sirtuína, requer nicotinamida adenina dinucleotídeo (NAD+) para sua atividade desacetiladora. A dependência do SIRT1 no NAD+ vincula fortemente sua atividade aos níveis de energia celular. A SIRT1 é induzida tanto pela restrição calórica quanto pelo exercício e desempenha um papel importante na regulação da homeostase de lipídios e glicose (Tabela 7.1).

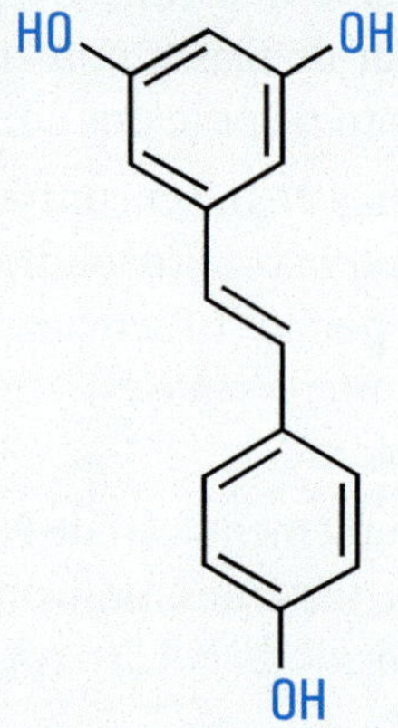

Figura 7.5 Estrutura química do trans-resveratrol (3, 5, 4′ tri-hidroxiestilbeno).

Tabela 7.1 Base de evidências para papéis reguladores transcricionais e de moléculas de sinalização na adaptação metabólica e mitocondrial do músculo esquelético ao Exercício – Resveratrol.

Gene ou Família	Regulação da Função e Evidência do Fenótipo do Músculo Esquelético[a]	Efeito do Exercício Agudo e/ou Treinamento sobre a Regulação e Expressão no Músculo Esquelético[b]
SIRTs	Ativação do SIRTs1 com resveratrol: capacidade e expressão do gene oxidativo, mtBIOG e EXC	AEX: atividade enzimática, proteica, de ↑ SIRT1 mRNA

Legenda: Os modelos incluídos na tabela baseiam-se na demonstração do fenótipo relacionado às características das fibras musculares esqueléticas ou na resposta molecular ao exercício e/ou treinamento, quando comparados aos homólogos não induzidos ou do tipo selvagem.

↑, aumentando; ↓, diminuindo; AEX, exercício agudo; EXC, capacidade de exercício de *endurance*; mtBIOG, fator de transcrição da biogênese mitocondrial; SIRT1, sirtuína 1 NAD+ dependente

[a] Evidência que se refere a modelos de camundongos transgênicos *in vivo* e/ou manipulação *in vitro* em células musculares, a menos que seja indicado de outra forma.[b] Exercício aeróbico, salvo indicação contrária.

Numerosos relatos identificaram o resveratrol (protótipo ativador do SIRT1) como um potente ativador da biogênese mitocondrial no músculo esquelético, além de proteger o músculo esquelético dos efeitos deletérios da alimentação com alto teor de gordura em camundongos. Além disso, foi demonstrado que o resveratrol promove a oxidação da gordura e melhora o desempenho de resistência em ratos.[15]

A regulação da família SIRT de desacetilases proteicas é dependente de NAD+ e da relação NAD+/NADH (SIRT1 citoplasmática, nuclear e SIRT3 mitocondrial). Essa atividade está associada a adaptações favoráveis no metabolismo do músculo esquelético, incluindo função mitocondrial aprimorada, desempenho do exercício e proteção contra a alimentação obesogênica em modelos animais.[16]

Em humanos, a suplementação de resveratrol (250-500 mg) resultou em um aumento dose-dependente no fluxo sanguíneo cerebral durante a execução da tarefa e na extração de oxigênio aprimorada. Foram testadas doses de 1600 mg/dia em um participante de 70 kg, e estas foram consideradas doses seguras mesmo em longo prazo.

O resveratrol como suplemento alimentar na Medicina esportiva não obteve muito destaque, apesar de haver algumas evidências científicas básicas de que esta substância poderia ter múltiplas indicações relacionadas a esportes de alto rendimento. Portanto, são necessários mais estudos para confirmar se os efeitos alcançados em modelos animais são correspondentes em humanos.[17]

Recentemente, Jo *et al.*[18] pesquisaram os efeitos da suplementação do *trans*-resveratrol (60 mg/porção) e de um *blend* de polifenóis (716 mg/porção) por 30 dias, combinada com um programa de exercícios abrangendo alterações funcionais (flexibilidade, força), bioquímicas (CK total, proteína C reativa, IL-6), índices de lesões induzidas pelo exercício e recuperação (dor, fadiga) de homens e mulheres, em um estudo randomizado, duplo-cego, placebo-controlado. Os autores chegaram à conclusão de que a suplementação com *trans*-resveratrol enriquecido com polifenóis pode atenuar a dor e a inflamação, além de melhorar a recuperação do desempenho após exercícios excêntricos, sem alterações significativas dos biomarcadores indiretos dos índices de lesões induzidas pelo exercício. Estudos futuros poderão comprovar essa estratégia promissora de acelerar a recuperação após exercícios de alta intensidade.

Suplementos Emergentes na Resposta ao Treino de Força

O treinamento resistido é tipicamente definido como a realização de contrações de intensidade relativamente alta contra uma resistência externa por um período relativamente curto. O exercício resistido é geralmente realizado utilizando-se pesos e é usado como complemento de quase todos os esportes, e quase exclusivo em alguns esportes, como o levantamento de peso olímpico.

Em outros esportes, como o *rugby*, o levantamento de peso é usado para adicionar/manter o peso funcional do atleta e melhorar o desempenho em tarefas específicas do esporte.

Assim como no *endurance*, o treinamento resistido e a nutrição podem desempenhar um papel crítico no aumento do estímulo adaptativo resultante do estímulo muscular de força.

Embora se acredite que as adaptações ao exercício de resistência sejam ativadas principalmente pelas respostas transcricionais, a adaptação do crescimento muscular ao exercício resistido é impulsionada principalmente por alterações na tradução, em particular pelo aumento da atividade do mRNA (proteína produzida por unidade de mRNA).

O alvo mecanicista do complexo de múltiplas proteínas do complexo 1 da rapamicina (mTORC1) é chave na síntese de proteínas pelo controle que exerce sobre a atividade do mRNA por meio do aumento da iniciação da tradução de proteínas.[19] Este complexo mTORC1 consiste em várias proteínas diferentes, mTOR, GßL, Raptor e outras, além de uma aparente associação necessária com as membranas lisossômicas. Além disso, o mTORC1 apresenta vários repressores, que devem ser dissociados do complexo para

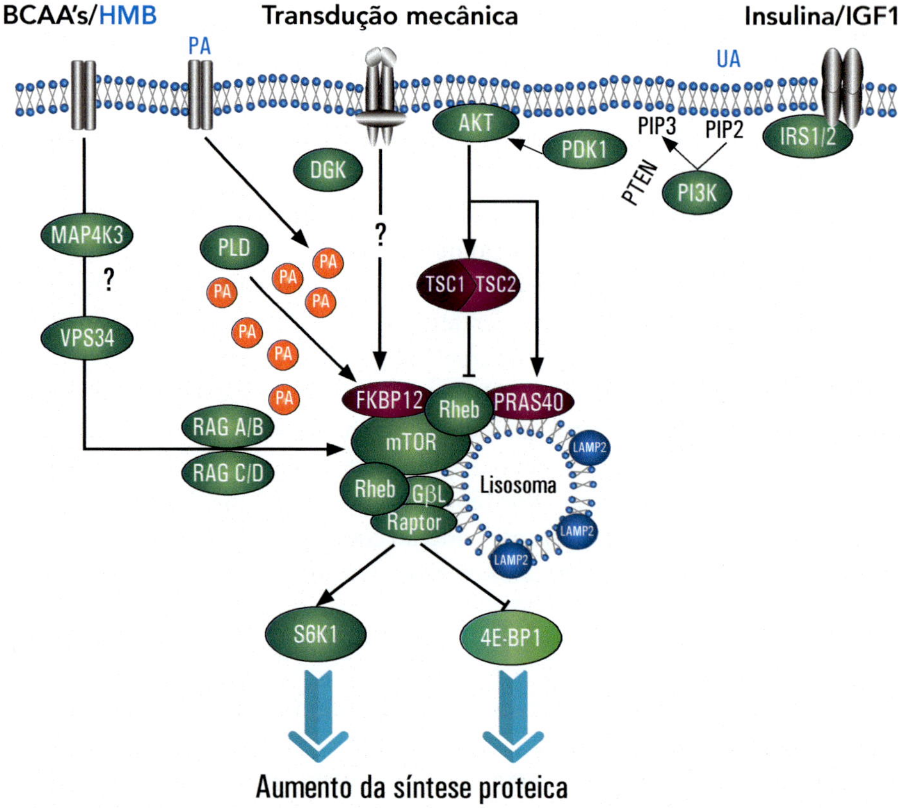

FIGURA 7.6 Visão geral das vias de sinalização molecular ativadas no músculo esquelético em resposta ao exercício resistido.

BCAA's: aminoácidos de cadeia ramificada; IGF1: fator de crescimento semelhante à insulina; MAP4K3: proteína quinase ativada pelo mitogênio; VPS34: fosfatidil-inositol fosforilada; RAG: dímero de glicoproteína associada a proteínas fosforiladas; PLD: fosfolipase D; DGK: diacylglycerol kinase; AKT: serina-treonina quinase 1; PDK1: Proteína quinase-1 dependente de 3-fosfoinositídeo; PIP: fosfatidil-inositol-3-fosfato; PI3K: fosfatidil-inositol-3-kinase; PTEN: fosfatase homóloga de tensina; IRS1/2: substrato receptor de insulina; TSC: complexo proteico supressor de esclerose tuberosa; FKBP12: receptor intracelular da rapamicina (pode inibir a sinalização do mTOR); PRAS40: substrato de proteína rica em AKT de 40 kDa; Rheb: proteína ativadora do mTOR (homóloga no cérebro); GßL: subunidade proteica semelhante ao tipo G; Raptor: proteína reguladora associada ao mTOR; PA: ácido fosfatídico; LAMP2: proteína associada à membrana do lisossoma; S6K1: proteína ribossomal S6 quinase; 4E-BP1: fator de iniciação eucariótica ligante da proteína BP1.

permitir sua ativação, como o PRAS40 e FKBP12. Finalmente, a lipídio-quinase sensível aos aminoácidos VPS34 também desempenha um papel fundamental na ativação do mTORC1, assim como o membro da família MAPK, MAP4K3.[20] (Figura 7.6)

A insulina/IGF1 parece ativar o mTORC1 por meio da fosforilação mediada por AKT de TSC1/2 e PRAS40 que, em processos distintos, convergem para o aumento da síntese proteica muscular esquelética.

Os pequenos compostos como ß-hidroxi-ß -metil-butirato(HMB), ácido fosfatídico (PA) e ácido ursólico (UA) foram sugeridos para melhorar as respostas do treinamento resistido no músculo esquelético por várias vias de sinalização.

β-hidroxi β-metilbutirato (HMB)

O β-hidroxi-β-metilbutirato (HMB) é um metabolito da leucina. Geralmente, a leucina é metabolizada em ácido α-cetoisocaproico (KIC) por uma aminotransferase-2 de aminoácido de cadeia ramificada (BCAT2) no músculo esquelético. A maioria dos KICs é convertida em isovaleril-CoA e apenas de 5%-10% dos KICs são convertidas em HMB no fígado.

O treinamento resistido adaptativo promove uma cascata de sinalização para a síntese proteica muscular esquelética que exige a leucina, um dos aminoácidos de cadeia ramificada (BCAAs). Um dos principais intermediários da leucina (potencial regulador do equilíbrio de proteínas no músculo esquelético) parece ser o derivado β-hidroxi β-metilbutirato (HMB) que, como a leucina, parece ter propriedades anabólicas em potencial no músculo esquelético.[21]

A leucina e seu metabólito, β-hidroxi-β-metilbutirato (HMB), ativam o alvo de mamíferos do complexo 1 da rapamicina (mTORC1) aumentando a síntese proteica, mas os mecanismos de ativação parecem ser diferentes (Figura 7.7). Isso porque a ativação do mTORC1 também implica supressão do FOXO1, fator de transcrição que induz atrofia muscular ou ubiquitinação (proteínas ligantes de degradação).[22]

Até onde se sabe, não houve relato da ativação do mTORC1 pelo HMB via Sestrin 2 ou Sestrin 1. Assim, os sinais produzidos pelo HMB para ativar o mTORC1 podem ser distintos dos da leucina.

Vários estudos mostraram que o HMB e a leucina estimulam a síntese de proteínas e reduzem a quebra de proteínas musculares.

A suplementação de HMB (3 g/dia) já havia demonstrado aumentar os ganhos de massa livre de gordura após 6 semanas de treinamento resistido. Essa resposta adaptativa pareceu ser mediada pela prevenção na proteólise induzida pelo exercício (avaliada pela elevação de 3-metil-histidina na urina), danos musculares e grandes ganhos na função muscular associados ao treinamento resistido.[23]

No entanto, para induzir seus efeitos anabólicos, a concentração sanguínea do HMB deve estar acima de um certo limite. Estudos *in vitro* mostraram que a concentração efetiva de HMB é de 50 μM em miócitos cultivados. A ingestão de HMB (2,42

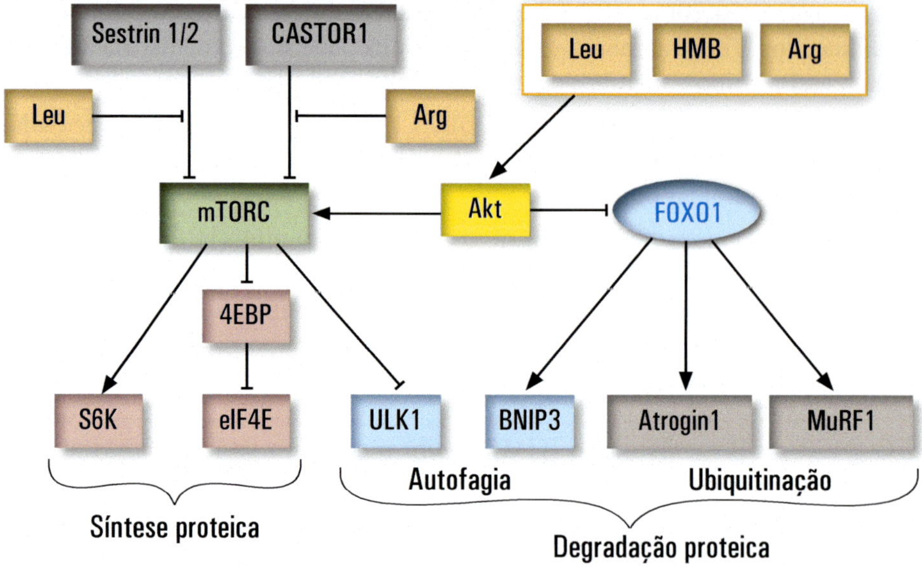

FIGURA 7.7 Ativação do mTORC1 pela leucina, HMB e arginina.

Leu: leucina; HMB: β-hidroxi-β-metilbutirato; Arg: arginina; mTORC1: complexo da rapamicina mamífero-alvo 1; Sestrin 1/2: proteína antioxidante induzida por estresse oxidativo; CASTOR1: sensor citosólico da arginina para mTORC1; FOXO1: fator de transcrição na atrofia muscular; S6K: protein-quinase ribosomal; eIF4E: fator 4E de iniciação eucariótico; ULK1: serina/treonino-quinase de iniciação na autofagia; BNIP3: proteína pró-apoptótica 19-kDa; MuRF1: ligante muscular das ubiquitinas; Atrogin1: ubiquitina ligase-1.

g) pelos participantes aumentou a concentração plasmática de HMB para 400 μM, e a ingestão de leucina (3,42 g) aumentou os níveis plasmáticos de HMB para 10 μM.

Portanto, o HMB endógeno derivado da ingestão de leucina não parece ser um fator contribuinte importante para o anabolismo do músculo esquelético. Os mecanismos detalhados subjacentes às ações da leucina e HMB (ou seja, diferenças e semelhanças) no músculo esquelético merecem esclarecimentos adicionais.[24,25]

Ácido Fosfatídico (PA)

O PA tem um papel central na síntese da membrana glicerofosfolipídica e age como intermediário na biossíntese de triacilgliceróis, podendo ser gerado por três mecanismos principais (Figura 7.8).

O PA pode ser sintetizado a partir de várias fontes. Uma via *de novo* origina-se do G3P. O G3P é acetilado duas vezes, exigindo acil-CoA graxo para sua acetilação. Primeiro, é acetilado pelo GPAT e depois pelo LPAAT. Um segundo caminho usa PC. O PC é hidrolisado pelo PLD para produzir PA. Finalmente, o PA pode ser produzido por fosforilação de DAG pela DAG quinase (DGK). O DAG é derivado de triacilgliceróis e fosfatidil-ino-

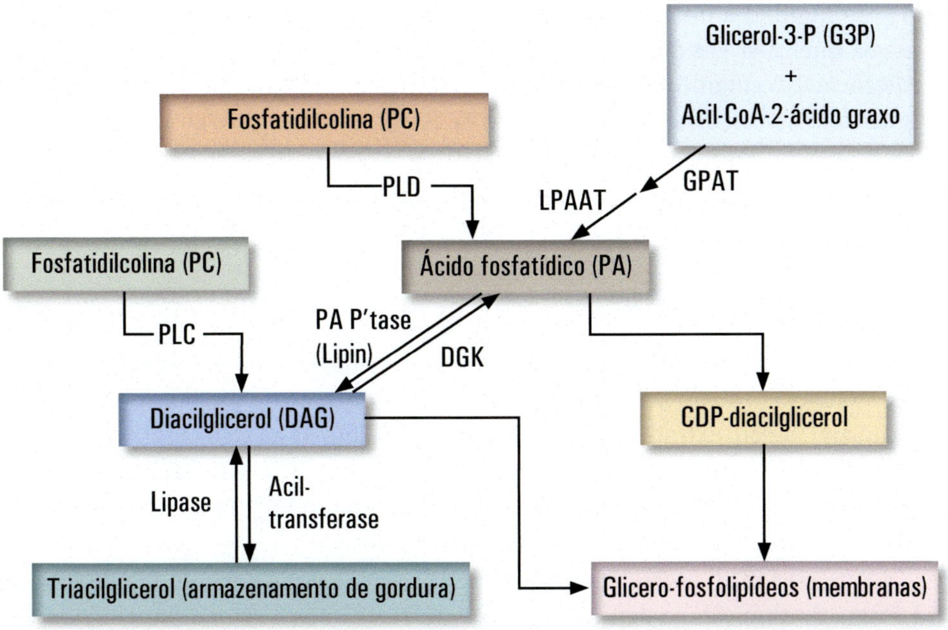

FIGURA 7.8 Metabolismo do Ácido Fosfatídico (PA).

PLD: fosfolipase D; LPAAT: ácido lisofosfatídico-acil-transferase; GPAT: glycerol-3-fosfato-aciltransferase; PLC: fosfolipase C; PA P'tase (Lipin): fosfatase do ácido fosfatídico; DGK: diacilglicerol-quinase.

sitol. A fosfatase do PA (Lipin) é responsável pela desfosforilação do PA para DAG. Várias CDP-diacilgliceróis sintase produzem CDP-diacilglicerol a partir do PA.[26]

Foi sugerido que a suplementação de AP tenha efeitos pró-anabólicos e anticatabólicos. A PA exógena promove a via do complexo mTOR 1 (mTORC1) (Figura 6) ativa e tende a aumentar os níveis de MPS (fração muscular de síntese) *in vivo* e, portanto, é provável que sua combinação com um estímulo anabólico, como o treinamento resistido ou de força, induza a aumentos maiores no crescimento muscular.

Gonzalez *et al.*[27] demonstraram que a suplementação de PA não pareceu aumentar ainda mais a espessura ou a força musculares após 8 semanas de treinamento resistido em homens treinados. A suplementação de 750 mg/dia de PA por 8 semanas, em combinação com um programa supervisionado de treinamento de força, não teve um efeito diferencial comparado ao grupo placebo, nas alterações da espessura muscular avaliada por ultrassonografia. Além disso, nenhum efeito aditivo da suplementação de PA foi observado para a força de 1RM (repetição máxima) nos exercícios de grupos musculares de referência (agachamento com barra, supino e levantamento terra).

Estudos recentes analisaram os efeitos da suplementação de PA em combinação com o treinamento resistido na massa e na força musculares. Ao adicionar este suplemento (750 mg/dia) a um programa anaeróbico, foram detectados benefícios na força e na massa muscular em comparação com um grupo placebo em indivíduos treinados em resistência. No entanto, outros autores não relataram ganhos adicionais em massa ou força muscular associados à suplementação de PA (250-750 mg/dia).

Embora o PA tenha demonstrado conter propriedades anabólicas, seus benefícios para a massa ou a força muscular não foram consistentemente comprovados em seres humanos.[28]

Ácido Ursólico (UA)

O ácido ursólico (UA) é um ácido carboxílico triterpenoide pentacíclico insolúvel em água, solúvel em ácido acético glacial quente e hidróxido de sódio alcoólico, encontrado amplamente em extratos de folhas, incluindo planta de alecrim e manjericão[29] (Figura 6.9). Existem três átomos de oxigênio nos compostos que ativam os ligantes neutros duplos ou triplos, e há doação de pares de elétrons ao átomo de metal de transição, que sustenta sua atividade bioquímica no músculo esquelético.

A UA parece mediar seus efeitos por meio da sinalização aprimorada de insulina/IGF-I e uma diminuição na expressão dos genes associados à atrofia MuRF1 e MAFbx (Figuras 7.6 e 7.7).

O interesse na eficácia da UA como ajuda nutricional para aumentar a massa muscular foi despertado após observações de Kunkel *et al.*[30] de que a suplementação de UA em camundongos (400 mg/kg/dia, via injeção intraperitonial, por 7 dias) reduziu a atrofia muscular após a desnervação, enquanto 5 semanas de dieta suplementada (UA de 0,27%) induziram hipertrofia.

Ainda em modelo animal, Ogasawara *et al.*[31] relataram que a administração de UA aumentou a fosforilação de S6K1Thr389 nas 6 horas seguidas a uma única sessão de

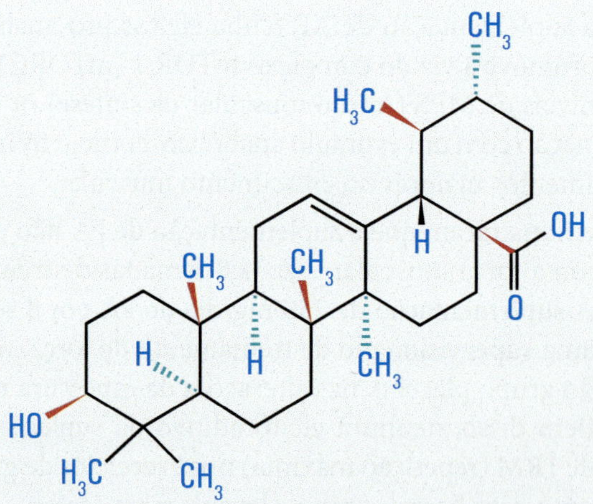

FIGURA 7.9 Estrutura do Ácido Ursólico.

exercício resistido em ratos, indicando que a UA também pode aumentar a atividade da mTORC1 no músculo esquelético.

Se a administração da UA promove a hipertrofia do músculo esquelético em ratos, esse efeito no músculo esquelético de humano é menos claro.

Dezesseis homens treinados receberam 450 mg de UA/dia/8 semanas mais programa de treino resistido com intensidade de 60-80% de 1 RM, com monitoramento dos marcadores de dano muscular (creatinoquinase-CK total, CK-MB, lactato-desidrogenase-LDH), em um ensaio placebo-controlado.

O estudo revelou que a suplementação de UA atenuou os danos musculares produzidos pelo treino resistido.[32]

Os efeitos descritos da suplementação de UA são mais amplos, como na capacidade de exercícios (↓taxa metabólica de repouso, ↓fatores de fadiga como LDH/lactato, ↑força de preensão, ↑força muscular de extensão/flexão de membros) e no metabolismo muscular (↑expressão SIRT1/PGC1α mRNA, ↑níveis AMPK/IGF1/p-Akt, ↑insulina/irisina). Os efeitos da suplementação ou do tratamento com UA também pode fornecer resultados positivos para a saúde por meio de diversos mecanismos e sinalização molecular de doenças em vários órgãos, como células cancerígenas, tecido adiposo, coração, vasos sanguíneos, cérebro, fígado e músculo esquelético.[33]

O potencial efeito da suplementação do UA em roedores ainda não pode ser extrapolado em humanos, o que seria justificado plenamente em futuras pesquisas translacionais no músculo esquelético.

Suplementos com Efeitos Indiretos no Desempenho

Existem suplementos que estão se destacando tanto pela sua popularidade quanto pelas evidências dos benefícios de desempenho atlético. São suplementos de efeitos indiretos no desempenho por sua capacidade de apoiar o processo de treinamento, por sua influência em fatores como modulação inflamatória, estresse oxidativo e vias de sinalização para adaptação, ou por sua capacidade de restaurar a homeostase muscular no intervalo de sessões de exercícios repetitivos.

Por exemplo, o aminoácido N-acetilcisteína atua como um antioxidante que pode ajudar na recuperação do atleta por meio de espécies reativas de oxigênio induzidas pelo exercício.[34]

Da mesma forma, os polifenóis alimentares agem de maneira parecida, por conter fortes propriedades antioxidantes e anti-inflamatórias que podem ser benéficas para a recuperação muscular pós-exercício, retardando a fadiga. Foi demonstrado que o conteúdo de antocianinas das cerejas reduziu as respostas ao estresse inflamatório e oxidativo das maratonas em corrida e durante dias consecutivos de ciclismo de alta intensidade.[35]

Em contrapartida, é possível que um "tamponamento" do estresse inflamatório e oxidativo naturais que ocorre durante as sessões de treinamento possa reduzir a adaptação ao estímulo do exercício. Esse prejuízo na recuperação pode ser evitado com a suplementação das vitaminas C e E e a redução nas vias de sinalização celular subjacentes à resposta adaptativa ao exercício.[36] Logo, esses suplementos têm um "timing" de uso: eles podem, por exemplo, ser usados em cenários de treinamentos/competições intermitentes, repetidos, para reduzir as perturbações do exercício, melhorar a recuperação e o desempenho subsequente, mas devem ser evitados durante sessões de treinamento em que a adaptação ideal é impulsionada pela exposição total ao estresse oxidativo ou inflamatório.

Recentemente, uma revisão sistemática e metanálise demonstrou que o uso contínuo (1-8 semanas) de quercetina, flavonoide de potente ação antioxidante, em dose diária (500-1000 mg), sem relação com a sessão de treino, contribuiu para a melhora no desempenho entre 2,05-3,58%.[37]

No entanto, são necessárias mais pesquisas antes que recomendações conclusivas sejam firmadas sobre o uso desses suplementos, pois pode haver algumas diferenças nos princípios ou mecanismos pelos quais eles podem influenciar positivamente o desempenho.

Resposta Individual do Uso de Suplementos

É difícil inferir alterações positivas ou negativas no desempenho de atletas relacionadas ao uso de determinado suplemento com alegação ergogênica. Essas alterações no desempenho podem se sobrepor a uma variabilidade normal do dia a dia de resultados dos treinamentos, da recuperação e do plano alimentar usual (energia suficiente/proporção de macronutrientes).

Estima-se que a resposta de um atleta a determinado suplemento ergogênico varie entre −0,5% (efeito adverso) a +6,3% (bom respondedor), ou obtenha um nível de resposta tão alto que pode ser compatível a uma carência nutricional.[38]

Embora no futuro possa ser constatado erro na interpretação dessa tal variabilidade de resposta individual em atletas, poderá ser possível obter um relatório de perfil genético que identifique a capacidade de uma potencial resposta a diferentes tipos de estratégias. No momento, a maneira mais pragmática para se investigar uma intervenção em nutrição esportiva é considerar as diretrizes sobre alimentação, suplementação e desempenho como um ponto de partida para a maior parte dos indivíduos. Além disso, os atletas podem identificar se respondem ou não à intervenção por tentativa e erro, auxiliados por aplicativos padronizados e relatórios sistemáticos dos resultados de suas atividades.[39]

Considerações Finais

Suplementos alimentares "emergentes" (novos compostos) que apresentam efeitos *diretos* ou *indiretos* na promoção das adaptações dos músculos esqueléticos aos diferentes tipos de treinamento (aeróbico/anaeróbico) podem fazer diferença em ganhos "marginais" (diferenças para chegar ao pódio), diante das inúmeras variabilidades de resposta genética, epigenética e ambiental de cada atleta. Os efeitos pleiotrópicos do exercício e a complexidade das respostas nos níveis metabólico e molecular sugerem que não existe uma única via mediadora de adaptação ao exercício e, portanto, há certa dificuldade em estabelecer a regulação de um fenótipo saudável do músculo esquelético.

É claro que a nutrição esportiva está evoluindo rapidamente — neste momento, estamos entrando em uma nova era, que poderia ser descrita como "era da periodização nutricional direcionada". E, como tal, qualquer uso de suplementos para o rendimento deve ser exaustivamente testado em treinamento antes da implementação deste em um ambiente competitivo, pois, em alguns cenários, resultados que variam da falta de eficácia a respostas deletérias podem compensar qualquer melhoria de desempenho esperada.

REFERÊNCIAS BIBLIOGRÁFICAS

1. Maughan RJ, Burke LM, Dvorak J, Larson-Meyer DE, Peeling P, Phillips SM et al. IOC consensus statement: dietary supplements and the high-performance athlete. Br J Sports Med. 2018;0:1-17.
2. Close GL, Hamilton L, Philp A, Burke L, Morton JP. New Strategies in Sport Nutrition to Increase Exercise Performance. Free Rad Biol Med. 2016;98:144-158.
3. Egan B, Zierath JR. Exercise Metabolism and the Molecular Regulation of Skeletal Muscle Adaptation. Cell Metabolism. 2013;17:162-184.
4. Rivera-Brown AM, Frontera WR. Principles of exercise physiology: responses to acute exercise and long-term adaptations to training. PM&R. 2012;4:797-804.
5. Gutierrez-Salmean G, Ortiz-Vilchis P, Vacaseydel C. M, Rubio-Gayosso I, Meaney E, Villarreal F, et al. Acute effects of an oral supplement of (-)-epicatechin on postprandial fat and carbohydrate metabolism in normal and overweight subjects. Food Funct. 2014;5:521-527.
6. Gutierrez-Salmean G, Ciaraldi TP, Nogueira L, Barboza J, Taub PR, Hogan M, et al. Effects of (−)-epicatechin on molecular modulators of skeletal muscle growth and differentiation. J Nutr Biochem. 2014; 25(1):1-7.
7. Mafi F, Biglari S, Afousi AG, Gaeini AA. Epicatechin Supplementation and Resistance Training-Induced Improvement of Muscle Strength and Circulatory Levels of Plasma Follistatin and Myostatin in Sarcopenic Older Adults. Journal of Aging and Physical Activity. 2018;27(3):1-27.
8. Schwarz NA, Theodore AP, Funderburg BR, Waldhelm A, McKinley-Barnard SK, Hudson GM. Acute (-)-Epicatechin Consumption: Effects on Local Vasodilation Following Resistance Exercise and High-Intensity Exercise Performance. Sports. 2020;8(22):1-10.
9. Fletcher RS, Lavery GG. The emergence of the nicotinamide riboside kinases in the regulation of NAD^+ metabolism. Journal of Molecular Endocrinology. 2018;61:R107-R121.
10. Canto C, Houtkooper RH, Pirinen E, Youn DY, Oosterveer MH, Cen Y, et al. The NAD(+) precursor nicotinamide riboside enhances oxidative metabolism and protects against high-fat diet-induced obesity. Cell Metab. 2012;15:838-847.
11. Crisol BM, Veiga CB, Braga RR, Lenhare L, Baptista IL, Gaspar RC et al. NAD+ precursor increases aerobic performance in mice. Eur J Nutr. 2020,59:2427-2437.

12. Trammell SA, Schmidt MS, Weidemann BJ, Redpath P, Jaksch F, Dellinger RW et al. Nicotinamide riboside is uniquely and orally bioavailable in mice and humans. Nature Communications. 2016;7:1-14.
13. Dolopikou CF, Kourtzidis IA, Margaritelis NV, Vrabas IS, Koidou I, Kyparos A, et al. Acute nicotinamide riboside supplementation improves redox homeostasis and exercise performance in old individuals: a double-blind cross-over study. Eur J Nutr. 2020;59(2):505-515.
14. Horowitz JF. Adipose tissue lipid mobilization during exercise. In: Hargreaves M, Spriet LL, eds. Exercise Metabolism. Champaign, IL: Human Kinetics. 2006:89-104.
15. Murase T, Haramizu S, Ota N, Hase T. Suppression of the aging-associated decline in physical performance by a combination of resveratrol intake and habitual exercise in senescence-accelerated mice. Biogerontology. 2009;10:423-434.
16. Lagouge M, Argmann C, Gerhart-Hines Z, Meziane H, Lerin C, Daussin F, et al. Resveratrol improves mitochondrial function and protects against metabolic disease by activating SIRT1 and PGC-1alpha. Cell. 2006;127:1109-1122.
17. Nieman DC, Laupheimer MW, Ranchordas MK, Burke LM, Stear SJ, Castell LM· A–Z of nutritional supplements: dietary supplements, sports nutrition foods and ergogenic aids for health and performance – Part 33. Br J Sports Med. 2012;46:618-620.
18. Jo E, Bartosh R, Auslander AT, Directo D, Osmond A, Wong MWH. Post-Exercise Recovery Following 30-Day Supplementation of Trans-Resveratrol and Polyphenol-Enriched Extracts Sports. 2019;7(226):1-16.
19. McCarthy JJ, Esser KA. Anabolic and catabolic pathways regulating skeletal muscle mass. Curr Opin Clin Nutr Metab Care. 2010;13:230-235.
20. Dodd KM, Tee AR. Leucine and mTORC1: a complex relationship. Am J Physiol Endocrinol Metab. 2012;302:E1329-E1342.
21. Atherton, PJ, Smith K. Muscle protein synthesis in response to nutrition and exercise. J Physiol. 2012;590:1049-1057;2012.
22. Kimura K, Cheng XW, Inoue A, Hu L, Koike T, Kuzuya M. Beta-Hydroxy-beta-methylbutyrate facilitates PI3K/Akt-dependent mammalian target of rapamycin and FoxO1/3a phosphorylations and alleviates tumor necrosis factor alpha/interferon gamma-induced MuRF-1 expression in C2C12 cells. Nutr Res. 2014;34:368-374.
23. Nissen S, Sharp R, Ray M, Rathmacher JA, Rice D, Fuller JC Jr, et al. Effect of leucine metabolite beta-hydroxy-beta- methylbutyrate on muscle metabolism during resistance-exercise training. J Appl Physiol. 1996;81:2095-2104.
24. Wilkinson DJ, Hossain T, Hill DS, Phillips BE, Crossland H, Williams J et al. Effects of leucine and its metabolite beta-hydroxy-beta-methylbutyrate on human skeletal muscle protein metabolism. J. Physiol. 2013;591:2911-2923.
25. Kamei Y, Hatazawa Y, Uchitomi R, Yoshimura R, Miura S. Regulation of Skeletal Muscle Function by Amino Acids. Nutrients. 2020;12(261):1-11.
26. Bond P. Phosphatidic acid: biosynthesis, pharmacokinetics, mechanisms of action and effect on strength and body composition in resistance-trained individuals. Nutrition & Metabolism. 2017;14(12):1-9.
27. Gonzalez AM, Sell KM, Ghigiarelli JJ, Kelly CF, Shone EW, Matthew R. Accetta MR et al. Effects of phosphatidic acid supplementation on muscle thickness and strength in resistance--trained men. Applied Physiology, Nutrition, and Metabolism. 2017;42(4):443-448.

28. Valenzuela PL, Morales JS, Emanuele E, Pareja-Galeano H, Lucia A. Supplements with purported effects on muscle mass and strength. Eur J Nutr. 2019;58:2983-3008.
29. Kashyap D, Tuli HS, Sharma AK. Ursolic acid (UA): a metabolite with promising therapeutic potential. Life Sci. 2016;146:201-213.
30. Kunkel, S. D.; Suneja, M.; Ebert, S. M.; Bongers, K. S.; Fox, D. K.; Malmberg, S. E.; Alipour, F.; Shields, R. K.; Adams, C. M. mRNA expression signatures of human skeletal muscle atrophy identify a natural compound that increases muscle mass. Cell Metab. 2011; 13:627-638.
31. Ogasawara R, Sato K, Higashida K, Nakazato K, Fujita S. Ursolic acid stimulates mTORC1 signaling after resistance exercise in rat skeletal muscle. Am J Physiol Endocrinol Metab. 2013;305:E760-765.
32. Bang HS, Seo DY, Chung YM, Kim DH, Lee S-J, Lee SR et al. Ursolic acid supplementation decreases markers of skeletal muscle damage during resistance training in resistance-trained men: a pilot study. Korean J Physiol Pharmacol. 2017;21(6):651-656.
33. Seo DY, Lee SR, Heo J-W, No M-J, Rhee BD, Ko KS et al. Ursolic acid in health and disease. Korean J Physiol Pharmacol. 2018;22(3):235-248.
34. Braakhuis AJ, Hopkins WG. Impact of dietary antioxidants on sport performance: A review. Sports Medicine. 2015;45(7):939-955.
35. bell PG, Walshe IH, Davison GW, Stevenson E, Howatson G. Montmorency cherries reduce the oxidative stress and inflammatory responses to repeated days high-intensity stochastic cycling. Nutrients. 2014;6(12):829-843.
36. Gomez-Cabrera MC, Domenech E, Romagnoli M, Arduini A, Borras C, Pallardo FV, et al. Oral administration of vitamin C decreases muscle mitochondrial biogenesis and hampers training-induced adaptations in endurance performance. American Journal of Clinical Nutrition. 2008;87(1):142-149.
37. Somerville V, Bringans C, Braakhuis A. Polyphenols and performance: A systematic review and meta-analysis. Sports Medicine. 2017;47(8):1589-1599.
38. Burke LM. Practical Issues in Evidence-Based Use of Performance Supplements: Supplement Interactions, Repeated Use and Individual Responses. Sports Med. 2017;47(Suppl 1):79-100.
39. Malcata RM, Hopkins WG. Variability of competitive performance of elite athletes: a systematic review. Sports Med. 2014;44:1763-74.

LEITURA COMPLEMENTAR

- Bagchi D, Nair S, Sen CK. Nutrition and Enhanced Sport Performance. Muscle Building, Endurance, and Strength. Maryland, US: AP Servier Inc. 2013. 540p.
- Werutsky CA. Nutrologia Esportiva. 2 ed. Porto Alegre: Ed. Do Autor. 2016. 400p.

CAPÍTULO 8

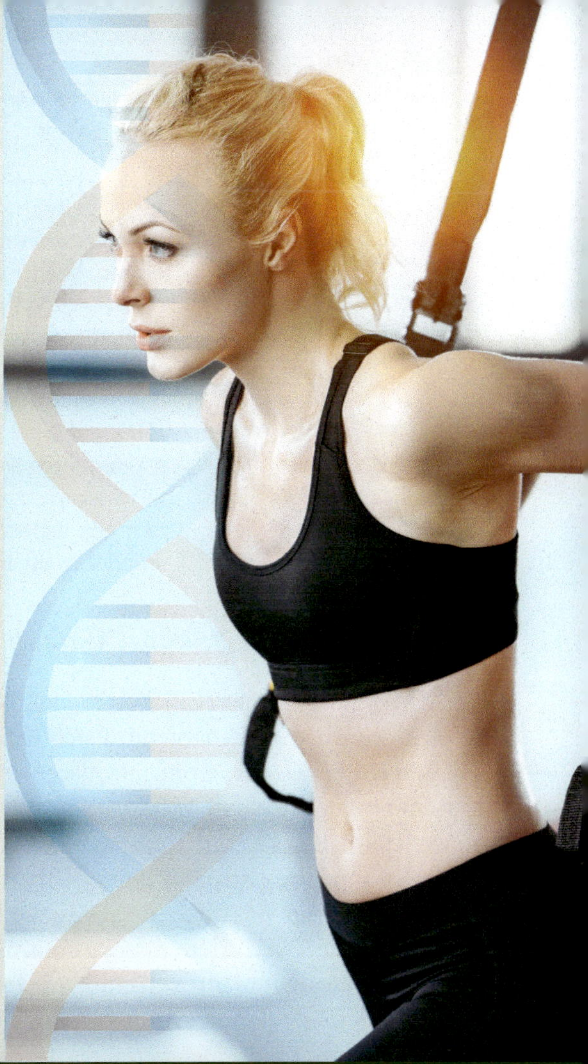

Nutrigenômica e Exercício Físico

Francisco Leonardo Torres-Leal, Mdo
Marcelo Macedo Rogero, PhD

INTRODUÇÃO

O desempenho físico resulta de complexas interações que envolvem fatores fisiológicos, bioquímicos, psicológicos, entre outros. Pesquisas realizadas nos últimos anos têm aumentado o conhecimento a respeito da resposta do organismo frente ao treinamento físico, em níveis celular, subcelular e molecular. Aliadas a esses fatos, destacam-se as adaptações fisiológicas induzidas pelo treinamento físico que são dependentes, em parte, da alimentação. A interação entre genes, nutrição e exercício físico é altamente complexa — estudos que visam determinar a ingestão adequada de macronutrientes em atletas raramente se atentam aos aspectos da nutrigenômica, cuja abordagem poderia ampliar os efeitos fisiológicos induzidos pelo treinamento físico.

Exercício e Expressão Gênica

O exercício físico (EF) exerce efeitos consideráveis em todos os sistemas fisiológicos do corpo[1] e o treinamento físico (TF) aumenta a capacidade funcional e melhora a saúde e o bem-estar. Concentrou-se bastante atenção nas respostas e adaptações do músculo esquelético e do tecido adiposo branco (TAB) aos estímulos agudos e crônicos ao exercício, uma vez que essas adaptações contribuem significativamente para melhorar o desempenho físico e a saúde. Uma complexa gama de mecanismos moleculares, envolvendo várias vias de sinalização e mediadores a jusante, foi identificada no músculo esquelético[1,2] e TAB[3]. Além disso, a contração do músculo esquelético libera várias proteínas biologicamente ativas, ácidos nucleicos e metabólitos — designados "miocinas" — que podem mediar alguns dos efeitos sistêmicos do EF[4]. Embora as melhorias metabólicas no músculo esquelético e no TAB sejam significativas por si só, outro conceito importante na biologia do exercício é a ideia de comunicação tecido a tecido (*cross-talk*), que pode mediar alguns dos efeitos benéficos do exercício. Isso significa que, quando as miocinas são liberadas do músculo esquelético em resposta ao exercício, elas alteram a função metabólica de outros tecidos, particularmente TAB, fígado e pâncreas.

As adipocinas secretadas a partir do TAB de um indivíduo fisicamente ativo funcionam de maneira semelhante para influenciar outros tecidos, especificamente para melhorar a função metabólica do músculo esquelético. Assim, avanços recentes enfatizaram o papel das proteínas secretadas, seja pelo músculo esquelético ou TAB, isto é, capazes de regular a mobilização lipídica do tecido adiposo, a produção endógena de glicose no fígado, a secreção de insulina pelas células beta-pancreáticas ou a ativação da termogênese. Ademais, ao longo dos anos, surgiu um paradigma que destaca a importância de aumentos transitórios nos níveis de RNAm de vários genes que codificam proteínas envolvidas com diferentes vias metabólicas e fatores miogênicos e reguladores em resposta a uma única sessão de exercício, que, quando repetida regularmente, como ocorre durante o TF, leva ao aumento dos níveis de proteínas-chave que medeiam muitos dos benefícios funcionais desse treinamento.[2] Evidências experimentais em apoio a esse paradigma foram relatadas.[5,6] Obviamente, a capacidade da etapa de tradução de proteínas aprimorada e a abundância do proteoma também são elementos-chave do aumento da função metabólica e da massa muscular esquelética após o TF.[7] No entanto, muita atenção tem se concentrado nos eventos transcricionais precoces e sua regulação no músculo esquelético em resposta ao exercício agudo e sua potencial contribuição dos mecanismos epigenéticos. Esta sessão se concentrará, principalmente, no músculo esquelético e TAB, dado seus papéis hierárquicos no desempenho do exercício e nas respostas metabólicas, bem como suas funções centrais na regulação da homeostase metabólica.

Adaptações Musculares Esqueléticas ao Exercício

O sedentarismo é um fator de risco importante para obesidade, diabetes tipo 2, doenças cardiovasculares, certos tipos de câncer, osteoporose e mortalidade precoce[8,9]. A capacidade aeróbica, ou resistência cardiorrespiratória, é um importante fator preditivo de mortalidade cardiovascular[10] e o EF é conhecido por estimular a capacidade oxidativa muscular e a oxidação lipídica. Estudos transversais demonstraram aumento da oxidação lipídica em indivíduos treinados (treino aeróbico) em comparação com sedentários durante uma sessão de exercícios com a mesma carga de trabalho.[11] Estudos longitudinais demonstraram que a oxidação lipídica é melhorada durante um exercício agudo realizado após um programa de treinamento aeróbico para a mesma carga de trabalho relativa e absoluta em indivíduos com peso adequado,[12] sobrepeso[13] ou obesidade[14]. Mesmo que várias adaptações bioquímicas tenham sido avaliadas,[1] um componente-chave da "aptidão muscular" aprimorada após o treinamento físico é a biogênese mitocondrial, um processo altamente coordenado que requer a participação de múltiplos eventos celulares, incluindo a transcrição de dois genomas (nuclear e mitocondrial), a síntese de lipídios e proteínas e a coordenação-montagem de complexos proteicos de múltiplas unidades em uma cadeia respiratória funcional.[15] Essa sequência de eventos acaba resultando em uma expansão do volume mitocondrial total do músculo, e essa maior rede mitocondrial melhora a capacidade da célula de combinar a produção de ATP com sua hidrólise, minimizando assim as próprias interrupções na homeostase celular que ocorreram em um primeiro momento (Figura 8.1).

A Base Molecular da Biogênese Mitocondrial Induzida Pelo Treinamento Físico

Um dos primeiros estudos a investigar a base molecular de como a contração muscular eleva as proteínas mitocondriais foi o de Williams *et al.*[16] Esses pesquisadores verificaram aumentos na expressão gênica do citocromo b (RNAm), bem como marcadores do conteúdo mitocondrial (atividade da enzima citrato sintase (CS) e DNA mitocondrial), seguindo um protocolo de estimulação elétrica crônica do músculo tibial anterior em coelhos. O aumento da atividade da CS sugeriu que a contração coordenava a expressão do genoma nuclear com o genoma mitocondrial (RNAm do citocromo b).[16] Essa

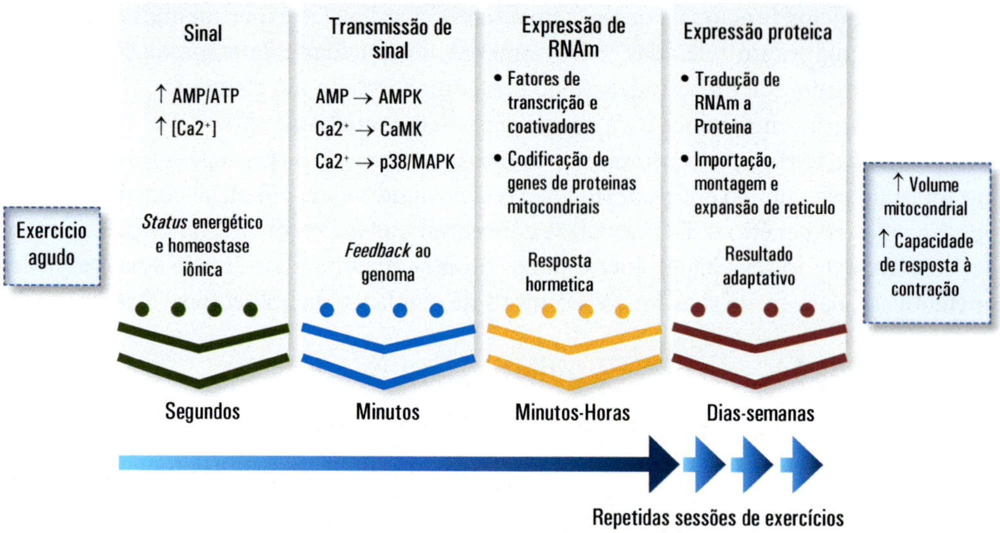

FIGURA 8.1 Esquema do curso dos eventos envolvendo estímulos contráteis à biogênese mitocondrial por meio de sinais de *feedback* hormético. O exercício aeróbico agudo estimula a capacidade do músculo esquelético em manter a homeostase da energia e do cálcio (entre outros sistemas corporais). Aumentos repetidos de (AMP/ATP) (devido à ressíntese de ATP) e cálcio no citosol ativam quinases sensíveis a proteína AMPK e Ca^{2+}, respectivamente, que ativam proteínas específicas reguladoras da transcrição de genes. Séries de exercícios (isto é, treinamento aeróbico) resultam em aumentos repetidos e transitórios no RNA mensageiro (RNAm), que codifica proteínas mitocondriais, bem como proteínas transcricionais, o que provavelmente melhora a resposta genômica aos desafios subsequentes ao exercício. A busca repetida pela tradução de proteínas aumenta a importação e a montagem de proteínas mitocondriais, expandindo assim o volume mitocondrial. A resposta hormética é completa quando a capacidade funcional das mitocôndrias melhora, o que permite ao músculo manter melhor homeostase energética e do cálcio durante estímulos futuros.

MAPK: Proteína quinase ativada por mitogênio; CaMK: proteína quinase dependente de calmodulina.

Fonte: Adaptada de Hood[15].

premissa foi, posteriormente, comprovada quando Hood *et al.*[17] mostraram que a contração crônica do tibial anterior coordenava a expressão de um complexo de proteínas respiratórias mitocondriais — citocromo c oxidase — derivado de ambos os genomas. Também foi verificado aumento da atividade da CS e da expressão de genes oriundos do DNA mitocondrial após o treinamento físico de curto prazo em roedores.[18] Esse aumento da atividade da CS após o treinamento físico foi, posteriormente, relacionado ao aumento sustentado na expressão gênica da CS, por pelo menos 24 horas, após uma única sessão de exercício, bem como após uma semana de treinamento,[19] confirmando o conceito de que a tradução de proteínas decorre de aumentos repetidos, mas transitórios, do conteúdo de RNAm.

As duas décadas seguintes marcaram a descoberta de vários fatores de transcrição com papéis importantes na regulação e na expressão de genes nucleares que codificam proteínas mitocondriais. Reconheceu-se que famílias específicas de proteínas mitocondriais são reguladas por fatores específicos de transcrição, incluindo fatores respiratórios nucleares 1 e 2 (NRF-1 e NRF-2) que se ligam aos promotores e ativam a transcrição de genes que codificam, especificamente, proteínas da cadeia respiratória mitocondrial.[20-22] Além disso, ganhou ascensão a crença de que os genomas nucleares e mitocondriais podem ser regulados coordenadamente. Inicialmente, verificou-se que o NRF-1 ativa a expressão do gene nuclear que codifica o fator de transcrição mitocondrial A (TFAM), que se acumula nas mitocôndrias e regula a transcrição do DNA mitocondrial (Figura 8.2).[23] (ou seja, o genoma mitocondrial). Dado que nem todos os promotores de genes que transcrevem proteínas mitocondriais têm locais de ligação a NRF-1, outros fatores de transcrição estão obviamente envolvidos na biogênese mitocondrial modulada por contração, incluindo os coativadores de receptores ativados por proliferador de peroxissomo (PPAR), que regulam a expressão gênica de enzimas mitocondriais responsáveis por oxidar ácidos graxos.[21]

Outro grande avanço foi a descoberta do coativador γ 1a do receptor ativado por proliferador de peroxissomo (PGC-1α), um coativador indutível que regula a expressão coordenada de proteínas mitocondriais codificadas nos genomas nucleares e mitocondriais.[22,24] Uma característica funcional importante do coativador PGC-1α é que ele interage com diferentes fatores de transcrição para ativar programas biológicos distintos em diferentes tecidos, em vez de se ligar diretamente ao DNA.[24,25] De fato, o efeito do PGC-1α na biogênese mitocondrial é explicado, pelo menos em parte, pela descoberta de que, além de ser um coativador de PPARγ, o PGC-1α atua como coativador do NRF-1[26] e PPARα.[27] O PPARα desempenha um papel fundamental no controle transcricional das enzimas mitocondriais envolvidas na oxidação de ácidos graxos,[28] cujo fato pode representar um mecanismo pelo qual o exercício físico melhora a capacidade de oxidação de ácidos graxos. Efeitos semelhantes na biogênese mitocondrial também foram descobertos em relação ao PGC-1β[29-31] e, mais recentemente, com a subunidade PGC-1α1.[32] Além disso, vários estudos em humanos também confirmam a associação entre capacidade oxidativa muscular aumentada e sensibilidade à ação da insulina em resposta ao treinamento aeróbico ou resistido.[33,34]

No que diz respeito à adaptação do músculo esquelético induzido pelo exercício, o PGC-1α foi proposto como um regulador-chave da biogênese mitocondrial que responde ao estímulo neuromuscular e à atividade contrátil predominante. Uma única série de exercício aeróbico induz rápido aumento da expressão gênica e do conteúdo proteico da PGC-1α em músculo esquelético humano.[36-39] Egan *et al.*[40] relataram uma resposta graduada, na qual um maior aumento da expressão gênica da PGC-1α no músculo esquelético de humanos não treinados foi verificado em séries de curta duração e alta intensidade (80% VO_2 pico) em comparação à longa duração e à baixa intensidade (~40%

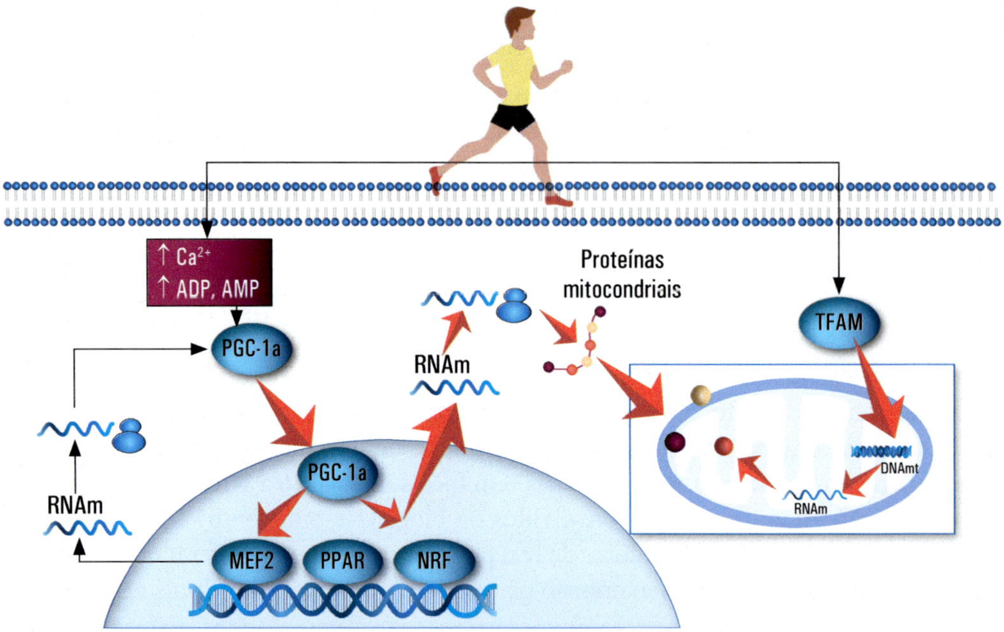

FIGURA 8.2 Controle transcricional da biogênese mitocondrial. Os estímulos gerados durante a contração são transmitidos por cascatas de sinalização específicas ao coativador γ do receptor ativado por proliferador de peroxissomo do cofator transcricional (PGC) -1α, que se transloca para o núcleo e coativa vários outros fatores de transcrição que regulam programas genéticos específicos que codificam famílias de proteínas mitocondriais. Tanto o PGC-1α quanto a isoforma homóloga PGC-1β estão envolvidos, mas demonstraram ser dispensáveis nesse processo.[35] Aumentos subsequentes no RNAm em estado quiescente estimulam a tradução de proteínas que leva à expansão do retículo mitocondrial. Existe um estímulo autorregulador pelo qual o PGC-1α induz sua própria expressão, levando a aumentos na proteína PGC-1α após o exercício. A contração também induz a expressão do DNA mitocondrial que codifica proteínas específicas dentro da cadeia de transporte de elétrons.

MEF: fator potenciador de miócitos; PPAR: coativador de receptor ativado por proliferador de peroxissomo; NRF: fator respiratório nuclear; TFAM: fator de transcrição mitocondrial A; ADP: adenosina difosfato; AMP: adenosina monofosfato; DNAmt: DNA mitocondrial.

VO_2 pico) em um protocolo de ciclismo. Respostas semelhantes foram observadas por Edgett *et al.*[38], embora a magnitude do aumento do RNAm de PGC-1α tenha sido atenuada durante exercício acima do $VO_{2\ máx.}$ Além disso, a resposta graduada do RNAm de PGC-1α e a intensidade do exercício observadas no estudo de Egan *et al.*[40] foram associados a uma maior fosforilação da proteína quinase ativada por AMP (AMPK), proteína quinase dependente de calmodulina/Ca^{2+} (CaMK) II e da proteína quinase ativada por mitógenos p38 (MAPKp38), que são quinases sensíveis ao exercício físico e também regulam a expressão gênica e/ou atividade da PGC-1α.[41-43] Além disso, uma única série de exercício foi associada ao acúmulo de PGC-1α no núcleo[44-46] e, na mitocôndria,[46] possivelmente, após sua translocação a partir do citoplasma.

O treinamento aeróbico também aumenta a expressão gênica e o conteúdo proteico do PGC-1α no músculo esquelético de roedores e humanos,[6,47,48] apoiando ainda mais seu papel na regulação da biogênese mitocondrial. O aumento da proteína PGC-1α com o TF está, provavelmente, relacionado ao fato de que o PGC-1α autorregula seu próprio promotor por meio do fator de transcrição potenciador de miócitos 2 (MEF2) (Figura 8.2).[49] Evidências adicionais para um papel fundamental da PGC-1α no TF são oriundas de estudos nos quais a PGC-1α foi superexpressa no músculo esquelético, resultando em um perfil "clássico" de adaptação ao exercício, incluindo maior atividade mitocondrial[50], melhoria no $VO_{2\ máx.}$, maior eficiência em utilizar lipídios como substrato energético durante exercício submáximo e um melhor desempenho aeróbico.[51]

A ideia de que PGC-1α é essencial para a adaptação ao treinamento aeróbico; no entanto, foi contestada por descobertas de que a biogênese mitocondrial induzida por contração ainda é observada em camundongos *knockout* para PGC-1α[52] ou duplo *knockout* nas isoformas de PGC-1α/β[35]. Essa redundância biológica indica que talvez a única resposta obrigatória ao exercício seja a defesa da própria homeostase[1] e serve para evidenciar a complexa e extensa rede de respostas envolvidas no exercício, envolvendo muitas vias interdependentes com um alto grau de conversa cruzada (*crosstalk*), regulação de *feedback* e ativação transitória. Não obstante os resultados dos modelos de "perda de função", parece seguro colocar o PGC-1α como ator central na orquestração de muitas das adaptações oxidativas ao exercício. De interesse recente são as observações de que o início do exercício aeróbico com baixa disponibilidade de glicogênio muscular resulta em maior ativação de muitas proteínas sinalizadoras com papéis supostos na biogênese mitocondrial, em comparação ao mesmo exercício quando realizado com concentração normal de glicogênio[53]. Esses resultados sugerem que a disponibilidade de nutrientes é um sinal potente que pode modular as respostas celulares em uma simples série de exercício. Quando as sessões de exercícios são repetidas (isto é, treinamento) diante da baixa disponibilidade de glicogênio, as adaptações fenotípicas resultantes de tais intervenções também são aumentadas.

Recentemente, a proteína supressora de tumor p53 emergiu como outro fator de transcrição com papel na biogênese mitocondrial induzida pelo exercício no músculo esquelético. Presumivelmente, esta proteína é ativada pela AMPK e/ou p38 MAPK. De fato, camundongos *knockout* para p53 mostraram que a p38 MAPK não foi ativada após o exercício concomitante com uma ativação atenuada da AMPK e CaMKII[54]. Além disso, camundongos *knockout* para p53 exibem capacidade reduzida para exercícios aeróbicos em comparação com camundongos controles, juntamente com reduzido conteúdo mitocondrial subsarcolêmico e intermiofibrilar e expressão gênica da PGC-1α e ausência de transcritos de RNAm relacionados à biogênese mitocondrial após o exercício.[55] Foi sugerido que o p53 regula a biogênese mitocondrial induzida pelo exercício por meio de sua interação com o TFAM nas mitocôndrias, que coordena a expressão do genoma mitocondrial.[56]

Quais os Mecanismos Envolvidos na Ativação da Biogênese Mitocondrial?

Embora intensos esforços de pesquisa tenham se concentrado em vários fatores de transcrição envolvidos na biogênese mitocondrial induzida pela contração muscular, também foram realizados estudos para descobrir o "elo" entre as cascatas de sinalização e o aumento da expressão gênica após o exercício físico. A este respeito, revelou-se que o AMPK é um importante regulador do PGC-1α. A AMPK é um membro de uma família dc proteínas quinase que funciona como um "sensor energético" metabólico no músculo esquelético, consistindo em subunidades catalíticas α e β e γ que existem em várias isoformas e são necessárias para a atividade enzimática completa. Inicialmente, descobriu que a AMPK é ativada em resposta a elevações induzidas pelo exercício da adenosina monofosfato (AMP) livre[57] e que essa ativação da AMPK depende da intensidade do exercício[58,59]. O suporte a essa afirmação que mostra que a ativação rápida e transitória da AMPK após exercícios extenuantes está associada a elevações de AMP livre[60]. Após um período de TF, esses rápidos aumentos na ativação de AMP livre e AMPK são atenuados durante o exercício realizado na mesma intensidade de trabalho absoluta (pré-treinamento), o que pode, em parte, explicar por que a biogênese mitocondrial diminui e, eventualmente, atinge um platô.[60] Isso é consistente com o conceito de que a adaptação muscular é um produto de interrupções persistentes da homeostase celular, o que melhora a capacidade do músculo em manter a homeostase celular durante um subsequente aumento na carga de trabalho (isto é, *hormesis*) e explica a ativação atenuada de transcritos de RNAm para biogênese mitocondrial à medida que o treinamento físico avança,[6] embora essa observação seja ambígua[61]. Tais observações fornecem, em parte, evidências mecanicistas do motivo pelo qual os regimes de treinamento físico devem usar um estímulo de sobrecarga progressiva para os músculos, uma vez que a adaptação e/ou o desempenho tenham atingido o platô.

A AMPK induz a biogênese mitocondrial parcialmente pela fosforilação direta e ativação de PGC-1α[62], bem como o repressor transcricional de histona desacetilase 5 (HDAC5), que atenua a inibição do fator de transcrição potenciador de miócitos 2 (MEF2) — regulador do gene PGC-1α.[63] —, embora o *knockout* de AMPK β2 no corpo inteiro reduza a atividade da AMPK muscular e a capacidade de realizar exercícios[64]. Já o *knockout* da subunidade α da AMPK não prejudica a biogênese mitocondrial induzida pelo exercício.[65] Tais resultados evidenciam que respostas e adaptações normais ao exercício agudo e ao treinamento crônico podem ser vistas quando uma ou mais vias principais estão ausentes ou bloqueadas, indicando que há redundância biológica e regulação positiva compensatória de outras vias induzidas pelo exercício com supostas funções na biogênese mitocondrial.

Um segundo sinal crítico que promove a biogênese mitocondrial é o aumento pulsátil das concentrações de Ca^{2+} observado no início da contração muscular. Trabalhos anteriores compararam uma variedade de vias de sinalização de cálcio, incluindo calcineurina (CaN) e isoformas de calmodulin quinase (CaMK) que eram conhecidas por serem reguladoras pela própria expressão gênica do PGC-1α[49] ou biogênese mitocondrial em modelos sem exercício.[44,66] Estudos que inibem ou usam modelos *knockout* revelaram que a biogênese mitocondrial induzida pelo exercício não é comprometida,[67,68] apesar do fato de que pelo menos a CaMK é ativada em associação com o aumento de picos de cálcio no músculo humano durante o exercício.[69,70] A ativação consistente dessas vias durante o exercício sugere que elas têm algum papel no processo adaptativo ao exercício, mas que existe redundância fisiológica como nas isoformas PGC-1.

A p38 MAPK é outra via de sinalização de cálcio que desempenha papel na biogênese mitocondrial induzida pela contração muscular. O MAP38 p38 fosforila e ativa PGC-1α[41,71,72] e transloca PGC-1α do citoplasma para o núcleo antes de aumentar os transcritos de genes para proteínas mitocondriais.[44] Como discutido anteriormente, a translocação de PGC-1α foi relatada pela primeira vez no músculo de rato e, posteriormente, verificada em seres humanos,[45] é considerada um mecanismo importante pelo qual a atividade da PGC-1α é regulada pela contração. De fato, evidências sugerem que a AMPK e a p38 MAPK são duas importantes cascatas de sinalização que convergem para o PGC-1α e, consequentemente, para a regulação da biogênese mitocondrial por meio de alterações mediadas pela contração muscular sobre os metabólitos musculares (AMP/ATP) e *status* iônico (cálcio). No geral, o Ca^{2+} é um grande estímulo induzido pela contração para a biogênese mitocondrial mediada por PGC-1α,[44, 73] mas a importância relativa de cada via após o exercício ainda precisa ser determinada.

Eventos Transducionais da Biogênese Mitocondrial

O tempo decorrido em relação ao aumento induzido pelo exercício físico na expressão gênica e no conteúdo proteico são distintos, indicando que a extensão em que uma proteína aumentará em resposta a um estímulo adaptativo não pode ser prevista apenas a partir do aumento do RNAm. Como observado anteriormente[74], isso torna a expressão de proteínas crítica ao estudar as respostas adaptativas ao exercício. Desse modo, foi proposto que o aumento induzido pelo exercício no conteúdo mitocondrial é o resultado dos efeitos cumulativos de aumentos repetidos, mas transitórios, no RNAm, codificando proteínas mitocondriais que são sintetizadas no período de recuperação após aumento da sobrecarga.[75] Para testar esta hipótese, foram relatados dois estudos de TF em humano de curto prazo, utilizando amostragem de biópsia muscular durante toda a intervenção de treinamento.[5,6] Essas investigações examinaram o curso inicial de vários processos de transcrição, de tradução e morfológicos potencialmente envolvidos na biogênese mitocondrial durante o TF no músculo esquelético humano. Esses estudos utilizaram o treinamento intervalado de alta intensidade (HIIT) realizado diariamente (14 sessões, 2 semanas)[5] ou em dias alternados (nove sessões, três semanas).[6] Perry *et al.*[6] mostraram aumento no RNAm induzido pelo exercício antes do aumento inicial da proteína para enzimas mitocondriais específicas e proteínas de transcrição, incluindo as isoformas de PGC-1. No entanto, tanto o tempo quanto a magnitude das respostas de RNAm e de proteínas variaram consideravelmente para o RNAm que codifica proteínas transcricionais e mitocondriais, bem como o próprio conteúdo de proteínas, o que também foi mostrado por Egan *et al.*[5] Além disso, a resposta do RNAm ao exercício foi atenuada à medida que o músculo se adaptou ao desafio proposto, mesmo com o aumento da intensidade do treinamento,[6] embora isso não seja observado para todas as proteínas,[5] mas possa depender do tempo de coleta da biópsia.

Tomados coletivamente, esses estudos mostraram diversas respostas — dependentes do tempo — em genes que codificam fatores de transcrição e proteínas mitocondriais, bem como acúmulo de proteínas relacionados à biogênese mitocondrial e destacam como a indução e a perpetuação da biogênese mitocondrial envolve papéis dependentes do tempo para diferentes funções e alvos transcricionais. Além disso, esses estudos mostraram, em humanos, o conceito importante de que a regulação rápida e precoce das proteínas transcricionais durante o treinamento, provavelmente, amplifica a "sensibilidade transcricional"[6] da célula para uma subsequente série de exercícios, permitindo assim a síntese sustentada de proteínas mitocondriais (Figura 8.3). No entanto, o papel preciso do aumento do conteúdo mitocondrial em mediar a melhora no controle metabólico no início do treinamento foi desafiado na década de 1990, quando se observou redução da glicogenólise e do acúmulo de lactato após 5-7 dias de treinamento sem aumento da atividade enzimática das enzimas suc-

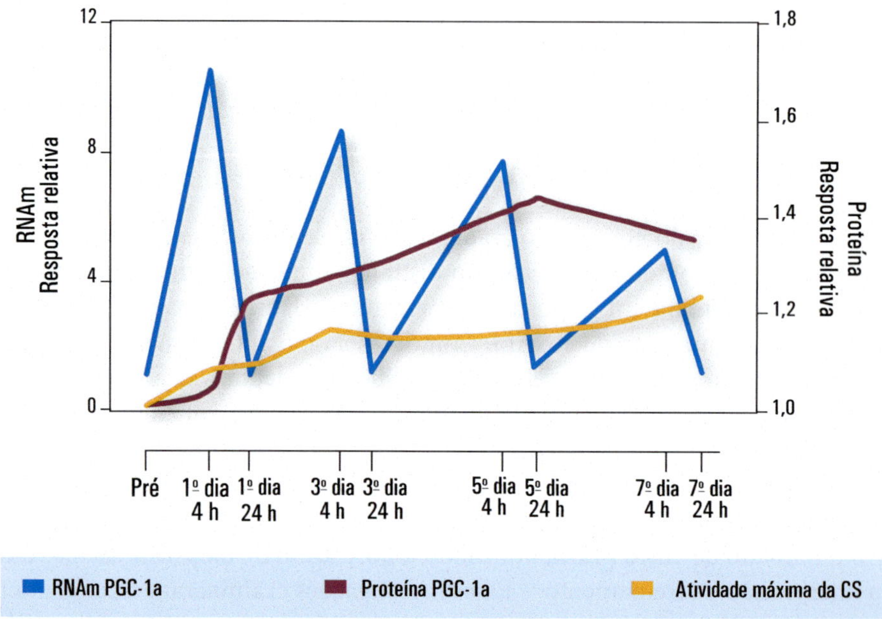

FIGURA 8.3 Representação esquemática dos aumentos transitórios repetidos de RNAm do coativador do receptor ativado pelo proliferador de peroxissomo do cofator transcricional após as sessões agudas de exercício aumentam o acúmulo de proteína da PGC-1a. Os aumentos iniciais da proteína PGC-1α contribuem para aumentos graduais da atividade da citrato sintase (CS) (um marcador da biogênese mitocondrial), induzindo a expressão do RNAm da CS. Respostas obtidas ao longo de duas semanas de treinamento de ciclismo com intervalo de alta intensidade no músculo esquelético humano.

Fonte: Adaptada de Perry *et al.*[6]

cinato desidrogenase e da CS.[76] A interação entre o conteúdo mitocondrial e as adaptações não mitocondriais, como a melhora da regulação do fluxo sanguíneo muscular, o transporte de substrato e o controle pós-tradução das proteínas metabólicas, continua sendo um grande desafio a ser resolvido.

Embora estudos tenham mostrado que existe uma regulação adicional da biogênese mitocondrial no que concerne à importação de proteínas para as mitocôndrias após a contração muscular,[77, 78] menos atenção se concentrou no controle pós-transcricional na etapa de tradução de proteínas ou estabilidade do RNAm. Resultados recentes sugerem que a estabilidade do RNAm diminui com a contração muscular ou o exercício em roedores,[79] juntamente com o aumento das proteínas desestabilizadoras de RNAm.[79,80] Nesse sentido, foi sugerido que a desestabilização do RNAm é realmente benéfica para acelerar as respostas adaptativas em um período subsequente de contração.[79] Alternativamente, a degradação automática após a síntese do RNAm pode garantir que o controle da biogênese mitocondrial seja mantido o tempo todo para evitar a tradução excessiva de proteínas. A degradação mitocondrial por meio da "mitofagia" pode levar a uma nova era de pesquisa sobre como o exercício pode promover a degradação mitocondrial como uma medida de "controle de qualidade" para facilitar a regeneração, como mostrado anteriormente em roedores de maneira dependente de PGC1α (Vainshtein *et al.*, 2015). Além disso, a biogênese mitocondrial, provavelmente, envolve um extenso processo de remodelação, pelo qual as mitocôndrias são formadas em um retículo tubular, particularmente nas mitocôndrias intermiofibrilares que as moldam em torno das miofibrilas[81], o que provavelmente otimiza a distribuição espacial de energia. Desse modo, o treinamento físico aumenta as proteínas de fissão mitocondrial do músculo humano, mas não as proteínas de fusão,[5,6] sugerindo que a fissão é um componente importante do remodelamento mitocondrial que provavelmente ocorre durante o alongamento do retículo após o treinamento.[82] Aparentemente as proteínas que sofrem respostas cumulativas ao TF aeróbico estão em constante estado de fluxo, cuja concentração reflete o equilíbrio entre síntese e degradação a qualquer momento.

Efeitos do Exercício de Resistência Sobre a AMPK

Outro alvo de grande interesse para a melhoria da capacidade oxidativa induzida pelo exercício aeróbico é a AMPK, que tem sido postulada como um sensor energético-chave durante o exercício físico. A ativação desta proteína é decorrente das alterações na concentração de adenosina monofosfato (AMP) e é capaz de ativar eventos transcricionais que ocorrem após o exercício físico (Figura 8.4). No músculo esquelético humano, apenas três complexos foram detectados: α2β2γ1 (65% do conjunto total), α2β2γ3 (20%) e α1β2γ1 (15%).[83] Uma mutação (R225W) ocorrida no gene que codifica a subunidade PRKAG3 AMPKγ3 foi relatada em seres humanos,[84] causando aumento da deposição de glicogênio no músculo esquelético. Estudos revelaram também que cada combinação de heterotrímero exibe perfil distinto de ativação em resposta ao exercício físico no músculo esquelético humano, com complexos contendo γ3 (α2β2γ3 heterotrímero, compreendendo 20% do *pool* total AMPK) predominantemente ativados.[83] e heterotrímeros

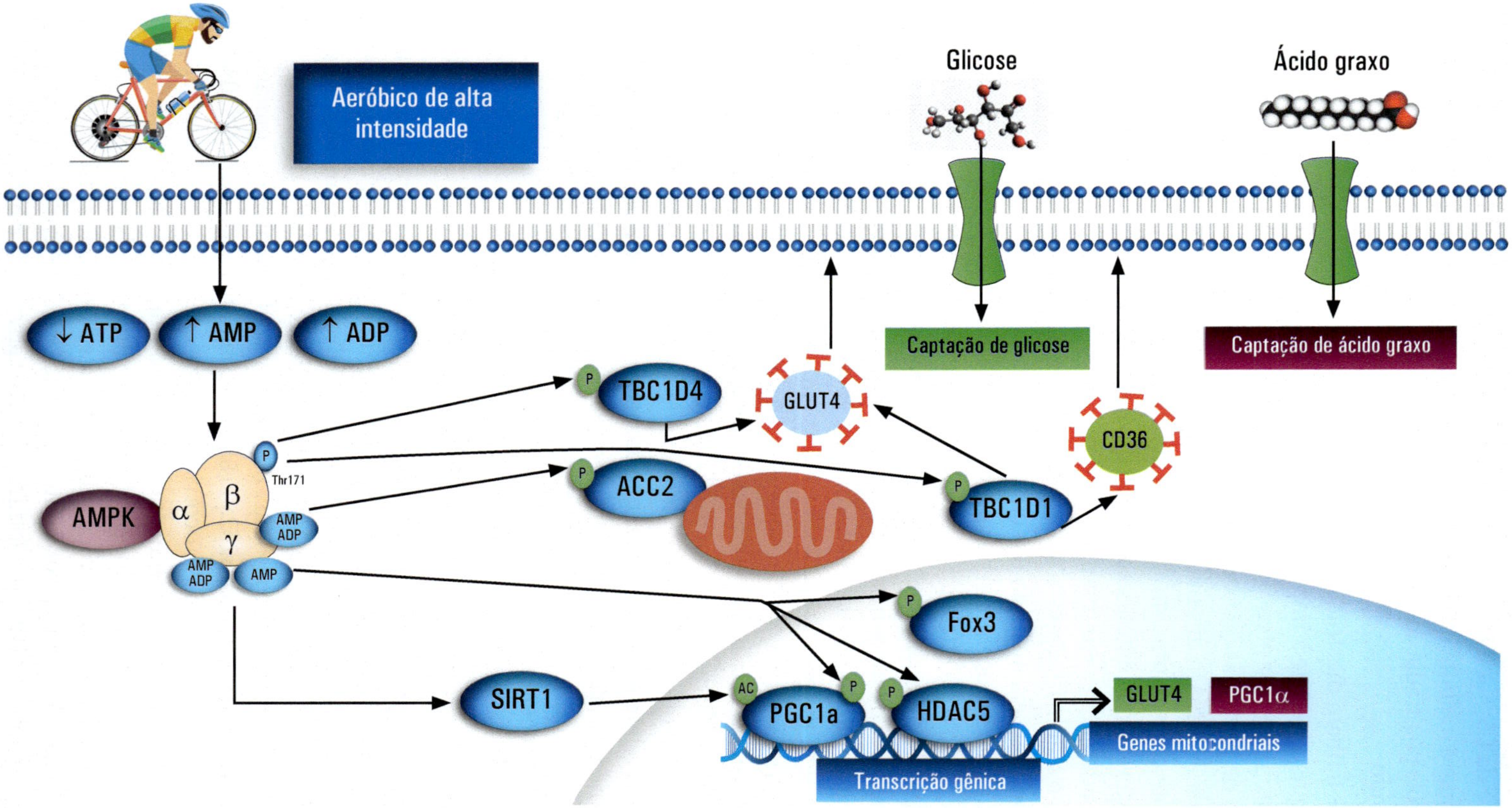

FIGURA 8.4 Representação esquemática das adaptações metabólicas a partir de exercícios de resistência de alta intensidade envolvendo a proteína quinase ativada pelo AMPK.

ATP: adenosina trifosfato; AMP: adenosina monofosfato; ADP: adenosina difosfato; AMPK: proteína quinase ativada pelo AMP; AS160 ou TBC1DA: substrato da Akt de peso molecular 160 kDa; ACC2: isoforma mitocondrial da acetil-CoA carboxilase; SIRT1: sirtuína 1; GLUT4: transportador de glicose do tipo 4; TBC1D1: isoforma da AS160; CD36: receptor scavenger da classe B; FoxO3: subclasse 3 do fator de transcrição da forquilha; PGC1α: coativador-1 alfa do receptor ativado por proliferador do peroxissoma; HDAC5: histona deacetilase.

Fonte: Modificada de Mounier, 2015.[176]

α2β2γ1 e α1β2γ1 (compreendendo 80% do *pool* total de AMPK) inalterados ou ativados somente após o exercício prolongado.[85] Além disso, a especificidade dos complexos contendo α2 de se translocar para o núcleo, em resposta à contração do músculo, expande as respostas decorrentes da ativação da AMPK em efeitos transcricionais no músculo esquelético exercitado.[86] Durante o exercício físico, os complexos contendo α1 são ativados quando comparados aos complexos contendo α2. Recentemente, pesquisadores demonstraram funções distintas de heterotrímeros específicos da AMPK, ao evidenciarem diferentes sítios de fosforilação no músculo humano exercitado.[87]

Um dos principais efeitos catabólicos do exercício físico é a oxidação de ácidos graxos. Os resultados experimentais com modelos animais têm fornecido evidências convincentes para o papel da AMPK na regulação do metabolismo de ácidos graxos no músculo esquelético. Tem sido demonstrado que a ativação da AMPK induzida por contração e por medicamentos estimula a oxidação de ácidos graxos no músculo esquelético.[88-91] Nesse contexto, foi verificado em camundongos *knock-in* (ACC2) que a AMPK estimula a oxidação de ácidos graxos no músculo esquelético, por meio de fosforilação e de redução da atividade de acetil-coenzima A carboxilase 2 (ACC2), enzima que catalisa a carboxilação da acetil-CoA para malonil-CoA, um intermediário metabólico envolvido na regulação da oxidação de ácidos graxos.[92] Contudo, existem controvérsias sobre o papel da AMPK na regulação da oxidação de ácidos graxos no músculo esquelético, em razão da dissociação entre a ativação, a fosforilação da ACC e a concentração de malonil-CoA durante o exercício prolongado em seres humanos,[93] indicando que a oxidação de lipídios muscular não seria completamente dependente da via AMPK/ACC. Estudos com animais transgênicos, com atividade de AMPK reduzida no músculo esquelético, levaram à conclusão de que esta quinase não está diretamente envolvida na regulação da oxidação de ácido graxos durante o exercício,[94-96] mas que a fosforilação da ACC no músculo desses animais pode contribuir para adaptações metabólicas a partir de eventos contráteis; assim, a contribuição da via AMPK/ACC não pode ser desconsiderada. Desta forma, mais estudos envolvendo o uso de modelos mecanicistas são necessários para compreender plenamente a contribuição da AMPK muscular na oxidação de ácidos graxos durante o exercício.

Outro mecanismo para melhorar a utilização de ácidos graxos envolve a translocação do transportador de ácidos graxos FAT/CD36 (*fatty acid translocase/cluster of differentiation 36*) para a membrana plasmática, para regular a incorporação de ácidos graxos nas células musculares. Embora estudos anteriores indiquem que a AMPK não seja essencial na regulação da translocação do FAT/CD36 e na captação de ácidos graxos durante a contração muscular,[97,98] foi demonstrado que camundongos deficientes em AMPKα1α2 muscular apresentam prejuízo na utilização de ácidos graxos durante o exercício.[65]

Durante o exercício, a contração do músculo esquelético aumenta a captação de glicose de forma dependente da intensidade para sustentar a demanda energética causada pelo *turnover* de ATP. Este aumento na captação de glicose pelo músculo esquelético é impulsionado pelo aumento da capilaridade, bem como da translocação do GLUT4 para a membrana plasmática. Os mecanismos conhecidos apontam que a contração do músculo esquelético é o estímulo mais potente na captação de glicose pelo músculo esquelético em relação à ação da insulina e que os mecanismos moleculares reguladores do transporte de glicose via insulina e exercício são distintos.[99] No entanto, descobertas recentes têm mostrado uma convergência desses sinais via substrato da Akt de peso molecular 160 kDa (subunidades, TBC1D1 e TBC1D4), que vem ganhando destaque por serem consideradas essenciais na captação de glicose tanto pelo estímulo da insulina quanto da contração no músculo esquelético.[100-102] É também importante observar que, ao contrário da captação de glicose dependente da insulina, a captação de glicose mediada pela AMPK não é prejudicada no diabetes tipo 2 durante o exercício físico.[103]

A AMPK tem se destacado por ser considerada um elemento-chave nos efeitos do treinamento físico, principalmente, pela sua capacidade de regular a transcrição do GLUT4 e de genes envolvidos na biogênese mitocondrial.[63] O aumento na expressão do GLUT4 é dependente da fosforilação da AMPK e da transcrição da HDAC5, seguida do exercício físico.[104] O controle transcricional da biogênese mitocondrial é mediado pela regulação do PGC-1alfa, tanto no DNA nuclear quanto no mitocondrial. A ativação da AMPK favorece a estimulação do PGC-1alfa por fosforilação direta,[62] mas também envolve sua desacetilação por meio da sirtuína 1 (SIRT1), que está a jusante da AMPK, para o desencadeamento de adaptações do músculo esquelético induzidas pelo exercício físico.[105]

Efeito do Exercício de Resistência Sobre o Perfil de Citocinas

A contração do músculo tem emergido como importante ativador da síntese e da secreção de citocinas e de outros peptídeos, conhecidos como miocinas, as quais podem exercer efeitos autócrinos, parácrinos ou endócrinos. Essas miocinas têm sido consideradas mediadoras das adaptações do organismo frente ao exercício físico e exerceriam efeitos na regulação do metabolismo e na sinalização do músculo esquelético, bem como em órgãos distantes do seu local de produção. A interleucina 6 (IL-6) é reconhecida como a primeira miocina, contribuindo para a adaptação metabólica muscular e para os efeitos benéficos do exercício físico.[106] Na última década, várias evidências surgiram demonstrando que a IL-6 estimula o transporte de ácidos graxos e a oxidação de glicose no músculo esquelético de maneira dependente da AMPK.[107]

Outras miocinas, como IL-8 e IL-15, destacam-se por aumentar o transporte de glicose por meio do aumento da fosforilação da AMPK.[108] Semelhantemente, a irisina, uma miocina recém-descoberta, é capaz de favorecer o "escurecimento" (*browning*) de adipócitos a partir de estímulos advindos do exercício. Além disso, esta miocina tem ação direta sobre o metabolismo do músculo esquelético, também por meio da ativação da AMPK.[109] De forma interessante, verifica-se que a expressão de irisina no músculo esquelético é controlada por uma cascata de sinalização via AMPK-PGC-1α, sugerindo a existência potencial de um ciclo de *feedback* positivo.[110] A ativação da AMPK por fármacos também tem sido envolvida no mecanismo que regula a produção e a secreção de IL-6 no músculo esquelético isolado.[111] Entretanto, evidências mais recentes indicam que AMPKα2 seria dispensável para secreção de IL-6 estimulada pela contração muscular.[112]

Efeitos do Treinamento de Força Sobre Turnover Muscular

Todas as formas de contração muscular são resultado da aplicação de tensão (força) ao longo de um músculo ativo. O princípio de sobrecarregar o músculo é o elemento básico para o desenvolvimento de adaptações que resultam no consequente crescimento muscular (hipertrofia). Este fenômeno é conhecido como síntese de proteínas do músculo esquelético (SPME) e é regulado pela ativação do complexo 1 da proteína-alvo da rapamicina em mamíferos (mTORC1), da proteína ribossomal S6K (p70S6K) e dos alvos a jusante[113] (Figura 8.5). A p70S6K é um regulador-chave da SPME, por meio de vias canônicas de tradução de proteínas e de biogênese do ribossomo, envolvendo a proteína ligadora (4E-BP1) do fator de iniciação eucariótico 4E (eIF4E) e o fator de alongamento eucariótico 2 (eEF2). A fosforilação da 4E-BP1 pelo mTORC1 suprime sua ligação ao eIF4E e, posteriormente, permite que o eIF4E se ligue diretamente à extremidade 5' do RNAm para, finalmente, formar um complexo eIF4F ativo, o que faz deste uma etapa limitante da velocidade de iniciação da tradução. A fosforilação de S6K promove a fosforilação da proteína S6 da subunidade ribossomal 40S (rpS6) e da eIF4B. Coletivamente, estes eventos conduzem à formação do complexo de iniciação da tradução e ativam a síntese de proteínas para a hipertrofia muscular.[114]

A regulação mecanossensorial da SPME é determinada por contrações de alta intensidade durante a realização de exercício de força.[115] Esse tipo de contração, transitoriamente, altera o sarcolema (a bicamada lipídica que envolve a célula do músculo), aumentando a concentração de ácido fosfatídico na membrana fosfolipídica, por meio da ativação da fosfolipase D. O ácido fosfatídico ativa o mTORC1, por meio da interação com o seu domínio de FRB,[116] resultando na ativação de mTORC1 e SPME.[117] Contrariamente, a inibição da fosfolipase D é capaz de reduzir a ativação da mTORC1, por comprometer os aumentos nas concentrações de ácido fosfatídico na membrana.[117,118]. A regulação da SPME por mecanossensores também envolve a proteína quinase de adesão focal (FAK), uma classe de receptores transmembranas que atuam como proteínas tirosina quinases. As proteínas FAK são elementos-chave para a transmissão dos sinais contráteis no músculo esquelético e são componentes centrais da sinalização de integrina — proteínas de adesão presentes na membrana celular. A expressão e a atividade da FAK no músculo esquelético estão relacionadas com a intensidade da carga de trabalho aplicada.[119,120] Além disso, as contrações podem promover alterações conformacionais e de atividade da fosfotransferase da FAK,[119,121] capazes de ativar a SPME por meio de mecanismos dependentes e independentes de mTORC1.[115]

Durante a resposta adaptativa de hipertrofia induzida por exercício de força, o controle da tradução e da síntese proteica é realizado positivamente, enquanto a ativação e a incorporação de células satélites facilitam a adição de novas miofibrilas formadas para a maquinaria contrátil. Em razão da importância de a síntese de proteínas ser superior à degradação ao longo de período prolongado de tempo, o grau de hipertrofia muscular induzida pelo exercício de força está fortemente associado ao grau de fosforilação da p70S6K.[122,123] A maior atividade da p70S6K induzida pela contração muscular é dependen-

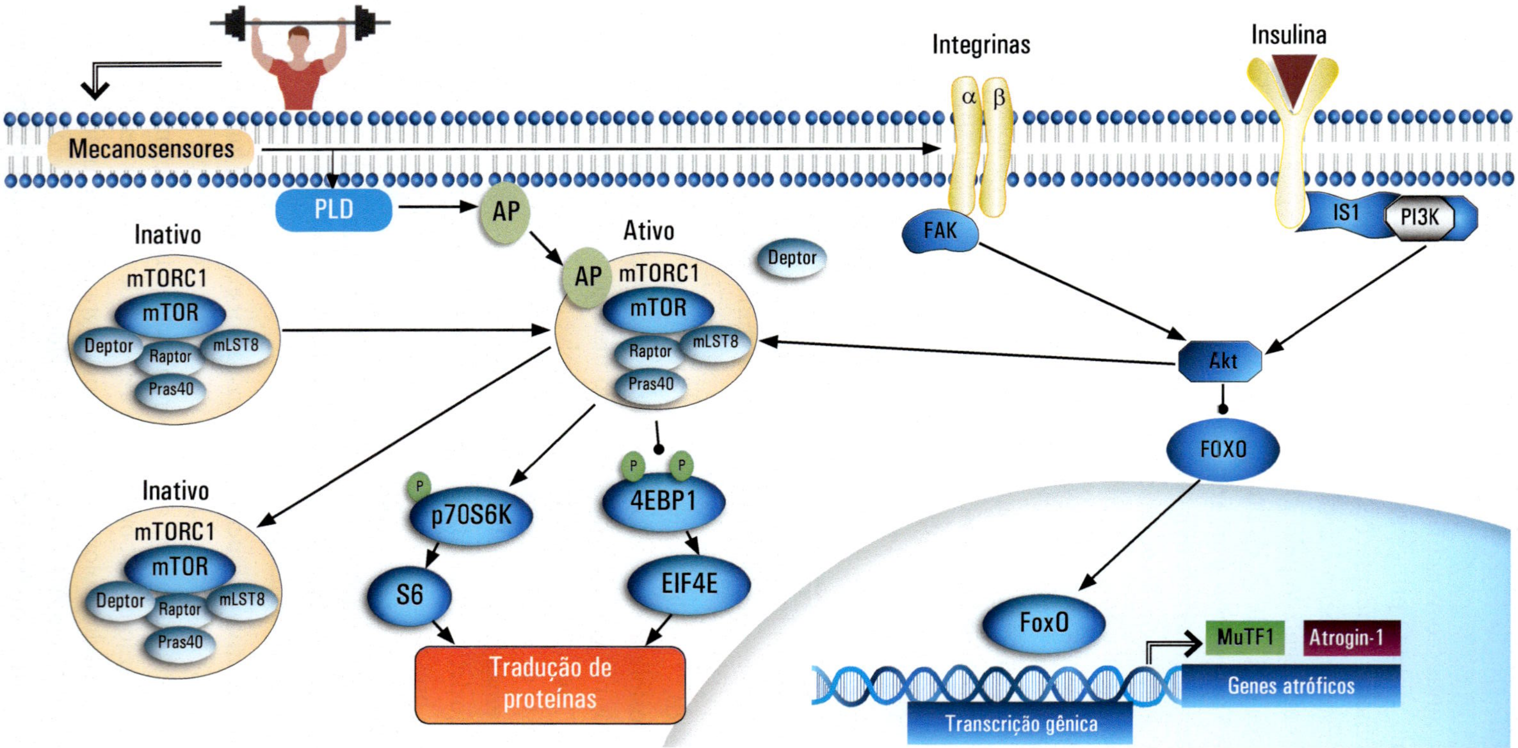

FIGURA 8.5 Representação esquemática da via de síntese proteica no músculo esquelético envolvenco o complexo 1 da proteína-alvo da rapamicina em mamíferos (mTORC1) e a via de ativação da degradação proteica envolvendo ativação de FOXO.

mTOR: alvo da rapamicina em mamíferos; Deptor: proteína de interação que contém o domínio mTOR; Raptor: regulador associado à proteína TOR; mLST8: subunidade da proteína GTPase;Pras40: substrato de Akt rico em prolina de 40 kDa; PLD: fosfolipase D; AP: ácido fosfatídico; FAK: proteína quinase de adesão focal; IRS1: substrato do receptor de insulina 1; PI3K: quinase fosfatidilinositol 3; Akt ou PKB: proteína quinase B; p70S6K: proteína-70 ribossomal S6 quinase; 4EBP1: proteína de ligação do fator de iniciação eucariótico 4E 1; S6; quinase S6; EIF4E: fator de iniciação eucariótico 4E; FOXO: fator de transcrição da forquilha; MuRF1: muscle RING-finger protein-1 ou atrogina.

Fonte: Os autores.

te de mTORC1, que integra estímulos de nutrientes e metabólitos para regular o crescimento e a proliferação celular.

A ativação desta via, pela contração muscular, por meio da via mecanossensorial, como anteriormente mencionado, conduz os processos de tradução por aumentar a taxa de SPME e, por conseguinte, a hipertrofia do músculo por meio do aumento proteico.[124] A ativação do mTORC1 é crítica para o crescimento muscular induzido pela sobrecarga do treinamento, como demonstrado pela atenuação das respostas hipertróficas e da síntese de proteínas pelo inibidor de mTORC1, a rapamicina.[113] A via do mTORC1 controla mecanismos de síntese de proteínas em vários níveis, tanto pela capacidade de tradução, quanto pela eficiência, por meio de aumentos da tradução de RNAm específicos e, posteriormente, pelo aumento da fibra muscular esquelética.

Regulação da Degradação Proteica no Músculo Esquelético

A regulação da degradação proteica muscular esquelética é, principalmente, dependente da atividade da via da ubiquitina-proteassoma (Figura 5). Este fenômeno ocorre por meio da ação de duas ligases de ubiquitina E3 específicas do músculo, a atrogina 1, também conhecida como MAFbx (atrogina-1/MAFbx), e a RNAm muscular 1 (MuRF1), que são reguladores fundamentais da proteólise muscular em condições catabólicas.[114] Por exemplo, a degradação da miosina de cadeia pesada é regulada por ubiquitinação MuRF1-dependente.[125] Neste modelo, a ativação (desfosforilação) dos fatores de transcrição FOXO leva ao aumento transcricional de MAFbx/atrogina-1 e MuRF1.[126] A translocação e a ativação de membros FOXO são necessárias para o aumento da regulação de atrogina-1/MAFbx e MuRF1, enquanto a FOXO3 é suficiente para promover a expressão de atrogina-1/MAFbx e a atrofia muscular *in vivo*.[126]

A atividade de FOXO é regulada, principalmente por mudanças pós-traducionais que determinam sua localização subcelular, ou seja, a fosforilação por Akt promove a exportação nuclear de FOXO para o citoplasma. Desse modo, a Akt atua como quinase-chave no equilíbrio da síntese e degradação proteica muscular. O papel dessa via está firmemente estabelecido na atrofia muscular, porém menos definido em relação à degradação de proteínas durante a hipertrofia — ou nas alterações transitórias no balanço proteico durante e após uma única sessão de exercício de força. Estudos que utilizaram protocolos com exercício físico agudo e que avaliaram a expressão de genes proteolíticos em resposta a exercício aeróbio ou de força demonstram maior expressão de RNAm de MuRF1 em 2 a 4 horas pós-exercício, enquanto a de RNAm de atrogina-1/MAFbx tende a permanecer elevada até 12 horas após o término do exercício.[127,128]

Nutrigenômica

A Nutrigenômica estuda o efeito de nutrientes e de compostos bioativos presentes em alimentos sobre a expressão gênica e, consequentemente, sobre o proteoma e o metaboloma. As interações que envolvem a Nutrigenômica podem ocorrer de modo direto ou indireto. A regulação pelo modo indireto é representada pela capacidade de nutrientes e compostos bioativos ativarem ou inibirem vias de sinalização intracelulares. Nesse sentido, pode ocorrer aumento ou redução da translocação de fatores de transcrição do citoplasma para o núcleo celular, sendo que a ligação de fatores de transcrição na região promotora de genes específicos promove a transcrição gênica (Figura 8.6). No tocante à regulação pelo modo direto, verifica-se que nutrientes ou compostos bioativos interagem diretamente como ligantes de receptores nucleares ou de fatores de transcrição e, desse modo, promovem alteração da atividade transcricional do gene. Os ácidos graxos ômega 3 eicosapentaenoico (EPA) e docosaexaenoico (DHA), o ácido retinoico, o calcitriol e o zinco são exemplos de nutrientes que podem atuar de forma direta.[129-131]

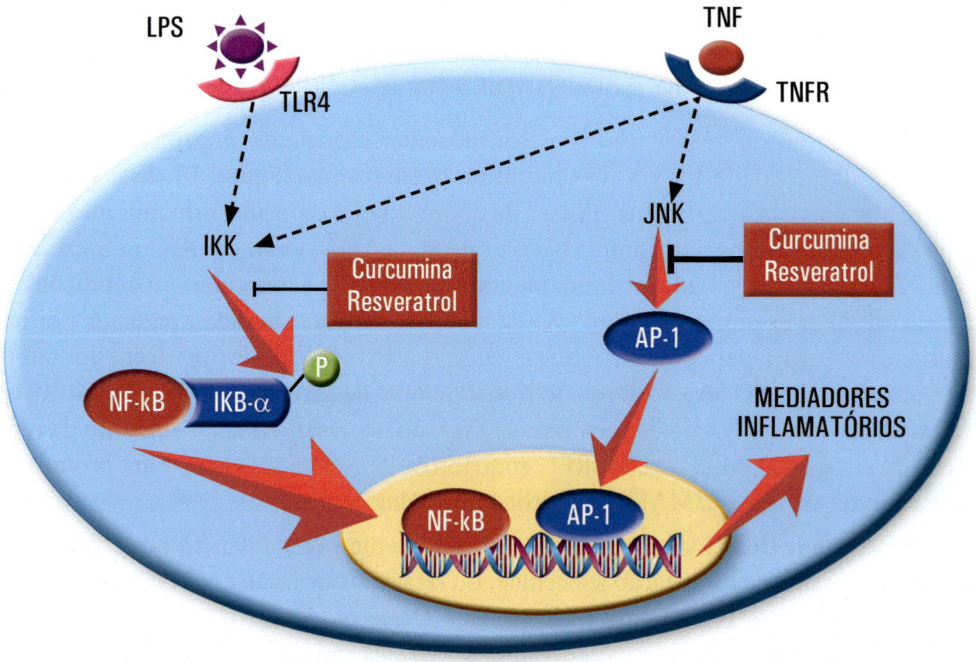

FIGURA 8.6 Regulação indireta da expressão gênica. A presença de lipopolissacarídeos (LPS) estimula a via de sinalização do fator nuclear kappa B (NF-kB), enquanto a presença de TNF-α estimula tanto a via de sinalização do NF-κB quanto da proteína ativadora 1 (AP-1). A ativação dessas vias de sinalização resulta no aumento da expressão de genes que codificam proteínas envolvidas na resposta inflamatória. A curcumina e o resveratrol atuam de modo indireto na redução da ativação dessas vias de sinalização.

IκB-α: inibidor de kappa B alfa; IKK: quinase do inibidor de kappa B; TNF-α: fator de necrose tumoral alfa; JNK: quinase c-jun amino-terminal; TNFR: receptor do TNF alfa; TLR-4: receptor do tipo Toll 4.

Fonte: Adaptada de Bastos *et al.*[132]

Alimentação e estratégias de suplementação podem influenciar, de forma significativa, o desempenho físico, resultado de complexas interações que envolvem fatores fisiológicos, bioquímicos, psicológicos, entre outros. A interação entre genes, nutrição e exercício físico é altamente complexa — estudos que visam determinar a ingestão adequada de nutrientes em atletas raramente abarca aspectos relacionados à nutrigenômica, e tal abordagem poderia ampliar os efeitos fisiológicos induzidos pelo treinamento físico. Nesse contexto, serão apresentados exemplos de interação entre nutrientes e compostos bioativos presentes em alimentos e exercício físico, e sua repercussão na modulação da expressão gênica.

Expressão Gênica, Nutrição e Exercício Físico

Vitamina D

A vitamina D pode ser sintetizada na epiderme por ação da radiação ultravioleta B (sendo a molécula designada colecalciferol [vitamina D_3]) ou obtida de forma exógena, via alimentos ou suplementos (na forma de colecalciferol ou de ergosterol [vitamina D_2]). No sangue, a vitamina D circula associada à proteína de ligação da vitamina D (*D-Binding Protein* [DBP]) e, nos hepatócitos, por meio de uma reação catalisada pela enzima 25-hidroxilase (que pode ser uma de várias isoformas, nomeadamente a enzima mitocondrial CYP27A1 e as enzimas microssomais CYP2R1, CYP3A4 e CYP2J3), sofrerá uma hidroxilação no carbono 25, convertendo-se em calcidiol (25-hidroxi-vitamina D [$25OHD_3$ ou $25OHD_2$, dependendo da molécula parental]). Por sua vez, a 25OHD converte-se, por ação da enzima 25-hidroxi-vitamina D 1-α-hidroxilase (CYP27B1), na mitocôndria das células da parte convoluta do túbulo proximal do néfron, em calcitriol (1α,25-di-hidroxi-vitamina D [$1\alpha,25(OH)_2D_3$ ou $1\alpha,25(OH)_2D_2$, mais uma vez dependendo da molécula parental]). Esta molécula ($1\alpha,25[OH]_2D$) tem várias ações endócrinas, mas, durante muito tempo, apenas lhe era reconhecido seu papel na regulação do metabolismo do cálcio e do fósforo e na mineralização óssea.[133-135]

A forma ativa da vitamina D é um importante fator para a homeostase do cálcio e do metabolismo ósseo, atuando por meio da sua ligação ao receptor de vitamina D (VDR), que pertence à superfamília de receptores nucleares. Ademais, aventa-se a hipótese de que a vitamina D possa melhorar a força muscular por meio de um receptor nuclear altamente específico expresso neste tecido.[136] Tal fato foi avaliado em um estudo[137] realizado com animais que foram distribuídos em três grupos: (i) sedentário, (ii) exercício de alta intensidade e (iii) exercício de alta intensidade + suplementação de vitamina D. Os animais foram treinados em esteira (cinco dias por semana, durante oito semanas). Ao final da última sessão de treinamento intenso, verificou-se que o exercício provocou aumento significativo da concentração plasmática de creatina quinase (CK) e de lactato desidrogenase, as quais são marcadores de lesão muscular. No tocante aos parâmetros de avaliação da expressão gênica no tecido muscular, o exercício acarretou aumento da expressão do TNF-alfa e da IL-6 e da fosforilação da AMPK, da p38, da ERK1/2 e do inibidor de kappa B (IκB). Por outro lado, a suplementação de vitamina D reduziu a concentração plasmática de CK, a fosforilação da AMPK, da p38, da ERK1/2, da quinase do inibidor de kappa B (IKK) e do IκB e a expressão gênica do TNF-alfa e da IL-6, ao mesmo tempo em que promoveu aumento da expressão proteica do receptor de vitamina D. Tais resultados indicam que a vitamina D apresenta papel relevante na lesão e na resposta pró-inflamatória induzidas pelo exercício físico intenso, por meio da modulação das vias de sinalização do NF-κB e da MAPK, com envolvimento do VDR.

Glutamina

A glutamina é um L-α-aminoácido de 5 carbonos, com peso molecular de 146,15 e composição elementar de carbono (41,09%), hidrogênio (6,90%), oxigênio (32,84%) e nitrogênio (19,17%), sendo em pH fisiológico classificada como um aminoácido neutro e, nutricionalmente, como um aminoácido não essencial. A glutamina apresenta dois grupos amino — um grupo α-amino e um grupo amida terminal facilmente hidrolisável—, e essas características ressaltam as funções da glutamina como um veículo de transporte de nitrogênio e carreador de amônia. Este é o aminoácido livre mais abundante no músculo e no plasma humano, e pode ser encontrado em concentrações relativamente altas em muitos tecidos. Em relação à concentração plasmática de glutamina, esta constitui aproximadamente 20% do total de aminoácidos livres e, após um jejum de 12 horas, a concentração plasmática encontra-se entre 500 e 750 µmol/L, sendo esta dependente do balanço entre a liberação e a captação de glutamina pelos vários órgãos e tecidos do organismo.[138-140]

Entre os órgãos envolvidos na síntese de glutamina incluem-se músculo esquelético, pulmões, fígado, cérebro e, possivelmente, o tecido adiposo, os quais contêm atividade da enzima glutamina sintetase. Por outro lado, tecidos que são primariamente consumidores de glutamina — células da mucosa intestinal, leucócitos e células do túbulo renal — contêm elevada atividade da enzima glutaminase. Sob certas condições, tal como reduzido aporte de carboidratos, o fígado pode tornar-se um sítio consumidor de glutamina (Figura 8.7).[139-142]

No que concerne ao exercício físico, verifica-se aumento da concentração plasmática de glutamina durante e imediatamente após o exercício de alta intensidade e curta duração, cujo fato ocorre por causa da hemoconcentração e do aumento da amoniagênese a partir da deaminação da AMP para IMP. Por outro lado, durante o período de recuperação após uma sessão de exercício intenso e prolongado, constata-se redução da concentração plasmática de glutamina relacionada, principalmente, ao aumento da captação deste aminoácido por outros tecidos (fígado, rins, leucócitos), que supera a taxa de liberação de glutamina a partir do músculo esquelético, a qual é estimulada pelo cortisol; alternativamente pela diminuição da síntese e/ou alteração no transporte cinético deste aminoácido, resultando em diminuição do efluxo de glutamina pelo músculo.[139,141]

Entre os efeitos da suplementação de glutamina no contexto da nutrigenômica e do exercício físico, destaca-se o papel desse aminoácido na modulação da atividade do fator de transcrição designado fator de choque térmico (HSF-1), o qual promove a expressão gênica de proteínas de choque térmico (HSP). As HSP são uma família de polipeptídeos

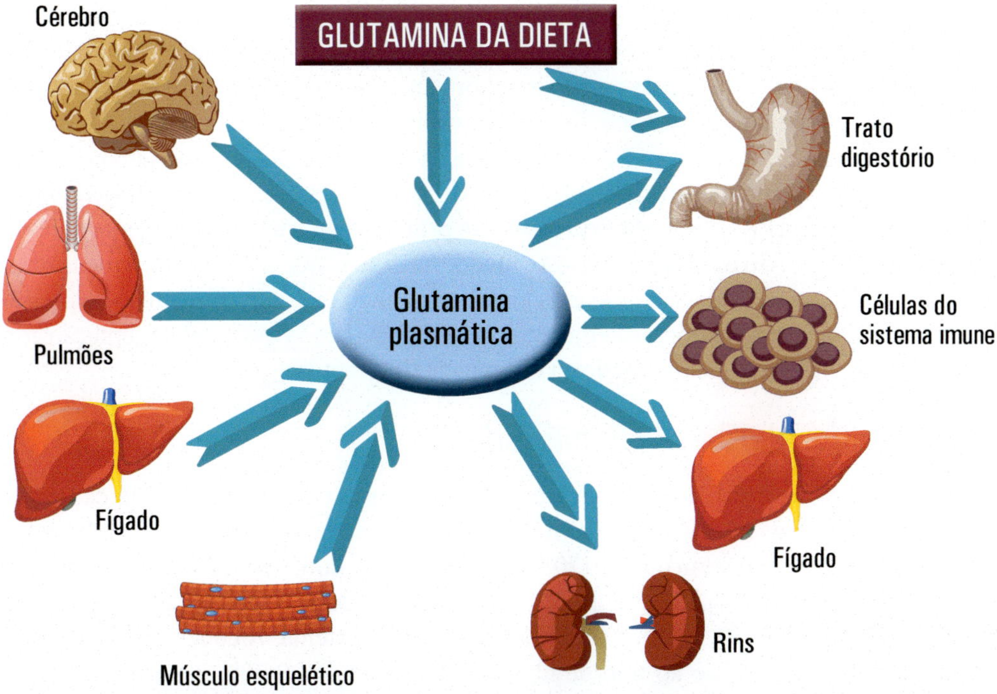

FIGURA 8.7 Síntese e utilização de glutamina por diversos tecidos, órgãos e células do organismo.

Fonte: Modificada de Rogero e Tirapegui.[142]

que interagem com proteínas não enoveladas e/ou com conformação alterada induzida por situações de estresse fisiológico. Nesse contexto, destaca-se a HSP-27, que apresenta a capacidade de se ligar a determinadas proteínas estruturais no sarcômero, cujo fato protege contra a desnaturação proteica.[143,144] Em um estudo com ratos suplementados com glutamina — na forma livre ou do dipeptídeo L-alanil-L-glutamina — e submetidos a um treinamento de força, verificou-se que a suplementação com glutamina aumentou o conteúdo proteico muscular do HSF-1 e da HSP-27 em relação ao grupo-controle, o que sugere que a glutamina promove efeitos citoprotetivos em ratos submetidos a treinamento de força de alta intensidade.[145]

No que concerne aos efeitos da glutamina sobre a função imune, verifica-se que neutrófilos consomem glutamina ativamente, e a taxa de utilização de glutamina por neutrófilos, assim como por linfócitos e macrófagos, é similar ou até mesmo superior quando comparada à glicose. No tocante ao exercício físico, esse aminoácido apresenta um efeito protetivo sobre a apoptose em neutrófilos induzida por uma única sessão de exercício.[146-148]

Nesse sentido, em um estudo[149] foi investigado o efeito da suplementação oral com glutamina sobre a fosforilação das proteínas p38 proteína quinase ativada por mitógenos (MAPK) e c-Jun NH_2-terminal quinase (JNK) — que estão envolvidas com o processo de apoptose celular —, cuja ativação está relacionado ao aumento de atividade de mediadores apoptóticos clássicos, como p53 e caspase 3. O estudo foi realizado com ratos suplementados com glutamina (1 g/kg de peso), uma hora antes da realização de uma única sessão de exercício em esteira. O exercício físico promoveu, em neutrófilos peritoneais, aumento da fosforilação das proteínas p38 MAPK, JNK e da expressão das proteínas p53 e caspase 3. Contudo, a suplementação com glutamina parcialmente preveniu o aumento da fosforilação da p38 MAPK, JNK e da expressão das proteínas p53, e completamente aboliu o aumento da expressão da caspase 3. Desse modo, verifica-se que a apoptose em neutrófilos induzida por uma única sessão de exercício é acompanhada por um aumento da expressão de p53 e caspase 3 e da fosforilação da p38 MAPK e JNK, sendo que a suplementação com glutamina atenua esses efeitos e reduz a ocorrência de apoptose.

Aminoácidos de Cadeia Ramificada

Destacam-se, entre os aminoácidos essenciais, os três aminoácidos de cadeia ramificada (ACR), ou seja, leucina, valina e isoleucina, que apresentam, respectivamente, concentração plasmática média de 120, 220 e 63 μmol/L, concentração intramuscular na forma livre média de 133, 253 e 68 μmol/L de água intracelular e concentração na proteína muscular humana de 59,5, 43,5 e 41,9 mmol/100 g de proteína. A concentração de ACR também difere em relação ao tipo de fibra muscular, sendo 20-30% maior em fibras de contração lenta em comparação àquelas de contração rápida. Os ACR correspondem a cerca de 35% dos aminoácidos indispensáveis em proteínas musculares e, uma vez que a massa muscular de humanos é de cerca de 40-45% da massa corporal total, verifica-se que grande quantidade de ACR está presente em proteínas musculares. Em indivíduos adultos, ACR são relevantes para a manutenção da proteína corporal, além de serem fonte de nitrogênio para a síntese de alanina e glutamina. Existem evidências demonstrando o papel fundamental dos ACR — especialmente a leucina — na regulação de processos anabólicos envolvendo tanto a síntese quanto a degradação proteica muscular.[150-152] No que concerne à nutrição esportiva, o potencial benefício da suplementação de ACR por atletas baseia-se na premissa de que esses aminoácidos podem promover anabolismo proteico muscular, atuar em relação à fadiga central, favorecer a secreção de insulina, melhorar a imunocompetência, diminuir o grau de lesão muscular induzido pelo exercício físico e aumentar o desempenho de indivíduos que se exercitam em ambientes quentes.[153]

A ingestão de uma mistura de aminoácidos ou de um hidrolisado de proteínas após uma sessão de exercício de força estimula a taxa de síntese proteica em músculo humano e promove um balanço proteico muscular positivo. Diferentes teorias tentam explicar a ocorrência desse efeito, como o aumento da disponibilidade de aminoácidos, promovendo o aumento do transporte deles para dentro da célula muscular, o que estimula a síntese proteica.[154,155] Outra possibilidade é que esse efeito decorre de um grupo de aminoácidos, como os ACR, ou de um único aminoácido, como a leucina. No que concerne à leucina, esta aumenta a fosforilação de proteínas envolvidas na regulação da síntese proteica, incluindo a $p70^{S6k}$ e a 4E-BP1, no músculo esquelético de humanos. Observa-se também que a atividade da $p70^{S6k}$ induzida pelo exercício está correlacionada ao aumento da massa muscular após seis semanas de treinamento de força. Desse modo, alterações na fosforilação da $p70^{S6k}$ no músculo esquelético pós-exercício podem refletir em ativação de vias de sinalização, as quais podem responder pelo aumento da síntese proteica durante a fase inicial da recuperação pós-exercício.[156,157] Esse fato é relevante, uma vez que a ingestão de leucina aumenta a fosforilação de proteínas envolvidas na regulação da síntese proteica muscular, incluindo a $p70^{S6k}$.

Karlsson *et al.*[159] investigaram o efeito do exercício de força isolado ou em combinação com a ingestão oral de ACR sobre a fosforilação da $p70^{S6k}$ no músculo esquelético. Sete indivíduos executaram uma sessão de exercício de força (músculo quadríceps; 4 × 10 repetições; 80% de uma repetição máxima) em duas condições, ou seja, com a ingestão de solução contendo ACR (45% leucina, 30% valina e 25% isoleucina) ou placebo (água flavorizada) durante e após o exercício. A ingestão de ACR acarretou o aumento da concentração plasmática dos três ACR durante o exercício e o período de recuperação (2 horas). O exercício de força promoveu significativo aumento da fosforilação da $p70^{S6k}$, que persistiu 1 e 2 horas pós-exercício, enquanto a ingestão com ACR aumentou 3,5 vezes a fosforilação da $p70^{S6k}$ durante a recuperação. Além disso, a fosforilação da proteína ribossomal S6 — substrato da $p70^{S6k}$ — foi aumentada durante o período de recuperação pós-exercício de força apenas no grupo que ingeriu ACR. Desse modo, ACR — ingeridos durante e após o exercício de força — podem aumentar a síntese proteica no músculo esquelético pós-exercício de força por meio da cascata de sinalização dependente da $p70^{S6k}$.

Em outro estudo,[160] foi investigado o efeito da suplementação de ACR (85 mg de ACR/kg de peso corporal; 45% de leucina, 30% de valina e 25% de isoleucina) antes da realização de uma sessão de *leg press* unilateral. Biópsias foram obtidas a partir do músculo vasto lateral nos momentos pré e pós-exercício para avaliação da expressão de genes relacionados aos mecanismos de degradação proteica. A ingestão de ACR reduziu a expressão gênica da MAFbx, que atua como uma ubiquitina-ligase e, desse modo, apresenta papel relevante nos mecanismos relacionados à proteólise muscular. Cabe destacar que o grupo-controle apresentou aumento do conteúdo proteico de outra ubiquitina-ligase (MuRF-1) no momento pós-exercício, o que não foi observado no grupo que ingeriu os ACR. Aliado a isso, a fosforilação da $p70^{S6k}$ aumentou significativamente, no momento pós-exercício, no grupo suplementado com ACR. Tais resultados sugerem que a ingestão de ACR tem potencial impacto no contexto da nutrigenômica e do exercício físico por meio da modulação da expressão de genes relacionados à proteólise muscular.

Proteína do Soro do Leite

No leite, as proteínas estão distribuídas em dois grupos: (i) as caseínas, representando 80% do conteúdo proteico total; e (ii) as proteínas do soro, integrando os 20% remanescentes. A proteína do soro do leite apresenta alto teor de aminoácidos indispensáveis, como os aminoácidos de cadeia ramificada — leucina, isoleucina e valina, cujo fato, em grande parte, está associado à presença da β-lactoglobulina e da α-lactoalbumina. A proteína do soro do leite também é uma boa fonte de aminoácidos sulfurados (cisteína e metionina), os quais contribuem com os mecanismos relacionados à imunocompetência e ao sistema antioxidante celular. O conteúdo de aminoácidos de cadeia ramificada, de aminoácidos indispensáveis e de aminoácidos dispensáveis em 20 gramas de proteína do soro do leite e de caseína é apresentado na Figura 6.8. A ingestão da proteína do soro do leite hidrolisada acarreta maior aumento da síntese proteica muscular em comparação à ingestão de aminoácidos com composição idêntica em relação à proteína do soro do leite.[161-166]

Considerando os aspectos supracitados, Kanda *et al.*[168] investigaram o efeito da ingestão de proteína do soro do leite hidrolisada sobre a expressão gênica global muscular. Para tanto, animais nadaram por um período de duas horas e, imediatamente após, foram alimentados com ração contendo proteína hidrolisada + carboidrato ou mistura de aminoácidos + carboidratos. Uma hora após o término do exercício, o músculo epitroclear foi retirado e utilizado para a análise de *microarray* (30.000 genes). Os resultados

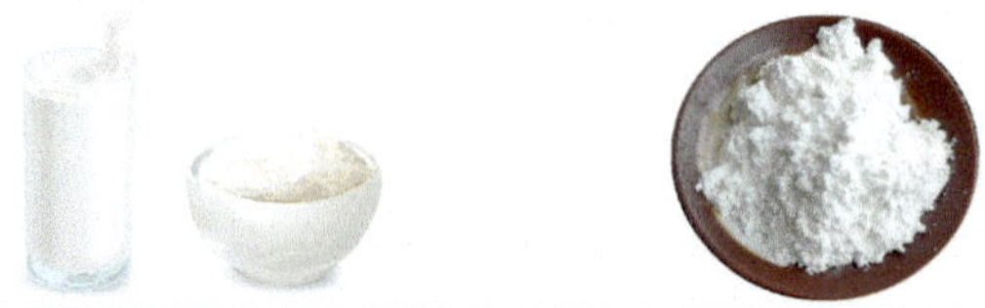

	Proteína do Soro do Leite	Caseína
Leucina	2,5 g	1,7 g
Isoleucina	1,2 g	1,1 g
Valina	1,2 g	1,1 g
AAI	9,3 g	7,9 g
AAD	10,7 g	12,1 g

FIGURA 8.8 Conteúdo de aminoácidos de cadeia ramificada, de aminoácidos indispensáveis (AAI) e de aminoácidos dispensáveis (AAD) em 20 gramas de proteína do soro do leite e de caseína.

Fonte: Pennings *et al.* [167]

evidenciaram que a ingestão da proteína do soro do leite hidrolisada alterou a expressão de 189 genes, com destaque para o aumento da expressão de genes envolvidos com o reparo muscular pós-exercício, bem como ativou duas proteínas *upstream*, a proteína quinase regulada por sinais extracelulares 1/2 (ERK 1/2) e o fator induzido pela hipóxia-1alfa (HIF-1alfa), os quais podem atuar como fatores-chave para a regulação da expressão gênica relacionada à ingestão da proteína do soro do leite hidrolisada (Figura 6.9).

Carboidratos

Diversos estudos têm avaliado o efeito do índice glicêmico dos alimentos sobre o metabolismo e o desempenho quando consumidos em diferentes momentos antes do exercício prolongado. Alguns estudos demonstram melhora do desempenho quando alimentos de baixo índice glicêmico são consumidos antes, ou imediatamente antes, do exercício. Todavia, há escassez de estudos que avaliem o efeito do índice glicêmico da

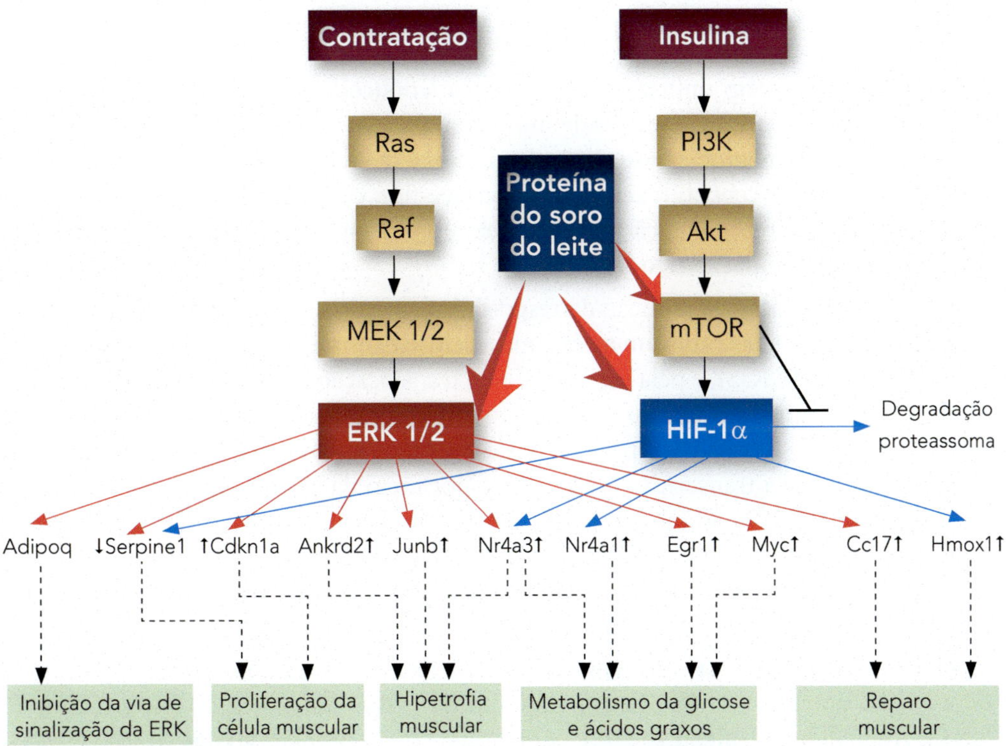

FIGURA 8.9 Possíveis vias de regulação da expressão gênica induzidas pela ingestão de proteína do soro do leite hidrolisada via proteína quinase regulada por sinais extracelulares 1/2 (ERK 1/2) e fator induzido pela hipóxia-1alfa (HIF-1alfa).

Fonte: Modificada de Kanda *et al.*[168]

dieta sobre a expressão gênica no músculo esquelético de indivíduos submetidos a uma sessão de exercício físico.[169-171]

O efeito do índice glicêmico sobre a expressão gênica das proteínas GLUT4 e FAT/CD36 no tecido muscular foi avaliado por meio de um estudo[172] realizado com oito indivíduos, os quais pedalaram, durante 1 hora, a 75% do consumo máximo de oxigênio ($VO_{2máx.}$) e ingeriram, imediatamente após o exercício, refeições isocalóricas, com alto e baixo índice glicêmico, que continham similares proporções de carboidratos, lipídios e proteínas. Após o exercício, verificou-se que a expressão do RNAm do GLUT4 foi reduzida em ambas as dietas, enquanto a expressão proteica do GLUT4 não foi alterada. Os níveis de RNAm e o conteúdo proteico da FAT/CD36 diminuíram significativamente com a dieta contendo alto índice glicêmico quando comparados aos valores obtidos no período basal. A dieta contendo baixo índice glicêmico não influenciou os níveis de RNAm e de proteína para o FAT/CD36. Este resultado indica que diferenças no índice glicêmico da refeição pós-exercício são suficientes para alterar o metabolismo lipídico.

Quercetina

As plantas contêm milhares de compostos fenólicos, incluindo mais de 5.000 flavonoides, que exibem forte atividade antioxidante. Flavonóis são os mais difundidos flavonoides nos alimentos, sendo o principal deles a quercetina. Entre as fontes de quercetina, destacam-se cebola, maçã, mirtilo, couve-flor, chá e brócolis. A ingestão total de flavonóis (com representação de 75% pela quercetina) varia entre 13 e 64 mg/dia, dependendo da população estudada.[132]

A quercetina atua na redução da resposta inflamatória por meio da inibição da expressão dos genes que codificam as enzimas ciclo-oxigenase 2 (COX-2) e óxido nítrico sintase induzível (iNOS), e pela diminuição da translocação do fator de transcrição NF-κB do citoplasma para o núcleo. A quercetina tem a capacidade de inibir as proteínas ERK e c-Jun NH_2-terminal quinase (JNK) e suas formas fosforiladas. Em macrófagos, a quercetina reduz a transcrição do TNF-alfa por meio da inibição da fosforilação e da ativação da JNK/SAPK, ao mesmo tempo em que atenua a síntese de TNF-alfa por meio da inibição da fosforilação da ERK 1/2 e da atividade da p38.[173,174]

A quercetina pode influenciar a biogênese mitocondrial induzida pelo exercício físico. Em um estudo[175] no qual animais foram submetidos a exercícios físicos e suplementados com quercetina, verificou-se, a partir da análise do músculo sóleo, que essa intervenção nutricional resultou em aumento da expressão gênica do PGC-1alfa e da SIRT1. Além disso, verificou-se que o conteúdo de DNA mitocondrial no tecido muscular aumentou em relação ao grupo placebo. Tais efeitos oriundos da suplementação de quercetina podem ter implicações relevantes no aumento de desempenho físico frente ao treinamento de *endurance*.

REFERÊNCIAS BIBLIOGRÁFICAS

1 Hawley JA, Hargreaves M, Joyner MJ, Zierath JR. Integrative biology of exercise. Cell. 2014;159:738-49.

2 Egan B, Zierath JR. Exercise metabolism and the molecular regulation of skeletal muscle adaptation. Cell Metab. 2013;17:162-84.

3 Stanford KI, Middelbeek RJ, Goodyear LJ. Exercise Effects on White Adipose Tissue: Beiging and Metabolic Adaptations. Diabetes. 2015;64:2361-8.

4 Whitham M, Febbraio MA. The ever-expanding myokinome: discovery challenges and therapeutic implications. Nat Rev Drug Discov. 2016;15:719-29.

5 Egan B, O'Connor PL, Zierath JR, O'Gorman DJ. Time course analysis reveals gene-specific transcript and protein kinetics of adaptation to short-term aerobic exercise training in human skeletal muscle. PLoS One. 2013;8:e74098.

6 Perry CG, Lally J, Holloway GP, Heigenhauser GJ, Bonen A, Spriet LL. Repeated transient mRNA bursts precede increases in transcriptional and mitochondrial proteins during training in human skeletal muscle. J Physiol. 2010;588:4795-810.

7 Robinson MM, Dasari S, Konopka AR, et al. Enhanced Protein Translation Underlies Improved Metabolic and Physical Adaptations to Different Exercise Training Modes in Young and Old Humans. Cell Metab. 2017;25:581-92.

8 LaMonte MJ, Blair SN, Church TS. Physical activity and diabetes prevention. J Appl Physiol (1985). 2005;99:1205-13.

9 LaMonte MJ, Blair SN. Physical activity, cardiorespiratory fitness, and adiposity: contributions to disease risk. Curr Opin Clin Nutr Metab Care. 2006;9:540-6.

10 Lee DC, Artero EG, Sui X, Blair SN. Mortality trends in the general population: the importance of cardiorespiratory fitness. J Psychopharmacol. 2010;24:27-35.

11 Nordby P, Saltin B, Helge JW. Whole-body fat oxidation determined by graded exercise and indirect calorimetry: a role for muscle oxidative capacity? Scand J Med Sci Sports. 2006;16:209-14.

12 de Glisezinski I, Moro C, Pillard F, et al. Aerobic training improves exercise-induced lipolysis in SCAT and lipid utilization in overweight men. Am J Physiol Endocrinol Metab. 2003;285:E984-90.

13 Johnson ML, Zarins Z, Fattor JA, et al. Twelve weeks of endurance training increases FFA mobilization and reesterification in postmenopausal women. J Appl Physiol (1985). 2010;109:1573-81.

14 Tarnopolsky MA, Rennie CD, Robertshaw HA, Fedak-Tarnopolsky SN, Devries MC, Hamadeh MJ. Influence of endurance exercise training and sex on intramyocellular lipid and mitochondrial ultrastructure, substrate use, and mitochondrial enzyme activity. Am J Physiol Regul Integr Comp Physiol. 2007;292:R1271-8.

15 Hood DA. Invited Review: contractile activity-induced mitochondrial biogenesis in skeletal muscle. J Appl Physiol (1985). 2001;90:1137-57.

16 Williams RS, Salmons S, Newsholme EA, Kaufman RE, Mellor J. Regulation of nuclear and mitochondrial gene expression by contractile activity in skeletal muscle. J Biol Chem. 1986;261:376-80.

17 Hood DA, Zak R, Pette D. Chronic stimulation of rat skeletal muscle induces coordinate increases in mitochondrial and nuclear mRNAs of cytochrome-c-oxidase subunits. Eur J Biochem. 1989;179:275-80.

18 Morrison PR, Biggs RB, Booth FW. Daily running for 2 wk and mRNAs for cytochrome c and alpha-actin in rat skeletal muscle. Am J Physiol. 1989;257:C936-9.

19 Neufer PD, Dohm GL. Exercise induces a transient increase in transcription of the GLUT-4 gene in skeletal muscle. Am J Physiol. 1993;265:C1597-603.

20 Chau CM, Evans MJ, Scarpulla RC. Nuclear respiratory factor 1 activation sites in genes encoding the gamma-subunit of ATP synthase, eukaryotic initiation factor 2 alpha, and tyrosine aminotransferase. Specific interaction of purified NRF-1 with multiple target genes. J Biol Chem. 1992;267:6999-7006.

21 Kelly DP, Scarpulla RC. Transcriptional regulatory circuits controlling mitochondrial biogenesis and function. Genes Dev. 2004;18:357-68.

22 Scarpulla RC. Nuclear control of respiratory gene expression in mammalian cells. J Cell Biochem. 2006;97:673-83.

23 Gordon JW, Rungi AA, Inagaki H, Hood DA. Effects of contractile activity on mitochondrial transcription factor A expression in skeletal muscle. J Appl Physiol (1985). 2001;90:389-96.

24 Lin J, Handschin C, Spiegelman BM. Metabolic control through the PGC-1 family of transcription coactivators. Cell Metab. 2005;1:361-70.

25 Martínez-Redondo V, Pettersson AT, Ruas JL. The hitchhiker's guide to PGC-1α isoform structure and biological functions. Diabetologia. 2015;58:1969-77.

26 Wu Z, Puigserver P, Andersson U, et al. Mechanisms controlling mitochondrial biogenesis and respiration through the thermogenic coactivator PGC-1. Cell. 1999;98:115-24.

27 Vega RB, Huss JM, Kelly DP. The coactivator PGC-1 cooperates with peroxisome proliferator--activated receptor alpha in transcriptional control of nuclear genes encoding mitochondrial fatty acid oxidation enzymes. Mol Cell Biol. 2000;20:1868-76.

28 Gulick T, Cresci S, Caira T, Moore DD, Kelly DP. The peroxisome proliferator-activated receptor regulates mitochondrial fatty acid oxidative enzyme gene expression. Proc Natl Acad Sci USA. 1994;91:11012-6.

29 Lin J, Puigserver P, Donovan J, Tarr P, Spiegelman BM. Peroxisome proliferator-activated receptor gamma coactivator 1beta (PGC-1beta), a novel PGC-1-related transcription coactivator associated with host cell factor. J Biol Chem. 2002;277:1645-8.

30 Meirhaeghe A, Crowley V, Lenaghan C, et al. Characterization of the human, mouse and rat PGC1 beta (peroxisome-proliferator-activated receptor-gamma co-activator 1 beta) gene in vitro and in vivo. Biochem J. 2003;373:155-65.

31 Lelliott CJ, Medina-Gomez G, Petrovic N, et al. Ablation of PGC-1beta results in defective mitochondrial activity, thermogenesis, hepatic function, and cardiac performance. PLoS Biol. 2006;4:e369.

32 Léveillé M, Besse-Patin A, Jouvet N, et al. PGC-1α isoforms coordinate to balance hepatic metabolism and apoptosis in inflammatory environments. Mol Metab. 2020;34:72-84.

33 Bruce CR, Thrush AB, Mertz VA, et al. Endurance training in obese humans improves glucose tolerance and mitochondrial fatty acid oxidation and alters muscle lipid content. Am J Physiol Endocrinol Metab. 2006;291:E99-E107.

34 Toledo FG, Menshikova EV, Ritov VB, et al. Effects of physical activity and weight loss on skeletal muscle mitochondria and relationship with glucose control in type 2 diabetes. Diabetes. 2007;56:2142-7.

35 Ballmann C, Tang Y, Bush Z, Rowe GC. Adult expression of PGC-1α and -1β in skeletal muscle is not required for endurance exercise-induced enhancement of exercise capacity. Am J Physiol Endocrinol Metab. 2016;311:E928-E38.

36 De Filippis E, Alvarez G, Berria R, et al. Insulin-resistant muscle is exercise resistant: evidence for reduced response of nuclear-encoded mitochondrial genes to exercise. Am J Physiol Endocrinol Metab. 2008;294:E607-14.

37 Mathai AS, Bonen A, Benton CR, Robinson DL, Graham TE. Rapid exercise-induced changes in PGC-1alpha mRNA and protein in human skeletal muscle. J Appl Physiol (1985). 2008;105:1098-105.

38 Edgett BA, Foster WS, Hankinson PB, et al. Dissociation of increases in PGC-1α and its regulators from exercise intensity and muscle activation following acute exercise. PLoS One. 2013;8:e71623.

39 Cochran AJ, Percival ME, Tricarico S, et al. Intermittent and continuous high-intensity exercise training induce similar acute but different chronic muscle adaptations. Exp Physiol. 2014;99:782-91.

40 Egan B, Carson BP, Garcia-Roves PM, et al. Exercise intensity-dependent regulation of peroxisome proliferator-activated receptor coactivator-1 mRNA abundance is associated with differential activation of upstream signalling kinases in human skeletal muscle. J Physiol. 2010;588:1779-90.

41 Puigserver P, Rhee J, Lin J, et al. Cytokine stimulation of energy expenditure through p38 MAP kinase activation of PPARgamma coactivator-1. Mol Cell. 2001;8:971-82.

42 Akimoto T, Pohnert SC, Li P, et al. Exercise stimulates Pgc-1alpha transcription in skeletal muscle through activation of the p38 MAPK pathway. J Biol Chem. 2005;280:19587-93.

43 Irrcher I, Walkinshaw DR, Sheehan TE, Hood DA. Thyroid hormone (T3) rapidly activates p38 and AMPK in skeletal muscle in vivo. J Appl Physiol (1985). 2008;104:178-85.

44 Wright DC. Mechanisms of calcium-induced mitochondrial biogenesis and GLUT4 synthesis. Appl Physiol Nutr Metab. 2007;32:840-5.

45 Little JP, Safdar A, Cermak N, Tarnopolsky MA, Gibala MJ. Acute endurance exercise increases the nuclear abundance of PGC-1alpha in trained human skeletal muscle. Am J Physiol Regul Integr Comp Physiol. 2010;298:R912-7.

46 Safdar A, Little JP, Stokl AJ, Hettinga BP, Akhtar M, Tarnopolsky MA. Exercise increases mitochondrial PGC-1alpha content and promotes nuclear-mitochondrial cross-talk to coordinate mitochondrial biogenesis. J Biol Chem. 2011;286:10605-17.

47 Sriwijitkamol A, Ivy JL, Christ-Roberts C, DeFronzo RA, Mandarino LJ, Musi N. LKB1-AMPK signaling in muscle from obese insulin-resistant Zucker rats and effects of training. Am J Physiol Endocrinol Metab. 2006;290:E925-32.

48 Granata C, Oliveira RS, Little JP, Renner K, Bishop DJ. Training intensity modulates changes in PGC-1α and p53 protein content and mitochondrial respiration, but not markers of mitochondrial content in human skeletal muscle. FASEB J. 2016;30:959-70.

49 Handschin C, Rhee J, Lin J, Tarr PT, Spiegelman BM. An autoregulatory loop controls peroxisome proliferator-activated receptor gamma coactivator 1alpha expression in muscle. Proc Natl Acad Sci USA. 2003;100:7111-6.

50 Lin J, Wu H, Tarr PT, et al. Transcriptional co-activator PGC-1 alpha drives the formation of slow-twitch muscle fibres. Nature. 2002;418:797-801.

51 Calvo JA, Daniels TG, Wang X, et al. Muscle-specific expression of PPARgamma coactivator--1alpha improves exercise performance and increases peak oxygen uptake. J Appl Physiol (1985). 2008;104:1304-12.

52 Leick L, Wojtaszewski JF, Johansen ST, et al. PGC-1alpha is not mandatory for exercise- and training-induced adaptive gene responses in mouse skeletal muscle. Am J Physiol Endocrinol Metab. 2008;294:E463-74.

53 Hawley JA, Morton JP. Ramping up the signal: promoting endurance training adaptation in skeletal muscle by nutritional manipulation. Clin Exp Pharmacol Physiol. 2014;41:608-13.

54 Saleem A, Carter HN, Hood DA. p53 is necessary for the adaptive changes in cellular milieu subsequent to an acute bout of endurance exercise. Am J Physiol Cell Physiol. 2014;306:C241-9.

55 Saleem A, Adhihetty PJ, Hood DA. Role of p53 in mitochondrial biogenesis and apoptosis in skeletal muscle. Physiol Genomics. 2009;37:58-66.

56 Bartlett JD, Close GL, Drust B, Morton JP. The emerging role of p53 in exercise metabolism. Sports Med. 2014;44:303-9.

57 Winder WW, Holmes BF, Rubink DS, Jensen EB, Chen M, Holloszy JO. Activation of AMP--activated protein kinase increases mitochondrial enzymes in skeletal muscle. J Appl Physiol (1985). 2000;88:2219-26.

58 Chen ZP, Stephens TJ, Murthy S, et al. Effect of exercise intensity on skeletal muscle AMPK signaling in humans. Diabetes. 2003;52:2205-12.

59 Wadley GD, Lee-Young RS, Canny BJ, et al. Effect of exercise intensity and hypoxia on skeletal muscle AMPK signaling and substrate metabolism in humans. Am J Physiol Endocrinol Metab. 2006;290:E694-702.

60 McConell GK, Lee-Young RS, Chen ZP, et al. Short-term exercise training in humans reduces AMPK signalling during prolonged exercise independent of muscle glycogen. J Physiol. 2005;568:665-76.

61 Pilegaard H, Saltin B, Neufer PD. Exercise induces transient transcriptional activation of the PGC-1alpha gene in human skeletal muscle. J Physiol. 2003;546:851-8.

62 Jager S, Handschin C, St-Pierre J, Spiegelman BM. AMP-activated protein kinase (AMPK) action in skeletal muscle via direct phosphorylation of PGC-1alpha. Proc Natl Acad Sci USA. 2007;104:12017-22.

63 McGee SL, Hargreaves M. AMPK-mediated regulation of transcription in skeletal muscle. Clin Sci (Lond). 2010;118:507-18.

64 Steinberg GR, O'Neill HM, Dzamko NL, et al. Whole body deletion of AMP-activated protein kinase {beta}2 reduces muscle AMPK activity and exercise capacity. J Biol Chem. 2010;285:37198-209.

65 Fentz J, Kjøbsted R, Kristensen CM, et al. AMPKα is essential for acute exercise-induced gene responses but not for exercise training-induced adaptations in mouse skeletal muscle. Am J Physiol Endocrinol Metab. 2015; 309: E900-14.

66 Wu H, Kanatous SB, Thurmond FA, et al. Regulation of mitochondrial biogenesis in skeletal muscle by CaMK. Science. 2002;296:349-52.

67 Akimoto T, Ribar TJ, Williams RS, Yan Z. Skeletal muscle adaptation in response to voluntary running in Ca2+/calmodulin-dependent protein kinase IV-deficient mice. Am J Physiol Cell Physiol. 2004;287:C1311-9.

68 García E, Stracher A, Jay D. Calcineurin dephosphorylates the C-terminal region of filamin in an important regulatory site: a possible mechanism for filamin mobilization and cell signaling. Arch Biochem Biophys. 2006;446:140-50.

69 Rose AJ, Hargreaves M. Exercise increases Ca2+-calmodulin-dependent protein kinase II activity in human skeletal muscle. J Physiol. 2003;553:303-9.

70 Rose AJ, Frøsig C, Kiens B, Wojtaszewski JF, Richter EA. Effect of endurance exercise training on Ca2+ calmodulin-dependent protein kinase II expression and signalling in skeletal muscle of humans. J Physiol. 2007;583:785-95.

71 Knutti D, Kressler D, Kralli A. Regulation of the transcriptional coactivator PGC-1 via MAPK-sensitive interaction with a repressor. Proc Natl Acad Sci U S A. 2001;98:9713-8.

72 Fan M, Rhee J, St-Pierre J, et al. Suppression of mitochondrial respiration through recruitment of p160 myb binding protein to PGC-1alpha: modulation by p38 MAPK. Genes Dev.2004;18:278-89.

73 Chin ER. Role of Ca2+/calmodulin-dependent kinases in skeletal muscle plasticity. J Appl Physiol(1985).2005; 99: 414-23.

74 Baar K, Wende AR, Jones TE, et al. Adaptations of skeletal muscle to exercise: rapid increase in the transcriptional coactivator PGC-1. FASEB J. 2002;16:1879-86.

75 Pilegaard H, Ordway GA, Saltin B, Neufer PD. Transcriptional regulation of gene expression in human skeletal muscle during recovery from exercise. Am J Physiol Endocrinol Metab. 2000;279:E806-14.

76 Green HJ, Helyar R, Ball-Burnett M, Kowalchuk N, Symon S, Farrance B. Metabolic adaptations to training precede changes in muscle mitochondrial capacity. J Appl Physiol (1985).1992;72:484-91.

77 Joseph AM, Ljubicic V, Adhihetty PJ, Hood DA. Biogenesis of the mitochondrial Tom40 channel in skeletal muscle from aged animals and its adaptability to chronic contractile activity. Am J Physiol Cell Physiol. 2010;298:C1308-14.

78 Hood DA, Uguccioni G, Vainshtein A, D'souza D. Mechanisms of exercise-induced mitochondrial biogenesis in skeletal muscle: implications for health and disease. Compr Physiol. 2011;1:1119-34.

79 Lai RY, Ljubicic V, D'souza D, Hood DA. Effect of chronic contractile activity on mRNA stability in skeletal muscle. Am J Physiol Cell Physiol. 2010;299:C155-63.

80 Matravadia S, Martino VB, Sinclair D, Mutch DM, Holloway GP. Exercise training increases the expression and nuclear localization of mRNA destabilizing proteins in skeletal muscle. Am J Physiol Regul Integr Comp Physiol. 2013;305:R822-31.

81 Ogata T, Yamasaki Y. Ultra-high-resolution scanning electron microscopy of mitochondria and sarcoplasmic reticulum arrangement in human red, white, and intermediate muscle fibers. Anat Rec. 1997;248:214-23.

82 Kirkwood SP, Packer L, Brooks GA. Effects of endurance training on a mitochondrial reticulum in limb skeletal muscle. Arch Biochem Biophys. 1987;255:80-8.

83 Birk JB, Wojtaszewski JF. Predominant alpha2/beta2/gamma3 AMPK activation during exercise in human skeletal muscle. J Physiol. 2006;577:1021-32.

84 Costford SR, Kavaslar N, Ahituv N, et al. Gain-of-function R225W mutation in human AMPKgamma(3) causing increased glycogen and decreased triglyceride in skeletal muscle. PLoS One. 2007;2:e903.

85 Treebak JT, Birk JB, Rose AJ, Kiens B, Richter EA, Wojtaszewski JF. AS160 phosphorylation is associated with activation of alpha2beta2gamma1- but not alpha2beta2gamma3-AMPK trimeric complex in skeletal muscle during exercise in humans. Am J Physiol Endocrinol Metab. 2007;292:E715-22.

86 McGee SL, Howlett KF, Starkie RL, Cameron-Smith D, Kemp BE, Hargreaves M. Exercise increases nuclear AMPK alpha2 in human skeletal muscle. Diabetes. 2003;52:926-8.

87 Treebak JT, Pehmoller C, Kristensen JM, et al. Acute exercise and physiological insulin induce distinct phosphorylation signatures on TBC1D1 and TBC1D4 proteins in human skeletal muscle. J Physiol.2014;592:351-75.

88 Merrill GF, Kurth EJ, Hardie DG, Winder WW. AICA riboside increases AMP-activated protein kinase, fatty acid oxidation, and glucose uptake in rat muscle. Am J Physiol. 1997;273:E1107-12.

89 Winder WW, Hardie DG. Inactivation of acetyl-CoA carboxylase and activation of AMP--activated protein kinase in muscle during exercise. Am J Physiol. 1996;270:E299-304.

90 Hutber CA, Hardie DG, Winder WW. Electrical stimulation inactivates muscle acetyl-CoA carboxylase and increases AMP-activated protein kinase. Am J Physiol. 1997;272: E262-6.

91 Vavvas D, Apazidis A, Saha AK, et al. Contraction-induced changes in acetyl-CoA carboxylase and 5'-AMP-activated kinase in skeletal muscle. J Biol Chem. 1997;272:13255-61.

92 O'Neill HM, Lally JS, Galic S, et al. AMPK phosphorylation of ACC2 is required for skeletal muscle fatty acid oxidation and insulin sensitivity in mice. Diabetologia. 2014;57:1693-702.

93 Roepstorff C, Halberg N, Hillig T, et al. Malonyl-CoA and carnitine in regulation of fat oxidation in human skeletal muscle during exercise. Am J Physiol Endocrinol Metab. 2005;288:E133-42.

94 Miura S, Kai Y, Kamei Y, et al. Alpha2-AMPK activity is not essential for an increase in fatty acid oxidation during low-intensity exercise. Am J Physiol Endocrinol Metab. 2009;296:E47-55.

95 Dzamko N, Schertzer JD, Ryall JG, et al. AMPK-independent pathways regulate skeletal muscle fatty acid oxidation. J Physiol. 2008;586:5819-31.

96 Jeppesen J, Maarbjerg SJ, Jordy AB, et al. LKB1 regulates lipid oxidation during exercise independently of AMPK. Diabetes. 2013;62:1490-9.

97 O'Neill HM, Maarbjerg SJ, Crane JD, et al. AMP-activated protein kinase (AMPK) beta-1beta2 muscle null mice reveal an essential role for AMPK in maintaining mitochondrial content and glucose uptake during exercise. Proc Natl Acad Sci U S A. 2011;108:16092-7.

98 Jeppesen J, Albers PH, Rose AJ, et al. Contraction-induced skeletal muscle FAT/CD36 trafficking and FA uptake is AMPK independent. J Lipid Res. 2011;52:699-711.

99 Richter EA, Hargreaves M. Exercise, GLUT4, and skeletal muscle glucose uptake. Physiol Rev. 2013;93:993-1017.

100 Szekeres F, Chadt A, Tom RZ, et al. The Rab-GTPase-activating protein TBC1D1 regulates skeletal muscle glucose metabolism. Am J Physiol Endocrinol Metab. 2012;303:E524-33.

101 Chadt A, Immisch A, de Wendt C, et al. "Deletion of both Rab-GTPase-activating proteins TBC1D1 and TBC1D4 in mice eliminates insulin- and AICAR-stimulated glucose transport [corrected]. Diabetes. 2015;64:746-59.

102 Stockli J, Meoli CC, Hoffman NJ, et al. The RabGAP TBC1D1 Plays a Central Role in Exercise-Regulated Glucose Metabolism in Skeletal Muscle. Diabetes. 2015;64:1914-22.

103 Musi N, Fujii N, Hirshman MF, et al. AMP-activated protein kinase (AMPK) is activated in muscle of subjects with type 2 diabetes during exercise. Diabetes. 2001;50:921-7.

104 McGee SL, Hargreaves M. Histone modifications and exercise adaptations. J Appl Physiol (1985). 2011;110: 258-63.

105 Canto C, Jiang LQ, Deshmukh AS, et al. Interdependence of AMPK and SIRT1 for metabolic adaptation to fasting and exercise in skeletal muscle. Cell Metab. 2010;11:213-9.

106 Pedersen BK, Febbraio MA. Muscles, exercise and obesity: skeletal muscle as a secretory organ. Nat Rev Endocrinol. 2012;8:457-65.

107 Carey AL, Steinberg GR, Macaulay SL, et al. Interleukin-6 increases insulin-stimulated glucose disposal in humans and glucose uptake and fatty acid oxidation in vitro via AMP--activated protein kinase. Diabetes. 2006;55:2688-97.

108 Gray SR, Kamolrat T. The effect of exercise induced cytokines on insulin stimulated glucose transport in C2C12 cells. Cytokine. 2011;55:221-8.

109 Huh JY, Mougios V, Kabasakalis A, et al. Exercise-induced irisin secretion is independent of age or fitness level and increased irisin may directly modulate muscle metabolism through AMPK activation. J Clin Endocrinol Metab. 2014;99:E2154-61.

110 Shan T, Liang X, Bi P, Kuang S. Myostatin knockout drives browning of white adipose tissue through activating the AMPK-PGC1alpha-Fndc5 pathway in muscle. Faseb j. 2013;27:1981-9.

111 Glund S, Treebak JT, Long YC, et al. Role of adenosine 5'-monophosphate-activated protein kinase in interleukin-6 release from isolated mouse skeletal muscle. Endocrinology. 2009;150:600-6.

112 Lauritzen HP, Brandauer J, Schjerling P, et al. Contraction and AICAR stimulate IL-6 vesicle depletion from skeletal muscle fibers in vivo. Diabetes. 2013;62:3081-92.

113 Bodine SC, Stitt TN, Gonzalez M, et al. Akt/mTOR pathway is a crucial regulator of skeletal muscle hypertrophy and can prevent muscle atrophy in vivo. Nat Cell Biol. 2001;3:1014-9.

114 Sandri M. Signaling in muscle atrophy and hypertrophy. Physiology (Bethesda). 2008;23:160-70.

115 Philp A, Hamilton DL, Baar K. Signals mediating skeletal muscle remodeling by resistance exercise: PI3-kinase independent activation of mTORC1. J Appl Physiol (1985). 2011;110:561-8.

116 Fang Y, Vilella-Bach M, Bachmann R, Flanigan A, Chen J. Phosphatidic acid-mediated mitogenic activation of mTOR signaling. Science. 2001;294:1942-5.

117 O'Neil TK, Duffy LR, Frey JW, Hornberger TA. The role of phosphoinositide 3-kinase and phosphatidic acid in the regulation of mammalian target of rapamycin following eccentric contractions. J Physiol. 2009;587:3691-701.

118 Hornberger TA, Chu WK, Mak YW, Hsiung JW, Huang SA, Chien S. The role of phospholipase D and phosphatidic acid in the mechanical activation of mTOR signaling in skeletal muscle. Proc Natl Acad Sci U S A. 2006;103:4741-6.

119 Klossner S, Durieux AC, Freyssenet D, Flueck M. Mechano-transduction to muscle protein synthesis is modulated by FAK. Eur J Appl Physiol. 2009;106:389-98.

120 Durieux AC, D'Antona G, Desplanches D, et al. Focal adhesion kinase is a load-dependent governor of the slow contractile and oxidative muscle phenotype. J Physiol. 2009;587:3703-17.

121 Wilkinson SB, Phillips SM, Atherton PJ, et al. Differential effects of resistance and endurance exercise in the fed state on signalling molecule phosphorylation and protein synthesis in human muscle. J Physiol. 2008;586:3701-17.

122 Baar K, Esser K. Phosphorylation of p70(S6k) correlates with increased skeletal muscle mass following resistance exercise. Am J Physiol. 1999;276:C120-7.

123 Terzis G, Georgiadis G, Stratakos G, et al. Resistance exercise-induced increase in muscle mass correlates with p70S6 kinase phosphorylation in human subjects. Eur J Appl Physiol. 2008;102: 145-52.

124 Rennie MJ, Wackerhage H, Spangenburg EE, Booth FW. Control of the size of the human muscle mass. Annu Rev Physiol. 2004;66:799-828.

125 Clarke BA, Drujan D, Willis MS, et al. The E3 Ligase MuRF1 degrades myosin heavy chain protein in dexamethasone-treated skeletal muscle. Cell Metab. 2007;6:376-85.

126 Sandri M, Sandri C, Gilbert A, et al. Foxo transcription factors induce the atrophy-related ubiquitin ligase atrogin-1 and cause skeletal muscle atrophy. Cell. 2004;117:399-412.

127 Coffey VG, Shield A, Canny BJ, Carey KA, Cameron-Smith D, Hawley JA. Interaction of contractile activity and training history on mRNA abundance in skeletal muscle from trained athletes. Am J Physiol Endocrinol Metab. 2006;290:E849-55.

128 Louis E, Raue U, Yang Y, Jemiolo B, Trappe S. Time course of proteolytic, cytokine, and myostatin gene expression after acute exercise in human skeletal muscle. J Appl Physiol (1985). 2007;103:1744-51.

129. Camp KM, Trujillo E. Position of the Academy of Nutrition and Dietetics: nutritional genomics. J Acad Nutr Diet. 2014;114(2):299-312.

130. Cominetti C, Horst MA, Rogero MM. Brazilian Society for Food and Nutrition position statement: nutrigenetic tests. Nutrire. 2017;42:10.

131. Cominetti C, Rogero MM, Horst MA. Genômica nutricional: dos fundamentos à nutrição molecular. Barueri: Manole, 2017. 528p.

132. Bastos DHM, Rogero MM, Areas JAG. Mecanismos de ação de compostos bioativos dos alimentos no contexto de processos inflamatórios relacionados à obesidade. Arquivos Brasileiros de Endocrinologia & Metabologia. 2009;53:646-656.

133. Di Rosa M, et al. Vitamin D3: a helpful immuno-modulator. Immunology. 2011;134(2):123-139.

134. Holick MF. Vitamin D: a d-lightful solution for health. Journal of investigative medicine: the official publication of the American Federation for Clinical Research. 2011;59(6):872-880.

135. Hewison M. An update on vitamin D and human immunity. Clinical Endocrinology. 2011; 76(3):315-325.

136. Borges MC, Martini LA, Rogero MM. Current perspectives on vitamin D, immune system, and chronic diseases. Nutrition. 2011;27:399-404.

137. Choi M, Park H, Cho S, Lee M. Vitamin D3 supplementation modulates inflammatory responses from the muscle damage induced by high-intensity exercise in SD rats. Cytokine. 2013;63(1):27-35.

138. Rogero MM, Tirapegui J, Vinolo MA, et al. Dietary glutamine supplementation increases the activity of peritoneal macrophages and hemopoiesis in early-weaned mice inoculated with Mycobacterium bovis bacillus Calmette-Guérin. J Nutr. 2008;138:1343-8.

139. Curi R, Newsholme P, Procopio J, Lagranha C, Gorjão R, Pithon-Curi TC. Glutamine, gene expression, and cell function. Front Biosci. 2007;12:344-57.

140. Gleeson M. Dosing and efficacy of glutamine supplementation in human exercise and sport training. J Nutr. 2008;138:2045S-9S.

141. Smith DJ, Norris SR. Changes in glutamine and glutamate concentrations for tracking training tolerance. Medicine and Science in Sports and Exercise. 2000;32:684-689.

142. Rogero MM, Tirapegui J. Aspectos atuais sobre glutamina, atividade física e sistema imune. Revista Brasileira de Ciências Farmacêuticas. 2000;36:201-212.

143. Jing L, Wu Q, Wang F. Glutamine induces heat-shock protein and protects against Escherichia coli lipopolysaccharide-induced vascular hyporeactivity in rats. Crit Care. 2007;11(2):R34.

144. Cruzat VF, Tirapegui J. Effects of oral supplementation with glutamine and alanyl-glutamine on glutamine, glutamate, and glutathione status in trained rats and subjected to long-duration exercise. Nutrition. 2009;25(4):428-35.

145. Petry ER, Cruzat VF, Heck TG, Leite JS, Homem de Bittencourt PI Jr, Tirapegui J. Alanyl-glutamine and glutamine plus alanine supplements improve skeletal redox status in trained rats: involvement of heat shock protein pathways. Life Sci.2014;94(2):130-6.

146. Cruzat V, Macedo Rogero M, Noel Keane K, Curi R, Newsholme P. Glutamine: Metabolism and Immune Function, Supplementation and Clinical Translation. Nutrients. 2018;10(11).

147. Curi R, Newsholme P, Procopio J, Lagranha C, Gorjão R, Pithon-Curi TC. Glutamine, gene expression, and cell function. Front Biosci. 2007;12:344-57.

148. Newsholme P, Procopio J, Lima MM, Pithon-Curi TC, Curi R. Glutamine and glutamate–their central role in cell metabolism and function. Cell Biochem Funct. 2003;21(1):1-9.

149. Lagranha CJ, Hirabara SM, Curi R, Pithon-Curi TC. Glutamine supplementation prevents exercise-induced neutrophil apoptosis and reduces p38 MAPK and JNK phosphorylation and p53 and caspase 3 expression. Cell Biochem Funct. 2007;25(5):563-9.

150. Wagenmakers AJ. Muscle amino acid metabolism at rest and during exercise: role in human physiology and metabolism. Exerc Sport Sci Rev. 1998; 26:287-314.

151. Tom A, Nair KS. Assessment of branched-chain amino acid status and potential for biomarkers. J Nutr. 2006;136:324S-330S.

152. Shimomura Y, Yamamoto Y, Bajotto G, Sato J, Murakami T, Shimomura N, Kobayashi H, Mawatari K. Nutraceutical effects of branched-chain amino acids on skeletal muscle. J. Nutr. 2006;136:529S-532S.

153. Norton LE, Layman DK. Leucine regulates translation initiation of protein synthesis in skeletal muscle after exercise. J. Nutr. 2006;136:533S-537S.

154. Miller SL, Tipton KD, Chinkes DL, Wolf SE, Wolfe RR. Independent and combined effects of amino acid and glucose after resistance exercise. Med Sci Sports Exerc. 2003;35:449-455.

155. Tipton KD, Elliott TA, Cree MG, Wolf SE, Sanford AP, Wolfe RR. Ingestion of casein and whey proteins result in muscle anabolism after resistance exercise. Med Sci Sports Exerc. 2004;36:2073-2081.

156. Blomstrand E. A role for branched-chain amino acids in reducing central fatigue. J Nutr. 2006;136:544S-547S.

157. Kimball SR, Jefferson LS. New functions for amino acids: effects on gene transcription and translation. Am J Clin Nutr. 2006;83:500S-507S.

158. Kimball SR, Jefferson LS. Signaling pathways and molecular mechanisms through which branched-chain amino acids mediate translational control of protein synthesis. J Nutr. 2006;136,227S-231S.

159. Karlsson HK, Nilsson PA, Nilsson J, Chibalin AV, Zierath JR, Blomstrand E. Branched-chain amino acids increase p70S6k phosphorylation in human skeletal muscle after resistance exercise. Am J Physiol Endocrinol Metab. 2004;287:E1-E7.

160. Borgenvik M, Apró W, Blomstrand E. Intake of branched-chain amino acids influences the levels of MAFbx mRNA and MuRF-1 total protein in resting and exercising human muscle. Am J Physiol Endocrinol Metab. 2012;302(5):E510-21.

161. Korhonen H, Pihlanto A. Bioactive peptides: production and functionality. Int Dairy J. 2006;16(9):945-60.

162. Shah NP. Effects of milk-derived bioactives: an overview. Br J Nutr. 2000;84(1):S3-S10.

163. Sreeja V, Jana A, Aparnathi K, Prajapati J. Role of whey proteins in combating geriatric disorders. J Sci Food. 2013;93:3662-9.

164. Wright BJ, Zevchak SE, Wright JM, Drake MA. The impact of agglomeration and storage on flavor and flavor stability of whey protein concentrate 80% and whey protein isolate. J Food Sci. 2009;74(1):S17-29.

165. Bounous G. Whey protein concentrate (WPC) and glutathione modulation in cancer treatment. Anticancer Res. 2000;20(6C):4785-4792.

166. Barrett JS, Shepherd SJ, Gibson PR. Strategies to manage gastrointestinal symptoms complicating enteral feeding. JPEN J Parenter Enteral Nutr. 2009;33(1):21-26.

167. Pennings B, Boirie Y, Senden JM, Gijsen AP, Kuipers H, van Loon LJ. Whey protein stimulates ostprandial muscle protein accretion more effectively than do casein and casein hydrolysate in older men. Am J Clin Nutr. 2011;93(5):997-1005.

168. Kanda A, Ishijima T, Shinozaki F, Nakayama K, Fukasawa T, Nakai Y, Abe K, Kawahata K, Ikegami S. Post-exercise impact of ingested whey protein hydrolysate on gene expression profiles in rat skeletal muscle: activation of extracellular signal-regulated kinase 1/2 and hypoxia-inducible factor-1α. Br J Nutr. 2014; 111(12):2067-78.

169. Warden CH, Fisler JS. Gene-nutrient and gene-physical activity summary – genetics viewpoint. Obesity. 2008;16:S55-59, 2008.

170. Lee JS, Bruce CR, Tunstall RJ, Cameron-Smith, D, Hugel H, Hawley JA. Interaction of exercise and diet on GLUT-4 protein and gene expression in Type I and Type II rat skeletal muscle. Acta Physiol Scand. 2002;175:37-44.

171. Maclean PS, Zheng D, Dohm GL. Muscle glucose transporter (GLUT 4) gene expression during exercise. Exerc Sport Sci Rev. 2000;28:148-152.

172. Cheng IS, Liao SF, Liu KL, Liu HY, Wu CL, Huang CY, Mallikarjuna K, Smith RW, Kuo CH. Effect of dietary glycemic index on substrate transporter gene expression in human skeletal muscle after exercise. Eur J Clin Nutr. 2009;63:1404-1410.

173. Rahman I, Biswas SK, Kirkham PA. Regulation of inflammation and redox signaling by dietary polyphenols. Biochem Pharmacol. 2006;72(11):1439-52.

174. Aggarwal BB, Shishodia S. Molecular targets of dietary agent for prevention and therapy of cancer. Biochem Pharmacol. 2006;71(10):1397-421.

175. Davis JM, Murphy EA, Carmichael MD, Davis B. Quercetin increases brain and muscle mitochondrial biogenesis and exercise tolerance. Am J Physiol Regul Integr Comp Physiol. 2009;296(4):R1071-7.

176. Mounier, Rémi, et al. Expanding roles for AMPK in skeletal muscle plasticity. Trends in Endocrinology & Metabolism. 2015; 26.6: 275-286.

CAPÍTULO 9

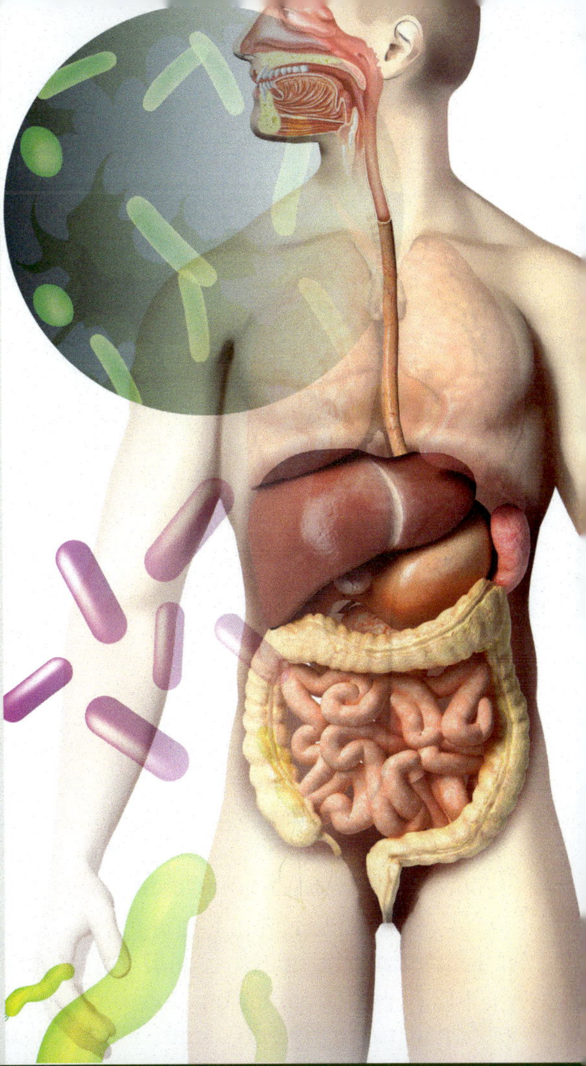

Probióticos

Camila Guazzelli Marques, Drd
Geovana Silva Fogaça Leite, PhD
Luciana Oquendo Pereira Lancha, PhD
Ronaldo Vagner Thomatieli dos Santos, PhD
Antonio Herbert Lancha Junior, PhD

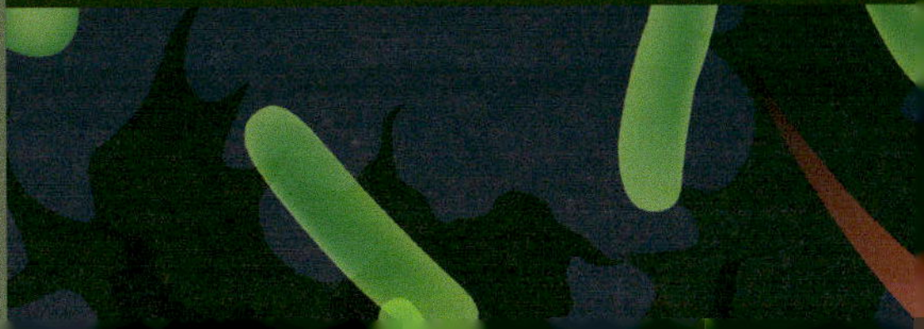

INTRODUÇÃO

Etimologicamente, a palavra 'probiótico' é constituída pela preposição latina "pro", que é "para", e pela palavra grega "biótico" que denota "vida", portanto, 'probiótico' significa "a favor da vida".[10]

O termo 'probiótico' emergiu pela primeira vez na área da saúde em 1974, no entanto, passou por mudanças conceituais até a sua definição atual, proposta em 2001 pela Organização das Nações Unidas para a Alimentação e Agricultura/Organização Mundial da Saúde.[5,34] Desde então, o termo 'probiótico' é definido e amplamente aceito como "microrganismos vivos que, quando administrados em quantidades adequadas, conferem um benefício à saúde do hospedeiro".[1]

Probióticos: Trajetória Científica

A partir do reconhecimento da capacidade desses microrganismos em conferir benefícios à saúde humana, os efeitos dos probióticos despertaram grande interesse, sendo vastamente estudados pela comunidade científica, pela indústria de alimentos e medicamentos nas últimas décadas.[2-4] Logo, as evidências científicas e clínicas cresceram substancialmente, assim como o desenvolvimento de produtos probióticos.[5]

Clarke *et al.*,[6] publicaram um estudo apontando as tendências do uso de abordagens complementares à saúde em adultos nos Estados Unidos no período de 2002 a 2012, e evidenciaram um aumento significativo no uso de alguns suplementos nutricionais nesse período, dentre eles, estavam os probióticos. No mundo, a indústria de probióticos está em grande expansão nos últimos anos.[7] Uma recente análise de dados apontou que o mercado de probióticos representou 46,20 bilhões de dólares em 2019 e as projeções são para 75,90 bilhões de dólares até 2026 no mundo.[8]

No Brasil, segundo a Agência Nacional de Vigilância Sanitária (ANVISA),[9] para os probióticos, "a alegação de propriedade funcional ou de saúde deve ser proposta pela empresa e será avaliada, caso a caso, com base nas definições e princípios estabelecidos na Resolução nº. 18/1999". Ademais, para o uso de probióticos em alimentos, a ANVISA é a responsável por avaliar a comprovação inequívoca da identidade da linhagem do microrganismo, de seu efeito benéfico e de sua segurança, pautando-se nos requisitos estabelecidos na Resolução da Diretoria Colegiada (RDC) 241/2018 (ANVISA, 2019).

Portanto, o gênero, a espécie, a cepa e a quantidade total estimada de cada microrganismo vivo presente são aspectos que devem ser impreterivelmente apresentados e detalhados para que o produto possa ser classificado corretamente como probiótico.[10]

Os probióticos são comumente comercializados em forma de cápsulas liofilizadas, em pó (sachês) ou ainda, em produtos lácteos selecionados, como leite fermentado ou iogurte.[10,11] Por exemplo, *Lactobacillus* spp. e *Bifidobacterium*, são frequentemente encontrados em alimentos, como iogurte e missô.[7]

Apesar da popularidade dos probióticos, pesquisadores fundamentando-se em estudos de coortes populacionais, apontam que as cepas probióticas apresentam diferenças específicas na capacidade de colonizar o trato gastrointestinal e, por conseguinte, na eficácia clínica, no tipo e na magnitude dos benefícios à saúde.[10,11] Assim, ainda não há um consenso sobre qualquer formulação probiótica no âmbito da terapêutica.[2,4]

Os benefícios comumente associados aos probióticos ainda não são completamente elucidados pelo meio científico, mas sugere-se que decorram, principalmente, da capacidade de promoverem um ambiente intestinal mais favorável e um sistema imunológico mais eficiente.[5] Mais especificamente, pesquisadores apontam que os efeitos benéficos dos probióticos advêm de interações entre o hospedeiro e a sua microbiota intestinal (MI), que induzem imunomodulação, redução do estresse fisiológico, supressão de patógenos, melhora da função barreira do epitélio intestinal, modulação favorável da microbiota intestinal e, ainda, produção de diferentes metabólitos, cujas funções, apesar de não estarem completamente esclarecidas, atuam como sinalizadores periféricos e centrais.[4]

Até o momento, os mecanismos probióticos apontados pela literatura científica foram baseados em estudos em modelos animais, *in vitro* ou cultura celular, mas nem todos foram corroborados em seres humanos e ainda não foram vistos em todas as cepas probióticas reforçando, assim, que há diferenças inerentes entre as cepas.[12]

A Figura 9.1 sumariza os principais mecanismos de ação dos probióticos evidenciados até o momento pelo meio científico e reforça a relação tridirecional estabelecida entre hospedeiro, microbiota e probiótico.

A partir desses mecanismos apontados, os probióticos têm sido estudados, mais especificamente, no âmbito da saúde.[4] Embora muitos resultados sejam promissores, ainda são necessárias pesquisas adicionais envolvendo ensaios clínicos de alta qualidade metodológica, randomizados e controlados para elucidar de maneira robusta as cepas e doses mais eficazes na profilaxia e terapêutica de doenças, e sobre os diferentes desfechos clínicos.[12] Nessa perspectiva, nos últimos anos os probióticos também começaram a ser estudados nas ciências do esporte.[10,27]

Probióticos no Esporte e Exercício Físico

Na área esportiva, os estudos envolvendo probióticos são ainda mais recentes em comparação à área clínica. O primeiro estudo investigando a suplementação de probióticos em atletas foi publicado por Clancy *et al.* em 2006. Esse trabalho, teve como objetivo investigar os efeitos da suplementação, especificamente, de *Lactobacillus acidophilus* sobre o sistema imunológico de atletas fadigados.[13]

Desde então, as pesquisas científicas cresceram substancialmente nessa área, abrangendo investigações na saúde gastrointestinal (GI), no desempenho esportivo, na recuperação, fadiga física, sistema imunológico e, ainda, sobre a composição corporal de esportistas e atletas.[10]

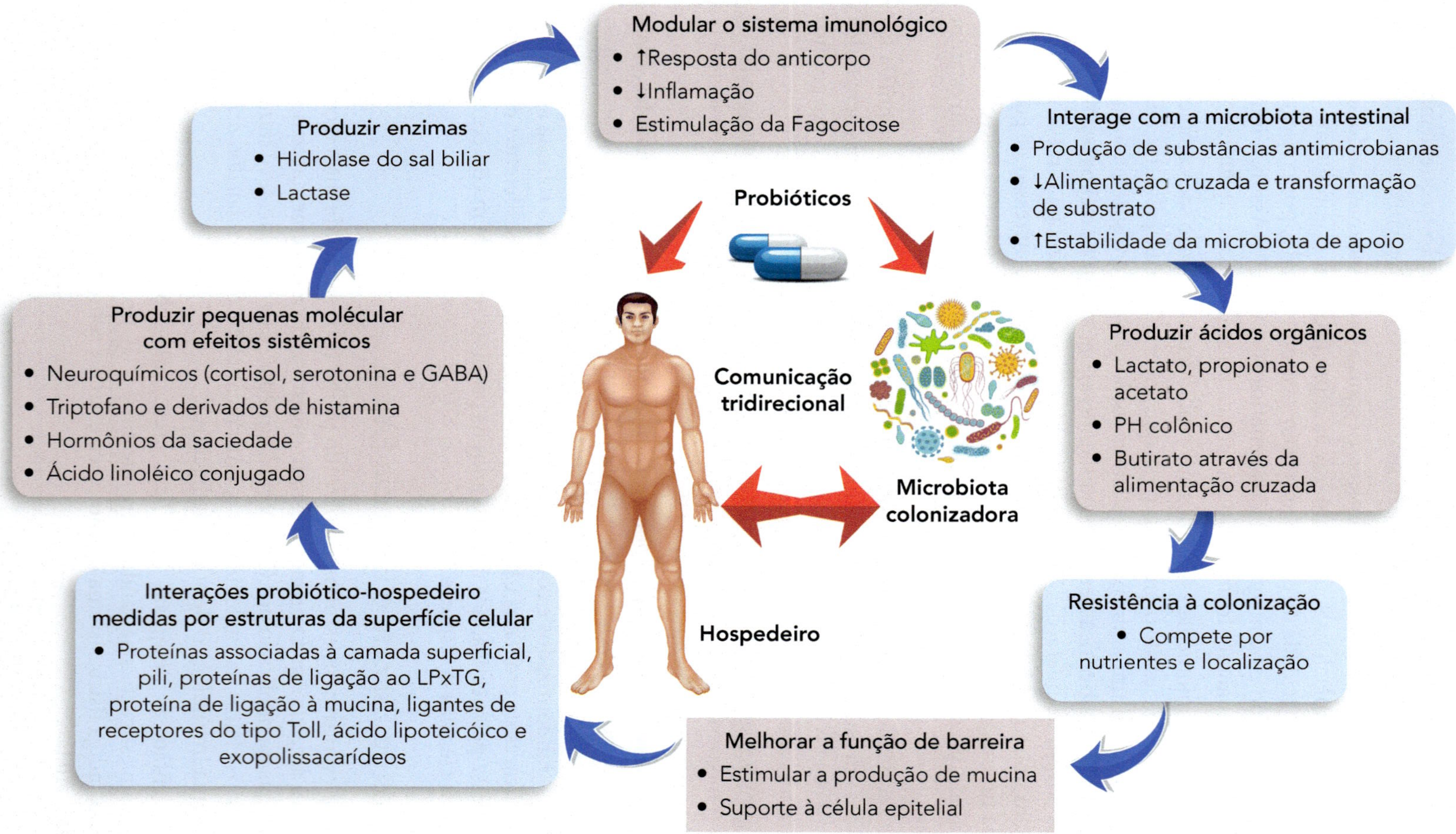

FIGURA 9.1 Principais mecanismos de ação dos probióticos. ↓ = Redução; ↑ = Aumento; GABA = Ácido gama-aminobutírico.

Fonte: Adaptada de Sanders *et al.*, 2019.[12]

Nesse sentido, o interesse no uso de probióticos está concentrado, principalmente, na promoção da saúde intestinal, e na prevenção ou resistência às doenças que estão associadas à eficácia do sistema imunológico, particularmente as infecções do trato respiratório superior (ITRS), como por exemplo, o resfriado comum, considerando que são aspectos ou condições clínicas que podem influenciar negativamente o desempenho esportivo e, por conseguinte, competitivo, sobretudo de atletas.[11]

O Efeito da Suplementação de Probióticos no Trato Gastrointestinal e Saúde Intestinal

Problemas gastrointestinais, abrangendo náusea, vômito, cólicas abdominais, distensão abdominal (inchaço abdominal), refluxo (azia) e diarreia são comuns em atletas que praticam modalidades extenuantes, como ciclistas, triatletas e maratonistas.[10,11]

O exercício físico extenuante e prolongado colocam o trato gastrointestinal sob uma condição de estresse.[10] Sabe-se, do ponto de vista fisiológico, que a alta intensidade e/ou a longa duração do exercício favorece a redistribuição do fluxo sanguíneo do intestino para a periferia (musculatura esquelética, pulmões e pele), sobretudo com o objetivo de resfriamento corporal e aporte energético;[10,11,14]. Essa redistribuição sanguínea promove um fenômeno chamado *hipoperfusão esplâncnica*, ou seja, reduz significativamente o fluxo sanguíneo no local, ocasionando isquemia e, por conseguinte, induzindo a hipóxia tecidual, depleção local de ATP e acidose .[14]

Ademais, após o exercício físico, o fluxo sanguíneo esplâncnico é restaurado e essa significativa reperfusão sanguínea no local parece ocasionar lesão na mucosa intestinal, levando a uma inflamação e aumento do estresse oxidativo local (formação de espécies reativas de oxigênio - EROS).[14]

Assim, sugere-se que tanto a isquemia quanto a reperfusão sanguínea decorrentes dos exercícios extenuantes e prolongados, promovem danos na mucosa intestinal, viabilizando a perda de função da barreira intestinal, por conseguinte, favorecendo o aumento da permeabilidade intestinal, maior translocação bacteriana e inflamação intestinal.[14] Esta é uma das principais hipóteses relacionadas aos sintomas gastrintestinais em atletas.[11,14] Além disso, é importante ressaltar que a disponibilidade de água (desidratação), o tipo de alimento ingerido momentos antes da realização do exercício e a osmolaridade podem contribuir para a diminuição da integridade da barreira intestinal.[15]

A Figura 9.2 ilustra o mecanismo da redistribuição sanguínea que justifica a disfunção intestinal.

Os estudos científicos começaram a investigar se a suplementação de probióticos atenuaria na disfunção intestinal induzida pelo exercício ou melhoraria a saúde do trato gastrointestinal de esportistas ou atletas, promovendo benefícios indiretos.

Embora os estudos referentes à melhora dos sintomas gastrintestinais em atletas demonstrem que os probióticos parecem ser efetivos para diminuir a severidade destes sintomas, a metodologia dos estudos parece ser um dificultador para gerar conclusões a partir dos resultados, pois é vista uma considerável disparidade metodológica. O tipo de probiótico

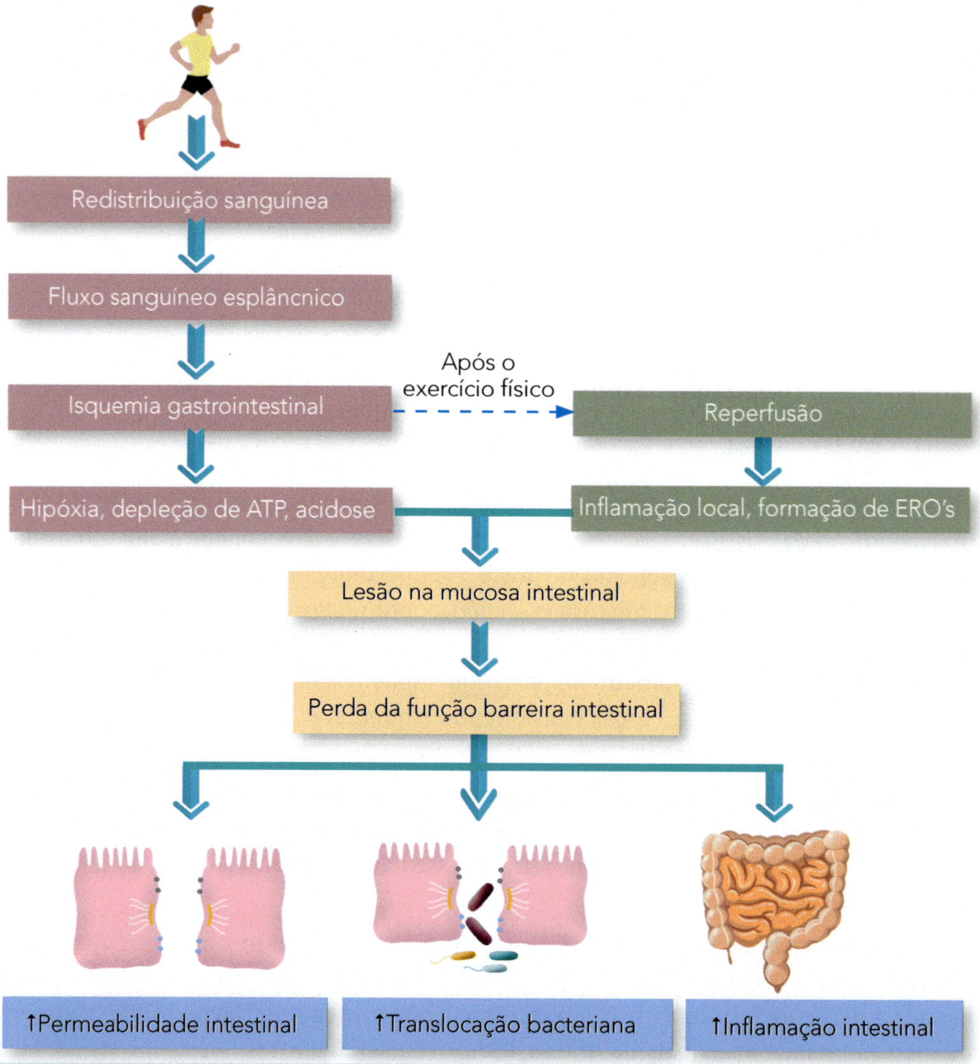

FIGURA 9.2 Esquematização dos processos envolvidos na disfunção intestinal induzida pelo exercício.

↓ = Redução; ↑ = Aumento; ERO's = espécies reativas de oxigênio.

Fonte: Adaptada de van WIJCK *et al.*, 2012.[14]

(espécie/linhagem), dosagem, duração da intervenção e as características dos participantes são aspectos que se apresentam heterogêneos entre os trabalhos científicos, o que dificulta não só possíveis conclusões, mas também comparações entre os achados Jäger *et al.*.[10]

O primeiro estudo que investigou os efeitos dos probióticos na saúde gastrintestinal de atletas, mais especificamente de corredores de maratona, foi o de Kekkonen *et al.*[16] Os participantes desse estudo foram suplementados com *Lactobacillus rhamnosus* GG (LGG) ou placebo por 3 meses (período de treinamento) até o dia da maratona.

Após a maratona, a suplementação foi cessada, mas ainda houve um período de acompanhamento por duas semanas. O LGG foi administrado por uma bebida à base de leite, fornecendo 4×10^{10} UFC/dia. Os pesquisadores concluíram que a suplementação de LGG não promoveu efeitos sobre a incidência de episódios de sintomas gastrintestinais, mas diminuiu a duração dos episódios de sintomas gastrintestinais em 33% durante o período de treinamento e em 57% após as 2 semanas da maratona, em comparação com o placebo. No entanto, só houve diferença estatisticamente significativa entre os grupos para a duração de episódios de sintomas gastrintestinais após as 2 semanas de maratona.

O estudo de Haywood *et al.*,[17] investigou a suplementação de probióticos em jogadores de elite de rugby durante 4 semanas. Os participantes eram suplementados diariamente com uma cápsula gelatinosa contendo três espécies diferentes (2,6 bilhões de UFC de *Lactobacillus gasseri* + 0,2 bilhão de UFC de *Bifidobacterium bifidum* + 0,2 bilhão de UFC de *Bifidobacterium longum*) ou cápsula de placebo composta por farinha de milho. Através da análise dos questionários, demonstrou-se que 14 dos 30 participantes não apresentaram um único episódio de sintomas gastrintestinal durante a intervenção probiótica, em comparação com 6 dos 30 participantes do grupo placebo. Segundos os autores, o achado mais relevante do estudo foi a redução significativa no número de sintomas gastrintestinais apresentado pelos participantes do grupo intervenção. Contudo, não foi observada diferença significativa na gravidade dos sintomas entre os dois grupos de tratamento ($p = 0{,}110$).

Mais recentemente, Pugh *et al.*,[18] suplementaram corredores com cápsulas probióticas, compostas por 25 bilhões de UFC de *Lactobacillus acidophilus* (CUL60 e CUL21), *Bifdobacterium bifdum* (CUL20) e *Bifdobacterium animalis subs* p. *Lactis* (CUL34) por 28 dias antes de uma corrida de maratona. Os pesquisadores observaram, no grupo probiótico, menor prevalência de sintomas gastrintestinais relatados na terceira e quarta semana em comparação com a primeira e a segunda semana, mas não observaram mudanças no grupo placebo. Durante a maratona, a gravidade dos sintomas gastrintestinais durante o terço final foi significativamente menor no probiótico em comparação ao placebo. Além disso, a menor severidade dos sintomas gastrintestinais foi associada a uma diferença significativa na redução da velocidade média na corrida entre o grupo placebo (-14,2 ± 5,8%) e probiótico (-7,9 ± 7,5%) ($p = 0{,}04$). Em conclusão, a intervenção foi associada a uma menor incidência e gravidade dos sintomas gastrintestinais em corredores.

O Efeito da Suplementação de Probióticos no Sistema Imunológico e Infecções do Trato Respiratório Superior

Na literatura científica, é bem estabelecido que o exercício físico influencia o sistema imunológico e suas funções.[19] No entanto, mais especificamente, são as variáveis do exercício físico (duração, intensidade, volume) que determinam quais serão as alterações vistas em relação à imunocompetência ou a uma depressão transitória da atividade imunológica.[19]

Há muito tempo foi descrita a relação entre carga de treinamento físico e risco de infecção. Segundo Nieman (1994),[20] essa relação pode ser apresentada como uma curva em forma de "J". Em suma, esse modelo de curva em "J" sugere que o exercício moderado pode diminuir o risco de infecções, particularmente as do trato respiratório superior (ITRS), enquanto o exercício intenso ou extenuante pode aumentar o risco das ITRS.[20] Posteriormente, Malm,[21] acrescentou nesse cenário que o treinamento envolvendo os atletas de elite está associado a uma menor suscetibilidade à infecção em comparação aos atletas considerados não elite, com elevadas cargas de treinamento, propondo, assim, um modelo de curva em forma de "S" para explicar a relação entre carga de treinamento e risco de infecção. Logo, sugere-se que o atleta de elite seja capaz de resistir às infecções, mesmo sob condições que desencadeiam elevado nível de estresse físico e psicológico, pois apresenta um sistema imunológico robusto e altamente competente. Contudo, mais estudos prospectivos e melhor controlados são necessários para consolidação dessa hipótese.[22]

As ITRS são doenças causadas por uma infecção aguda do trato respiratório superior, que incluem resfriado comum, faringite, sinusite, laringite, epiglotite, rinite e otite média aguda. Os sintomas mais observados são febre, tosse, dor de cabeça, dor de garganta, espirros e coriza.[23] Essas condições e sintomas são comumente apresentadas por atletas, sendo inferior apenas as lesões e, mesmo não sendo graves podem impactar negativamente no desempenho físico e competitivo do indivíduo.[22-24]

Em suma, as evidências sugerem que exercícios intensos ou extenuantes podem afetar negativamente o sistema imunológico, reduzindo a função das células do sistema imunológico favorecendo, deste modo, um quadro denominado de "janela aberta", que é caracterizado pela diminuição da capacidade de defesa do hospedeiro contra patógenos após o exercício, logo, contribuindo para maior probabilidade de desenvolver doenças nesse período.[22,25]

Além disso, uma disfunção do sistema imunológico da mucosa parece estar associada ao aumento do desenvolvimento de doença, incluindo a ITRS.[24]

Mais especificamente, sugere-se que o exercício físico possa gerar perturbações agudas e crônicas no sistema epitelial/imunidade de mucosas e que envolve os epitélios das vias aéreas e a microbiota, por exemplo.[24] A imunidade das mucosas é caracterizada como sendo a interface com o meio ambiente, desempenhando especialmente funções de proteção do corpo contra antígenos externos e de manutenção da homeostase para o adequado funcionamento fisiológico.[24] Logo, para manter a homeostase, o sistema imunológico da mucosa possui uma série de mecanismos efetores e reguladores especializados por neutralizar, remover e promover a tolerância a antígenos sem induzir uma resposta inflamatória. O sistema imunológico da mucosa é, inclusive, considerado independente de outros processos imunológicos no corpo.[24]

Notadamente, o epitélio das vias aéreas é constantemente exposto a antígenos externos, portanto, juntamente com a saliva e seus vários constituintes (muco, imunoglobulina secretora A [IgA] e proteínas como lactoferrina, lisozima e defensinas) formam uma barreira física e química para impedir que processos inflamatórios crônicos ocorram em resposta a essa exposição.

Ademais, a microbiota intestinal é capaz de alterar a homeostase em locais distantes da mucosa, incluindo o trato respiratório, através do sistema imunológico comum da mucosa.[24] Nessa perspectiva, pesquisadores acrescentam que há uma significativa interconexão entre o revestimento mucoso do trato gastrintestinal e o sistema imunológico do hospedeiro.[10,11]

O intestino apresenta o maior número de células imunológicas quando comparado a outros tecidos corporais e, ainda, é exposto ininterruptamente a uma ampla gama de antígenos e estímulos imunológicos.[26] No entanto, o mecanismo-chave de influência microbiana nos locais distais da mucosa do intestino é pela indução de células plasmáticas produtoras de imunoglobulina A (IgA).[24] Portanto, os processos imunológicos intestinais parecem estar cada vez mais relacionados ao controle e desenvolvimento de outras doenças em diferentes partes do corpo.[26]

Da mesma forma que o exercício físico, a nutrição também pode influenciar significativamente o sistema imunológico e suas funções, sendo então de particular interesse abordar como os nutrientes podem afetar o sistema imunológico na perspectiva do exercício,[19] haja vista que muitas vezes não é possível reduzir a intensidade ou volume do treinamento ou alterar a característica de determinada modalidade esportiva.

Assim, tendo em vista a significativa relação entre sistema imunológico e trato gastrintestinal, principalmente nos últimos anos o uso dos probióticos tem despertado um grande interesse científico e clínico na área esportiva, com objetivo de prevenir ou abrandar infecções, dentre elas, mais especificamente, as ITRS. Portanto, esse interesse no uso dos probióticos é sustentado, essencialmente, pela hipótese do seu potencial efeito imunomodulador.[10]

Embora os mecanismos ainda não sejam claros, a interação entre a suplementação de probióticos e a microbiota intestinal é um dos meios propostos para manutenção da competência imunológica.[27]

Como já demonstrado anteriormente nesse capítulo, há vários mecanismos de ação (Figura 9.1), pelos quais os probióticos podem contribuir direta ou indiretamente com a saúde do indivíduo. Em suma, a interação direta com a microbiota intestinal, promoção da integridade da mucosa intestinal, interação com o sistema imunológico da mucosa e sinalização imunológica para órgãos e sistemas, incluindo o trato respiratório, são os mais discutidos.[11]

A Figura 9.3 tem como objetivo destacar os possíveis meios pelos quais os probióticos podem modular e melhorar a efetividade do sistema imunológico durante o exercício.

Segundo Jager *et al.*,[14] pesquisas com objetivo de investigar os efeitos dos probióticos sobre aspectos imunológicos em atletas têm sido muito prevalentes na área esportiva. Ademais, apontam que a maioria dos estudos que investigou os potenciais benefícios dos probióticos sobre as ITRS, foi realizada em atletas de modalidades esportivas de resistência, comumente com altas cargas de treinamento.

As evidências sobre a eficácia dos probióticos em atletas e/ou praticantes de atividade física ainda não são robustas, apesar dos achados serem potencialmente interessantes, especialmente no cenário das ITRS.[28] As diferenças na eficácia dos probióticos, apresentadas pelos estudos científicos, parecem estar relacionadas a diversos aspectos, dentre eles, ao tipo de esporte, ao histórico de treinamento, à carga de treinamento, duração da intervenção, quantidade e tipo de cepas bacterianas suplementadas.[24]

Na recente revisão sistemática de Möller et al.,[35] com objetivo de investigar os efeitos da suplementação probiótica no esporte, os autores puderam perceber que a suplementação com *Lactobacillus* foi a mais observada, e que as doses utilizadas nos estudos variaram entre 3×10^8 a 1×10^{11} unidades formadoras de colônia (UFC). A partir dos achados apresentados, os autores concluíram que a suplementação probiótica mostrou melhorias nas ITRS, marcadores imunológicos e sintomas gastrintestinais, mas não mostrou benefícios sobre o desempenho esportivo.

Segundo Gleeson,[36] até o momento os estudos que evidenciaram menor incidência de sintomas de doença respiratória também se limitaram, principalmente, às espécies de *Lactobacillus* e *Bifidobacterium*, e usaram doses diárias de aproximadamente 10^{10} bactérias vivas.

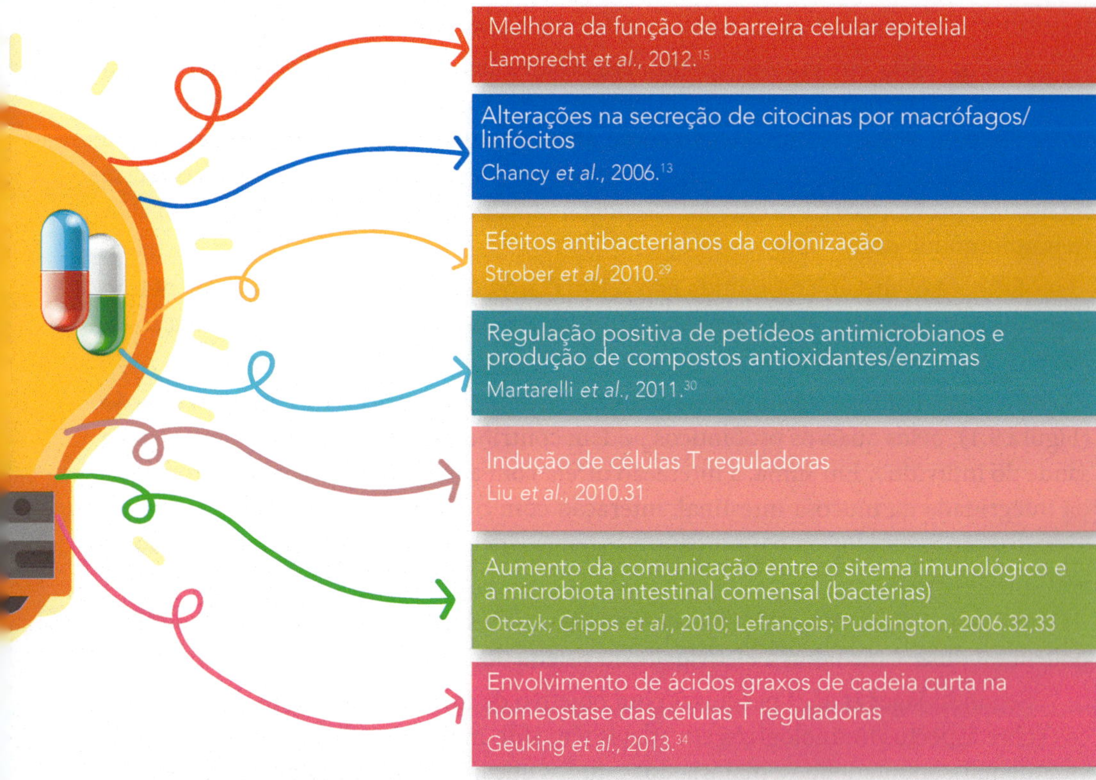
Melhora da função de barreira celular epitelial
Lamprecht et al., 2012.15
Alterações na secreção de citocinas por macrófagos/linfócitos
Chancy et al., 2006.13
Efeitos antibacterianos da colonização
Strober et al, 2010.29
Regulação positiva de petídeos antimicrobianos e produção de compostos antioxidantes/enzimas
Martarelli et al., 2011.30
Indução de células T reguladoras
Liu et al., 2010.31
Aumento da comunicação entre o sitema imunológico e a microbiota intestinal comensal (bactérias)
Otczyk; Cripps et al., 2010; Lefrançois; Puddington, 2006.32,33
Envolvimento de ácidos graxos de cadeia curta na homeostase das células T reguladoras
Geuking et al., 2013.34

FIGURA 9.3 Mecanismos de ação dos probióticos propostos para melhorar a função imunológica.

Fonte: Traduzida e adaptada de PYNE *et al.*, 2014.[11]

Cox *et al.*,[37] demonstraram uma redução significativa no número de dias de sintomas das doenças respiratórias em comparação ao placebo, em corredores de elite, com a utilização de elementos probióticos. Além disso, os autores perceberam que a gravidade da doença também foi menor com a intervenção realizada com probiótico. Em contrapartida, Gleeson *et al.*,[38] mostraram que a gravidade e a duração dos sintomas não foram significativamente diferentes no grupo probiótico em comparação ao placebo, mas o treinamento foi menos afetado quando a ITRS foi observada no grupo probiótico.

No estudo de West *et al.*,[39] demonstrou-se que o número de sintomas, a duração e gravidade das doenças do trato respiratório superior foram aproximadamente 50% menores no grupo probiótico apenas no sexo masculino. Enquanto isso, evidenciou-se aumento no número e duração dos sintomas nas mulheres suplementadas, apesar de apresentarem menor gravidade.

West *et al.*,[40] evidenciaram que a suplementação com *Bifidobacterium animalis* (subsp. lactis Bl-04) foi associada a uma redução de 27% no risco de episódios de ITRS em comparação com placebo, enquanto o probiótico composto por *Lactobacillus acidophilus* NCFM e *Bifidobacterium animalis* resultou em uma diminuição de 19% no risco; no entanto, não houve diferença estatisticamente significativa. Os autores verificaram que o tempo médio para a primeira ITRS foi de 3,2 meses no grupo suplementado com uma cepa probiótica, 3,4 meses para o grupo com duas cepas probióticas e 2,5 meses no grupo placebo. Esses resultados sugerem que a suplementação dos probióticos foi capaz de atrasar o início da doença, o que pode ser de grande interesse para atletas e comissão técnica, considerando que tais resultados podem ter relação direta com o desempenho esportivo e o calendário de treinos.

Considerações e Recomendações Práticas Para o Uso dos Probióticos no Âmbito Esportivo

Apesar dos probióticos serem notadamente evidenciados pelos seus possíveis efeitos positivos no trato gastrintestinal, os supostos benefícios vistos sobre as condições clínicas e sintomas do trato respiratório superior também podem ser relevantes, sobretudo para atletas.[11]

Todavia, o uso dos probióticos não deve ser indiscriminado, a sua utilização deve ser feita a partir de embasamento científico e por um profissional da Nutrição. É papel do nutricionista avaliar a segurança do produto probiótico, dosagem e possíveis contraindicações para cada atleta.[11]

Ademais, qualquer suplementação, inclusive a probiótica, deve ser considerada como uma estratégia coadjuvante a uma alimentação nutricionalmente adequada, independentemente do desfecho, seja ele clínico ou à performance atlética.

Por fim, Pyne *et al.* sugerem, através de um fluxograma, algumas estratégias práticas para o uso mais eficaz da suplementação de probióticos na comunidade esportiva.

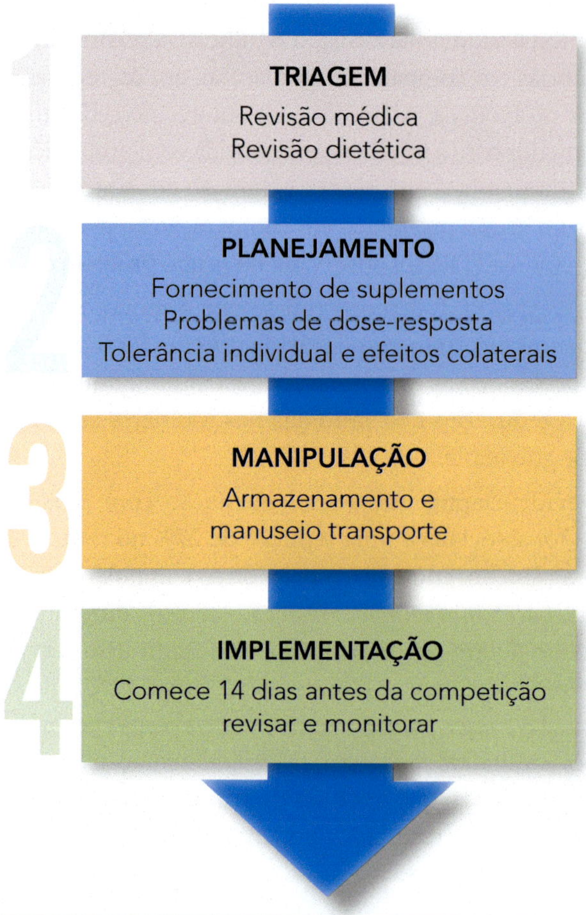

FIGURA 9.4 Fluxograma das questões práticas para atletas considerando o uso de suplementação probiótica.

Fonte: Adaptada de PYNE *et al.*, 2014.[11]

REFERÊNCIAS BIBLIOGRÁFICAS

1. FAO/WHO. Guidelines for the evaluation of probiotics in food. Joint FAO/WHO Working Group Report on Drafting Guidelines for the Evaluation of Probiotics in Food London, Ontario, Canada, 30 April and 1 May, 2002.
2. Rijkers GT, de Vos WM, Brummer RJ, Morelli L, Corthier G, Marteau P. Health benefits and health claims of probiotics: bridging science and marketing. Br J Nutr. 2011;106(9):1291-6.
3. Khalesi S, Bellissimo N, Vandelanotte C, Williams S, Stanley D, Irwin C. A review of probiotic supplementation in healthy adults: helpful or hype? Eur J Clin Nutr. 2019;73(1):24-37.
4. Suez J, Zmora N, Segal E, Elinav E. The pros, cons, and many unknowns of probiotics. Nat Med. 2019;25(5):716-729.

5. Hill C, Guarner F, Reid G, Gibson GR, Merenstein DJ, Pot B, et al. Expert consensus document. The International Scientific Association for Probiotics and Prebiotics consensus statement on the scope and appropriate use of the term probiotic. Nat Ver Gastroenterol Hepatol. 2014;11(8):506-14.
6. Clarke TC, Black LI, Stussman BJ, Barnes PM, Nahin RL. Trends in the use of complementary health approaches among adults: United States, 2002-2012. Natl Health Stat Report. 2015;(79):1-16.
7. Severyn CJ, Bhatt AS. With Probiotics, Resistance Is Not Always Futile. Cell Host Microbe. 2018 Sep 12;24(3):334-336.
8. Zion Market Research. (2020). Probiotics Market is Set for a Rapid Growth and is Expected to Reach USD 75.90 Billion by 2026. Disponível em: https://www.zionmarketresearch.com/news/probiotics-market
9. Agência Nacional de Vigilância Sanitária (Anvisa). Guia para instrução processual de petição de avaliação de probióticos para uso em alimentos, 2019. Disponível em: <http://portal.anvisa.gov.br/documents/10181/5280930/21.pdf/1c99eeb1-7143-469a-93ff-7b2b0f9187c0> Acessado em: 02 de março de 2020.
10. Jäger R, Mohr AE, Carpenter KC, Kerksick CM, Purpura M, Moussa A, et al. International Society of Sports Nutrition Position Stand: Probiotics. J Int Soc Sports Nutr. 2019;16(1):62.
11. Pyne DB, West NP, Cox AJ, Cripps AW. Probiotics supplementation for athletes - clinical and physiological effects. Eur J Sport Sci. 2015;15(1):63-72.
12. Sanders ME, Merenstein DJ, Reid G, Gibson GR, Rastall RA. Probiotics and prebiotics in intestinal health and disease: from biology to the clinic. Nat Rev Gastroenterol Hepatol. 2019;16(10):605-616.
13. Clancy RL, Gleeson M, Cox A, Callister R, Dorrington M, D'Este C, et al. Reversal in fatigued athletes of a defect in interferon gamma secretion after administration of Lactobacillus acidophilus. Br J Sports Med. 2006;40(4):351-354.
14. van Wijck K, Lenaerts K, Grootjans J, Wijnands KA, Poeze M, van Loon LJ, et al. Physiology and pathophysiology of splanchnic hypoperfusion and intestinal injury during exercise: strategies for evaluation and prevention. Am J Physiol Gastrointest Liver Physiol. 2012;303(2):G155-68.
15. Lamprecht M, Frauwallner A. Exercise, intestinal barrier dysfunction and probiotic supplementation. Med Sport Sci. 2012;59:47-56.
16. Kekkonen RA, Vasankari TJ, Vuorimaa T, Haahtela T, Julkunen I, Korpela R. The effect of probiotics on respiratory infections and gastrointestinal symptoms during training in marathon runners. Int J Sport Nutr Exerc Metab. 2007;17(4):352-63.
17. Haywood BA, Black KE, Baker D, McGarvey J, Healey P, Brown RC. Probiotic supplementation reduces the duration and incidence of infections but not severity in elite rugby union players. J Sci Med Sport. 2014;17(4):356-60.
18. Pugh JN, Sparks AS, Doran DA, et al. Four weeks of probiotic supplementation reduces GI symptoms during a marathon race. Eur J Appl Physiol. 2019;119(7):1491–1501.
19. Bermon S, Castell LM, Calder PC, Bishop NC, Blomstrand E, Mooren FC, et al. Consensus Statement Immunonutrition and Exercise. Exerc Immunol Rev. 2017;23:8-50.

20. Nieman DC. Exercise, upper respiratory tract infection, and the imune system. Med Sci Sports Exerc. 1994 Feb;26(2):128-39.
21. Malm C. Susceptibility to infections in elite athletes: the S-curve. Scand J Med Sci Sports. 2006 Feb;16(1):4-6.
22. Williams NC, Killer SC, Svendsen IS, Jones AW. Immune nutrition and exercise: Narrative review and practical recommendations. Eur J Sport Sci. 2019 Feb;19(1):49-61.
23. Sæterdal I, Underland V, Nilsen ES. The effect of probiotics for preventing acute upper respiratory tract infections. Glob Adv Health Med. 2012;1(2):124-5.
24. Colbey C, Cox AJ, Pyne DB, Zhang P, Cripps AW, West NP. Upper Respiratory, Symptoms, Gut Health and Mucosal Immunity in Athletes. Sports Med. 2018;48(1):65-77.
25. Walsh NP, Gleeson M, Shephard RJ, Gleeson M, Woods JA, Bishop NC, et al. Position statement. Part one: Immune function and exercise. Exerc Immunol Rev. 2011;17:6-63.
26. Mowat AM, Agace WW. Regional specialization within the intestinal imune system. Nat Rev Immunol. 2014;14(10):667-85.
27. Hao Q, Dong BR, Wu T. Probiotics for preventing acute upper respiratory tract infections. Cochrane Database Syst Rev. 2015;(2):CD006895.
28. West NP, Pyne DB, Peake JM, Cripps AW. Probiotics, immunity and exercise: a review. Exerc Immunol Rev. 2009;15:107-26.
29. Strober W. Inside the microbial and immune labyrinth: Gut microbes: friends or fiends? Nat Med. 2010;16(11):1195–1197.
30. Martarelli D, Verdenelli MC, Scuri S, et al. Effect of a probiotic intake on oxidant and antioxidant parameters in plasma of athletes during intense exercise training. Curr Microbiol. 2011;62(6):1689–1696.
31. Liu J, Ruckwardt TJ, Chen M, Nicewonger JD, Johnson TR, Graham BS. Epitope-specific regulatory CD4 T cells reduce virus-induced illness while preserving CD8 T-cell effector function at the site of infection. J Virol. 2010;84(20):10501–9.
32. Otczyk DC, Cripps AW. Mucosal immunization: a realistic alternative. Hum Vaccin. 2010;6(12):978–1006.
33. Lefrançois L, Puddington L. Intestinal and pulmonary mucosal T cells: local heroes fight to maintain the status quo. Annu Rev Immunol. 2006;24:681–704.
34. Geuking MB, McCoy KD, Macpherson AJ. Metabolites from intestinal microbes shape Treg. Cell Res. 2013;23(12):1339–1340.
35. Möller GB, da Cunha Goulart MJV, Nicoletto BB, Alves FD, Schneider CD. Supplementation of Probiotics and Its Effects on Physically Active Individuals and Athletes: Systematic Review. Int J Sport Nutr Exerc Metab. 2019;29(5):481–492.
36. Gleeson M. Immunological aspects of sport nutrition. Immunol Cell Biol. 2016;94(2):117–123.
37. Cox AJ, Pyne DB, Saunders PU, Fricker PA. Oral administration of the probiotic Lactobacillus fermentum VRI-003 and mucosal immunity in endurance athletes. Br J Sports Med. 2010;44(4):222–226.
38. Gleeson M, Bishop NC, Oliveira M, Tauler P. Daily probiotic's (Lactobacillus casei Shirota) reduction of infection incidence in athletes. Int J Sport Nutr Exerc Metab. 2011;21(1):55–64.

39. West NP, Pyne DB, Cripps AW, et al. Lactobacillus fermentum (PCC®) supplementation and gastrointestinal and respiratory-tract illness symptoms: a randomised control trial in athletes. Nutr J. 2011;10:30.

40. West NP, Horn PL, Pyne DB, et al. Probiotic supplementation for respiratory and gastrointestinal illness symptoms in healthy physically active individuals. Clin Nutr. 2014;33(4):581–587.

41. Maughan RJ, Burke LM, Dvorak J, Larson-Meyer DE, Peeling P, Phillips SM, et al. IOC consensus statement: dietary supplements and the high-performance athlete. Br J Sports Med. 2018;52(7):439-455.

CAPÍTULO 10

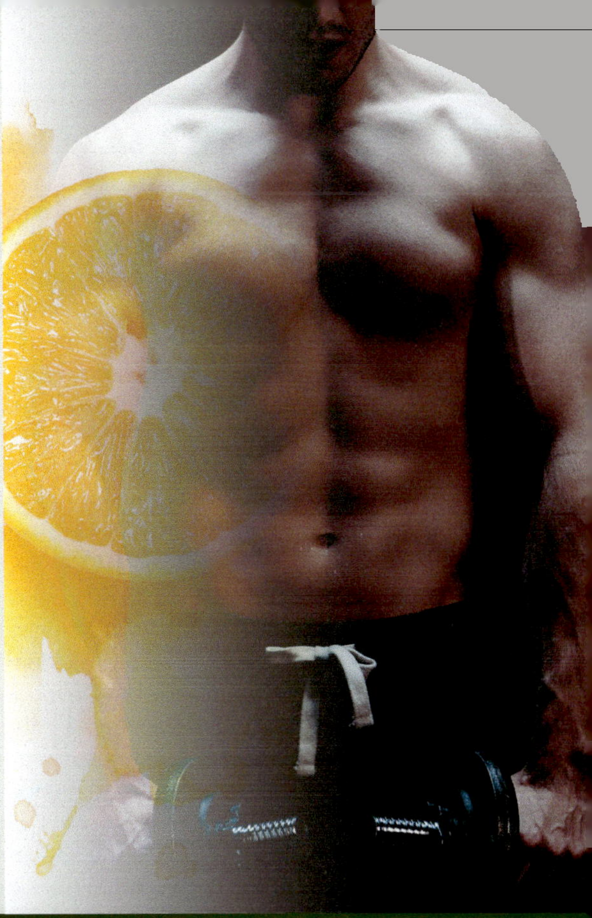

Antioxidantes e Homeostase Redox no Treinamento da Força e Resistência

Luís Fernando Garcia de Oliveira, Mdo
Steven R. McAnulty, PhD
Marcelo Paes de Barros, PhD

INTRODUÇÃO

Uma nutrição balanceada é fundamentada na absorção diária de macronutrientes (carboidratos, proteínas e lipídios) e micronutrientes (vitaminas e minerais) em quantidades ideais, sem, obviamente, dispensar a essencial participação das fibras alimentares para os processos mecânico-digestivos necessários.[1] Recentemente, uma maior atenção tem sido dedicada à interação entre a nutrição, a microbiota intestinal, condições psicológicas e fenômenos psicossomáticos decorrentes (estado de humor, ansiedade, aspectos motivacionais, etc.) em indivíduos normais, praticantes e atletas, estes, principalmente, em períodos de treinamento intensificado.[2] No entanto, desde os anos de 1970, o papel dos antioxidantes na manutenção do estado redox de células humanas, tecidos, órgãos e fluidos corporais provou ser fundamental para evitar muitas doenças e patologias associadas ao desequilíbrio metabólico e à produção de radicais livres.[3] De modo geral, o exercício resistido e o de *endurance* aumentam a produção de espécies reativas de oxigênio/espécies reativas de nitrogênio (ERONs) no músculo esquelético, plasma, coração, fígado e outros tecidos, embora através de diferentes mecanismos, a partir de fontes celulares distintas e em diferentes níveis, conforme as condições bioquímicas e metabólicas locais.[4,5] Considerando o inevitável "estresse oxidativo" imposto pelo exercício, micronutrientes adicionais ou suplementares, como os antioxidantes, poderiam representar uma intervenção eficaz para minimizar as indesejáveis lesões e incômodos pós-exercício, principalmente em iniciantes e em atletas sob condição de *overtraining/overreaching*.[6] Além disso, o estresse oxidativo tem sido relacionado com a extensão, muitas vezes incômoda, do processo de inflamação pós-exercício.[7,8] Em congruência, desequilíbrios redox crônicos provocados por exercícios extenuantes têm sido associados a uma menor capacidade de resposta imunológica e a aumentos dos riscos de doenças infecciosas em atletas, como por exemplo, a infecção do trato respiratório superior (*Upper Respiratory Tract Infection*, URTI).[9] Em relação aos aspectos comportamentais, o estresse oxidativo oriundo do exercício físico tem sido também associado ao comportamento depressivo, baixa autoconfiança e ansiedade pré-competição, assim como a baixa regularidade ou assiduidade de treinamento em atletas amadores ou até profissionais.[10,11]

Exercício e Produção de ERONs

Os primeiros estudos nos anos de 1980 demonstraram que o músculo esquelético normalmente produz ERONs durante a atividade contrátil e até mesmo em repouso.[12] O trabalho muscular se torna um grande desafio metabólico, tendo em vista que, durante a contração muscular prolongada, a demanda de energia por ATP é significativamente aumentada. Dependendo do tipo de exercício executado (anaeróbio *versus* aeróbio e concêntrico *versus* excêntrico, por exemplo) e da intensidade realizada, ERONs podem ser gerados através de fontes celulares distintas.[4] Diferentes fontes energéticas são acionadas para fornecer energia contrátil (moléculas de ATP). Em atividades contráteis em curto prazo, por exemplo, a fosfocreatina representa a principal fonte energética. Com a continuidade do exercício, a glicólise anaeróbia é então acionada e, para um subsequente maior rendimento energético, as moléculas de glicose/piruvato seguirão posteriormente para o metabolismo oxidativo mitocondrial, através da fosforilação oxidativa, com a extensão do período de exercício.[13,14] Os exercícios de *endurance* (aeróbio/resistência) são caracterizados por repetições sustentadas e contrações de baixa intensidade por um prolongado período de tempo. O termo aeróbio se refere à geração de ATP pelo sistema glicolítico aeróbio (ciclo de Krebs e fosforilação oxidativa) *versus* o sistema glicolítico anaeróbio, voltado ao metabolismo citossólico de conversão final de moléculas de piruvato em lactato, pela enzima lactato desidrogenase muscular. Exemplos dos tipos de exercícios ou modalidades de *endurance* são as corridas (a partir de 800 m), ciclismo e natação, realizadas em longas distâncias.[15] Dados experimentais indicam que os exercícios regulares de *endurance* (aeróbio/resistência) resultam em alterações na composição dos tipos de fibras musculares com o treinamento, principalmente as fibras tipo II (transição de fibras IIb para IIa), resultando em um músculo de características mais oxidativas. As fibras tipo I são menos rentáveis em termos de produção de energia (moléculas de ATP) em comparação àquelas do tipo II, e são mais importantes para a produção intensa, por curto intervalo de tempo da energia do músculo em trabalho resistido/força.[15] O exercício resistido (características mais anaeróbias) envolve frequência baixa em repetições e contrações de alta intensidade contra uma resistência externa com o objetivo de aumentar força e a massa muscular. A produção de força geralmente é alta, ~ 80% da produção de energia considerada ideal.[15] Entre os vários intermediários reativos, compostos como o ânion superóxido (O_2•-), o peróxido de hidrogênio (H_2O_2) e os radicais hidroxil (OH•) são as principais ERONs produzidas no músculo esquelético durante o exercício. Estas moléculas altamente reativas têm muitos efeitos deletérios quando produzidas em excesso, tais como a redução na geração de força e o aumento da atrofia muscular.[16] Em relação aos sítios intracelulares e extracelulares de produção de ERONs, a cadeia de transportadora de elétrons mitocondrial, a via do ácido araquidônico-prostaglandinas (cicloxigenases), enzimas como a xantina oxidase, fosfolipase-A2 e a NADPH oxidase foram consideradas, durante muito tempo, como as principais fontes de produção das ERONs durante o exercício. Contudo, novos estudos sobre o assunto trouxeram novo debate.[17] Evidências recentes indicam que a produção de ERONs induzida pelo exercício nos músculos não é predominantemente de origem mitocondrial, mas a partir da NADPH oxidase.[18] Por outro lado, muitos pesquisadores ainda se apoiam na participação de xantina desidrogenase/oxidase (XDH/XO), importante enzima do catabolismo de purinas, como preponderante fonte de ERONs durante o exercício, apesar de pouco presente em miócitos (mais predominantemente associada ao endotélio vascular). A participação XDH/XO está aparentemente relacionada com a depleção de energia metabólica durante o exercício, uma vez que a alta relação entre adenosina mono- e trifosfato (AMP/ATP) ativa a via catabólica das purinas, a qual converte a AMP em inosina (por desaminação), seguida pela sua conversão em hipoxantina, xantina e ácido úrico, estas últimas etapas concomitantemente associadas à maciça produção de ERONs.[19] Por conseguinte, muitos grupos de pesquisa têm observado que a inibição da atividade de XO/XDH, por exemplo, pela ação do alopurinol, protege os músculos esqueléticos e cardíaco de lesão oxidativa e, assim, melhora o desempenho atlético dos praticantes.[20,21]

Homeostase Redox

De uma forma mais complexa e integrativa, as ERONs estão sendo concebidas como participantes mais ostensivos do metabolismo e da fisiologia geral do exercício, e não apenas como meros produtos metabólicos da atividade contrátil do músculo.[22] De fato, durante o exercício realizado sob intensidade e duração adequadas, controladas concentrações de ERONs positivamente regulam uma grande variedade de funções biológicas que, diretamente ou indiretamente, influenciam as adaptações fisiológicas oriundas do exercício. Indubitavelmente, essas adaptações igualmente influenciam a saúde geral do indivíduo.[23] O equilíbrio entre os agentes pró e antioxidantes *in situ* estabelecem o estado redox celular/plasmático, que igualmente modula a expressão de genes responsáveis pela biossíntese ou modificação pós-transdução de proteínas existentes, por exemplo, enzimas (ou apoenzimas) antioxidantes. Na maioria dos casos, as vias de transdução de sinais redox são ligadas/desligadas através de fatores de transcrição produzidos e/ou modificados de forma covalente através de processos redox (17).[17] A hormese é um conceito biológico que indica que uma exposição a uma dose baixa de um agente nocivo ou tóxico pode trazer resultados considerados benéficos para o bem-estar em longo prazo nos organismos vivos.[24] Apesar do próprio exercício não ser considerado como um estímulo hormético propriamente dito, fatores fisiológicos e físico-químicos relevantes durante o exercício, tais como hipóxia, calor/frio e reações oxidativas, são especialmente designados para a aquisição de respostas horméticas. Entre várias ERONs produzidas durante o exercício, o peróxido de hidrogênio (H_2O_2) e óxido nítrico (NO•) são reconhecidos como, talvez, as principais moléculas de sinalização redox, frente às suas pequenas propriedades químicas: moléculas pequenas, eletronicamente estáveis (menos reativas), não carregadas e que facilmente se difundem através de membranas biológicas e livremente em meio aquoso, para alcançar, considerando uma escala celular (μm), largas distâncias em tecidos e órgãos.[25] Um estudo recente demonstra uma associação entre a produção aguda de H_2O_2 mitocondrial induzida por exercício e a ativação da sinalização Ref1/Nrf2 com a regulação positiva de enzimas antioxidantes chaves nos músculos esqueléticos de animais, como por exemplo, a superóxido dismutase cobre, zinco-dependente (CuZnSOD) e a glutationa peroxidase (GPX), ambas citossólicas. Na verdade, via Keap1-Nrf2-AREs tem sido apontada como uma das principais cascatas de sinalização de respostas antioxidantes induzidas pelo exercício físico agudo e crônico, resultando na otimização da resposta adaptativa frente ao exercício, tanto em animais como em humanos.[26] As proteínas tiol-dependentes, associadas à formação reversível de pontes dissulfeto (2-SH→-SS-), são consideradas como os principais elementos horméticos responsáveis pela precisa sinalização redox no espaço intra e extracelular.[27] A definição de sinalização redox inclui, também, outros processos de transferência de elétrons que modificam as funções originais das proteínas, como fosforilação/defosforilação, acetilação/desacetilação, metilação e sulfoxidação (especificamente em aminoácidos metionina).[28,29] As ERONs podem também modular a expressão de vários genes no músculo esquelético, incluindo o receptor ativado pelo proliferador de peroxissomos, (PPAR)-γ e seu coativador-1 alfa (PGC-1α), a proteína de desacoplamento mitocondrial 3 (UCP3) e a enzima hexoquinase II (HKII).[30] No músculo esquelético, o PGC-1α tem sido apontado como o causador no aumento da biogênese mitocondrial (mitogênese), elevando a capacidade oxidativa do tecido.[31] Um estudo transversal mostrou que humanos treinados em *endurance* aumentam substancialmente os níveis de PGC-1α, do fator de transcrição mitocondrial A (TFAM), do fator respiratório nuclear 1 (NRF1) e de outros fatores de transcrição nucleares de proteínas mitocondriais nos músculos das pernas, quando comparado ao grupo controle (sedentários).[32] Além da mitogênese, a dinâmica mitocondrial é também um processo morfológico/bioquímico que tem chamado a atenção de pesquisadores do esporte e do exercício atualmente. As mitocôndrias participam de uma rede intracelular que orquestra a homeostase celular e redox, integrando as respostas bioquímicas do núcleo celular, com o retículo endoplasmático e o complexo de Golgi, de modo mais integrativo.[33] As mitocôndrias são constantemente submetidas a dinâmicas de fusão e cisão, às quais correspondem a modificações morfológicas dependentes, basicamente, das demandas celulares de energia metabólica. A dinâmica mitocondrial coordena o número de unidades mitocondriais eficientes produtoras de ATP naquele conjunto de células expostas ao estímulo (por conseguinte, geralmente como um efeito crônico). Ao fundir mitocôndrias menos eficientes com outras mais produtivas, vários componentes e organelas são reorganizados, proteínas mitocondriais essenciais como citocromos e proteínas Fe.S são sintetizadas e a macroestrutura fundida apresenta um significativo aumento no rendimento de ATP.[34] Por outro lado, a fissão mitocondrial é processada exatamente quando o balanço produção-demanda de energia é influenciado por distúrbios metabólicos deletérios, como a sarcopenia, a síndrome metabólica e o diabetes.[35] A fusão mitocondrial em mamíferos requer proteínas específicas como mitofusinas (Mfn1/2) e a intermediação de proteína de atrofia-1 (AP-1). Um estudo recente demonstrou que a dinâmica mitocondrial durante o exercício físico está diretamente relacionada (e igualmente controlada) pelos níveis de H_2O_2 e NO• locais (com coparticipação minoritária de outras ERONs) e devidamente mediada por PGC-1α e pelos fatores de transcrição FoXO e NF-κB.[36] A Figura 10.1 ilustra um dos principais mecanismos de ativação de expressão gênica de resposta antioxidante (via Nrf2) frente ao estresse oxidativo imposto pelo exercício.

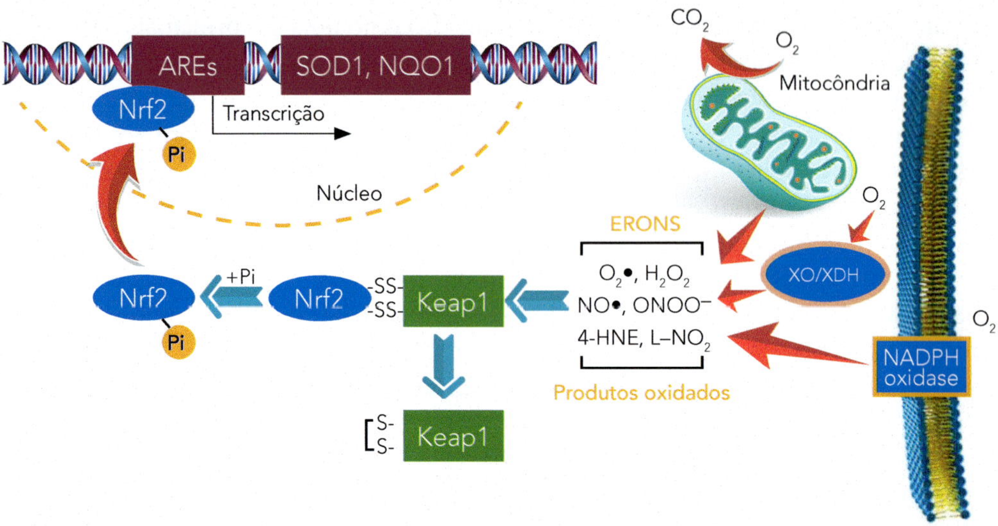

FIGURA 10.1 Esquema ilustrando as principais fontes de espécies reativas de oxigênio e nitrogênio (ERONs) durante o exercício e a ativação da via de sinalização Keap1--Nrf2-AREs para aumento da expressão gênica de enzimas de resposta antioxidante.

AREs: *Antioxidant responsive elements;* 4-HNE: 4-hidroxi-2-nonenal; L-NO_2: lipídio nitrado; NQO1: NAD(P)H quinona óxido-redutase; Pi: grupo fosfato; SOD1: superóxido dismutase cobre, zinco-dependente; e XO/XDH: xantina oxidase/desidrogenase.

Antioxidantes

Os compostos antioxidantes compõem, na verdade, uma vasta gama de compostos químicos com diferentes ações contra o estresse oxidativo: (i) previnem a formação de ERONs; (ii) eliminam as ERONs já formadas (por exemplo o radical hidroxil, HO•); suprimem energia adicional de espécies excitadas, como por exemplo, o oxigênio singlete [$O_2(^1\Delta_g)$]; e (iv) reparam as modificações oxidativas causadas por ERONs em proteínas, carboidratos, lipídios e ácidos nucleicos.[37] Como melhores exemplos de antioxidantes que previnem a formação de ERONs temos os agentes complexantes de metais que participam dos ciclos redox de formação das ERONs (principalmente Fe^{2+} e Cu^{+}), como por exemplo, o ácido úrico, os flavonoides e catequinas,[38,39] e também as proteínas de armazenamento de íons metálicos, tais como a ferritina, a transferrina e a ceruloplasmina.[40] Por outro lado, os antioxidantes interceptadores reagem diretamente com as ERONs já formadas e, geralmente em sinergia com outros compostos antioxidantes, removem esses intermediários reativos de sistemas biológicos, embora ainda submetidos às limitações espaciais e temporais, como a compartimentalização celular, difusão de moléculas em meio aquoso, velocidade das reações, etc.[41] Os antioxidantes supressores (*quenchers*, em inglês) suprimem a energia adicional de moléculas eletronicamente excitadas (o que confere a estas alta reatividade com várias biomoléculas) e geralmente dissipam essa energia adicional na forma de calor ou de quimioluminescência (reações químicas que produzem luz, geralmente de baixíssima intensidade em meios biológicos). Os melhores exemplos de antioxidantes *quenchers* são os compostos carotenoides, xantofilas e flavonoides.[42] Em um consenso na área, o efeito combinado de diferentes antioxidantes é, na verdade, o fator mais determinante para a eficiência na prevenção de modificações oxidativas de biomoléculas essenciais para a sobrevivência celular, uma vez que estes compostos atuam principalmente de forma somativa e, muitas vezes, sinérgica nessa ação.[43] O músculo esquelético está equipado com sistemas antioxidantes enzimáticos e não enzimáticos para se proteger contra o estresse oxidativo induzido pelo exercício de força ou de *endurance*.[17] A linha de frente do sistema enzimático antioxidante é basicamente formada pelas isoformas superóxido dismutase manganês-dependente (mitocondrial, MnSOD) e cobre, zinco-dependente (CuZnSOD, extracelular e citossólica), pela catalase (CAT), pela ação combinada da glutationa peroxidase (GPX) e da glutationa redutase (GR) e por uma série de enzimas tiol-dependentes (contendo grupos funcionais -SH, de aminoácidos cisteína, Cys) como por exemplo, a tiorredoxina peroxidase/redutase, etc.. O sistema antioxidante não enzimático é composto, principalmente, por moléculas de baixo peso molecular de produção endógena, como o γ-tripeptídio glutationa (GSH), a tioredoxina, e as peroxirredoxinas (todas estas igualmente dependentes de grupos tióis -SH de cisteínas, Cys), mas também por vários micronutrientes dietéticos como o ácido ascórbico (vitamina C), α,γ tocoferóis (vitamina E), tocotrienois, carotenoides (alguns providos com atividade da vitamina A), flavonoides e catequinas.[44] As estruturas químicas de alguns antioxidantes provenientes da dieta e dos antioxidantes endógenos glutationa (GSH) e ácido úrico estão apresentadas na Figura 10.2.

Por fim, devemos também considerar como importantes antioxidantes celulares os diversos complexos enzimáticos de reparo, tais como as DNA/RNA nucleases, as DNA-formamidopirimidina (FAPy)-glicosilases e peroxirredoxinas, enzimas que são ativadas em condições oxidativas severas, a fim de reverter biomoléculas oxidadas de volta às suas formas funcionais.[45] O equilíbrio destas quatro linhas de frente de compostos antioxidantes pode definir a quantidade/qualidade correta de exercício imposto (intensidade, duração e desempenho), balanceada com a intensidade do estresse oxidativo associado, com o inevitável acúmulo de produtos oxidados, e, portanto, com as funções celulares e respostas fisiológicas obtidas (incluindo ganhos atléticos). No cômputo geral, essas adaptações devem prover menores riscos de desordens e doenças associadas ao estresse oxidativo, culminando, por fim, na saúde geral de praticantes e atletas.

A suplementação conjunta de vitamina C e E tem sido muito utilizada como uma eficiente estratégia nutricional para limitar a preponderância da condição de estresse oxidativo crônico imposta a atletas durante o treinamento intenso e a competição, em si.[46] Estudos clássicos dos anos de 1990 demonstraram a eficácia da suplementação antioxidante na prevenção das lesões induzidas pelo exercício exaustivo. Indivíduos suplementados com 400 mg/dia de vitamina C por 21 dias recuperaram a força e a função contrátil mais rápido que o grupo placebo, após um protocolo indutor de microlesões musculares.[47] Do mesmo modo, foi demonstrado que a suplementação de vitamina E

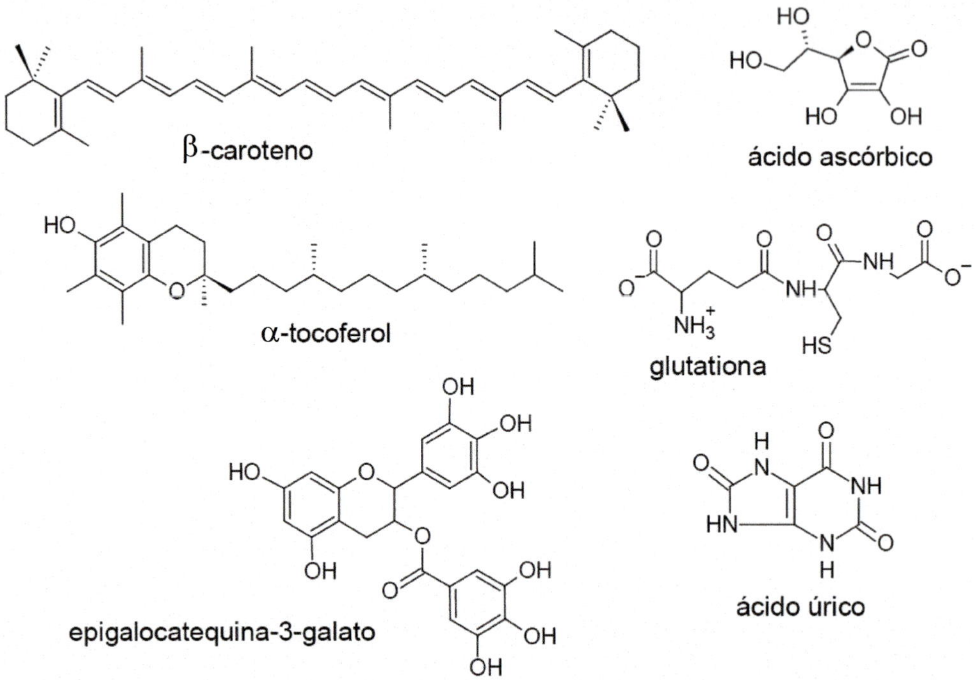

FIGURA 10.2 Estruturas químicas de antioxidantes provenientes da dieta e do γ-tripeptídio glutationa (GSH) e ácido úrico, ambos de produção endógena.

de 300 mg/dia, por 4 semanas, reduziu os elevados níveis de malondialdeído, principal produto da peroxidação lipídica, encontrados no plasma de indivíduos após exercício extenuante.[48] Corredores de longa distâncias (*endurance*) foram simultaneamente suplementados com 400 UI de vitamina E e 200 mg de vitamina C, durante cinco semanas, antes de uma importante competição e, assim, apresentaram diminuição na atividade de creatina quinase plasmática, notoriamente reconhecida como um biomarcador de danos do músculo esquelético (comparado com grupo placebo).[49] Um programa de suplementação de 30 dias com vitamina E, vitamina C e β–caroteno em atletas profissionais de basquetebol durante a temporada esportiva, igualmente diminuiu as concentrações de hidroperóxido lipídico no plasma dos atletas, sugerindo um maior controle do estresse oxidativo imposto pelo ritmo de treinamento e jogos durante toda a temporada.[50] Em contraste com vários estudos realizados *in vitro*, os primeiros estudos *in vivo* utilizando a suplementação não foram unânimes em demonstrar uma correlação direta entre o provimento antioxidante exógeno e a melhora no desempenho atlético.[51,52] Aparentemente, fatores preponderantes para determinar a eficiência da suplementação antioxidante foram negligenciados, como: biodisponibilidade, farmacodinâmica, farmacocinética, metabolismo e efeitos dose-resposta de antioxidantes individuais e, principalmente, em ação conjunta/sinérgica.[53] Além disso, excessos na suplementação crônica de vitaminas C e E têm, contrariamente, reduzido os resultados adaptativos esperados (em termos de força muscular e condicionamento físico geral) de praticantes e atletas, de diferentes idades, o que demonstra que, assim como qualquer intervenção medicamentosa, o aporte antioxidante também atua em "janelas farmacológicas".[54,55]

Os efeitos negativos do exercício físico são comumente atribuídos a um desequilíbrio entre os níveis de antioxidantes (os antioxidantes de baixo peso molecular e enzimas antioxidantes) e das ERONs produzidas, as quais devem permanecer presentes em concentrações adequadas, frente a seu papel como sinalizadores redox para as desejadas adaptações fisiológicas do exercício/treinamento.[56] O exercício físico e a atividade física são amplamente considerados como intervenções importantes para aumentar a longevidade e garantir um envelhecimento saudável, com subsequente bem-estar ao indivíduo. No entanto, os danos oxidativos celulares produzidos por exercícios agudos e não habituais, como o resultado do aumento da produção de ERONs, é um fenômeno reconhecido nessa faixa etária.[57]

Antioxidantes Alimentares e Exercício Físico

Conforme anteriormente mencionado, a indução da via de sinalização Keap1-Nrf2-AREs leva a expressão de várias enzimas participativas das respostas antioxidante e citoprotetora, mas também inflamatórias, às quais estão diretamente associadas ao estresse oxidativo.[58] Os indutores ou ativadores da cascata Keap1-Nrf2-AREs são elementos essencialmente eletrofílicos, como a grande maioria das ERONs. Além das ERONs, muitos compostos eletrofílicos contêm uma ligação dupla conjugada com um grupo carbonil, em uma conjugação eletrônica que os capacitam a abstração de elétrons de outras moléculas. Estes compostos reagem facilmente com o grupo sulfidrila (ou tiólico, -SH) da proteína reguladora Keap1, em uma reação conhecida como adição de Michael. Sabe-se que vários antioxidantes da dieta (flavonoides, carotenoides e seus derivados aldeídicos, os apocarotenais) ativam a via Keap1-Nrf2-AREs e induzem vários genes de proteção celular como a NAD(P)H-quinona oxidorredutase-1 (NQO-1) e a própria superóxido dismutase 1 (CuZnSOD).[59] Essa resposta protetora inclui também a indução de várias enzimas de reparo oxidativo. O princípio ativo do chá verde, principalmente a epigalocatequina-3-galato (EGCG), é um reativo de Michael à proteína Keap1 desta cascata de ativação de genes antioxidantes-protetores. Em um estudo clássico publicado na revista *Proceedings of the National Academy of Sciences USA*, os pesquisadores relataram que os antioxidantes em excesso (suplementação exagerada), de fato, impediam os efeitos de promotores de saúde do exercício físico em humanos.[60] Em um outro estudo, a suplementação única de vitamina E (sob a forma de α-tocoferol) aumentou significativamente os níveis plasmáticos de vários biomarcadores de estresse oxidativo em atletas do Campeonato Mundial de Triathlon, em comparação ao grupo placebo.[61] Atualmente, este é um tema de muita discussão na nutrição esportiva: se os suplementos de antioxidantes podem ou não efetivamente comprometer os processos fisiológicos naturais e as adaptações positivas desencadeadas por programas de treinamento atlético.[62] Controvérsias surgiram com relação aos suplementos antioxidantes e seu papel na atenuação de sinais redox e sintomas de lesão muscular esquelética decorrentes do exercício: (i) ações pontuais aparentemente eficazes em relação à suplementação com vitamina E, vitamina C e alguns flavonoides (e.g. epigalocatequina-3-galato, EGCG); (ii) alguns antioxidantes não conseguem eliminar efetivamente a lesão muscular (ou os biomarcadores desta), apenas atenuam certos sintomas; (iii) não está claro qual deve ser o período ideal de pré-tratamento, para uma ação profilática, uma vez que os compostos hidrofílicos são mais rapidamente distribuídos no organismo, enquanto substâncias lipofílicas levam mais tempo; (iv) não está igualmente claro qual deve ser a dosagem ideal desses micronutrientes (isolados ou combinados); e (v) fundamentação de importantes conceitos de nutrigenômica e nutrigenética para absorção, metabolização e distribuição de antioxidantes em humanos.[63] Curiosamente, vários antioxidantes, como a quercetina e outros flavonoides derivados de frutas vermelhas (p.e. mirtilos, cerejas, etc.), mostram-se promissores na melhoria da *performance* atlética e na diminuição dos biomarcadores de estresse oxidativo e de lesões musculares associadas ao exercício físico.[64] A suplementação via alimentos ricos nesses antioxidantes específicos pode representar uma opção mais segura que a suplementação direta com antioxidantes isolados, frente aos riscos da hipervitaminose e perda dos ganhos fisiológicos trazidos pelo exercício.[65] Desta forma, acredita-se ser mais prudente a recomendação de uma dieta rica em antioxidantes naturais, aquela que inclua quantidades generosas de frutas e legumes.

O chá verde, uma das bebidas mais populares dos países asiáticos, contém uma classe de polifenóis conhecidos como catequinas, com alta contribuição da EGCG, da galocatequina e da epigalocatequina. O extrato seco de uma infusão normal de chá verde contém aproximadamente 27% de derivados de catequina, incluindo a EGCG (~ 50% dos flavonoides totais). Foi relatado que o chá verde e as catequinas têm uma variedade de propriedades nutricionais e farmacológicas, incluindo os efeitos antineoplásicos, antidiabéticos e antiaterogênicos.[66] Verificou-se que a EGCG tem a capacidade de fornecer ação antioxidante tanto na fase aquosa, como na fase lipídica, de acordo com ensaios *in vitro* com sondas fluorescentes. No entanto, a eficiência antioxidante de EGCG foi seis vezes maior no meio aquoso do que no domínio lipídico. No nível molecular, comprovou-se que o EGCG é capaz de interagir com radicais α-tocoferil localizados na superfície externa das lipoproteínas atacadas por ERONs e, assim, reduzir aquele antioxidante lipofílico de volta a sua forma ativa, via formação de radicais aroxil mais estáveis (EGCG-O$^{\bullet}$).[67] Presume-se que os efeitos benéficos do chá verde/EGCG sejam mediados, pelo menos em parte, na estimulação da β-oxidação no fígado e no músculo esquelético, além de ativar a via de resposta antioxidante Keap1-Nrf2-AREs. Resultados bem consolidados indicam que a utilização da gordura corporal para fornecimento de energia durante o exercício foi priorizada em sedentários suplementados com chá verde/EGCG em comparação aos sedentários do grupo placebo.[68] Do mesmo modo, a suplementação moderada com EGCG pode melhorar a qualidade de vida e estado geral de saúde de indivíduos com sobrepeso submetidos a exercícios físicos regulares, reduzindo a frequência cardíaca máxima e as concentrações de glicose no plasma destes. A perda de gordura corporal, no entanto, pode exigir uma maior ingestão de EGCG, de outras catequinas ou a adição de estimulantes metabólicos.[68] O balanço entre a utilização da gordura e fontes de carboidratos para geração de energia (ATP) durante o exercício pode ser igualmente importante para melhorar os resultados da suplementação com EGCG.[68] De fato, a hiperleptinemia causada por uma dieta rica em gorduras em ratos foi significativamente diminuída pelo consumo de catequinas do chá verde e pela implementação de um cronograma de exercícios (natação regular). Consequentemente, a hiperinsulinemia oriunda de resistência metabólica à insulina (por exemplo, em indivíduos diabéticos) também foi atenuada pela combinação de suplementação EGCG e exercícios regulares.[69] Atualmente, o EGCG é mais seriamente considerado um composto fitoquímico/fitoterápico promissor na prevenção do estresse oxidativo imposto pelo exercício extenuante, embora outros ensaios *in vivo* ainda sejam necessários.

Considerações Finais

A sinergia é o melhor conceito para se compreender por completo o modo de ação dos antioxidantes em qualquer doença ou condição fisiológica, incluindo o desafio oxidativo imposto pelos exercícios moderados/intensos.[70] Aparentemente, o organismo necessita absorver regularmente doses apropriadas de antioxidantes clássicos como α–tocoferol, ácido ascórbico, carotenoides, flavonoides, dentre outros micronutrientes (encontrados no plasma na faixa de 1-20 μM) para complementar as defesas antioxidantes endógenas. Neste nível, é difícil extrapolar os resultados obtidos *in vitro* para os factuais efeitos observáveis *in vivo* como, por exemplo, aqueles já reportados em praticantes ou atletas (principalmente no plasma e nos tecidos musculares esquelético e cardíaco). Deste modo, se faz necessário entender os efeitos antioxidantes destes micronutrientes em doses mais baixas e mais realistas em relação à sua contribuição *in vivo*. Concomitantemente, aspectos relevantes sobre a distribuição e (eventual) acúmulo desses compostos bioativos no organismo, fundamentados pelos princípios de farmacodinâmica, pelo metabolismo (transformações químicas), excreção, etc., igualmente se fazem necessários. Recomenda-se cautela na ingestão de compostos antioxidantes para melhorar o desempenho do exercício e a busca dos benefícios à saúde, frente aos efeitos deletérios da super suplementação. Um conhecimento mais apurado sobre a suplementação antioxidante, associada aos exercícios, exige ainda dedicação à compreensão da origem e qualidade do produto em questão (reputação do fabricante) e, principalmente, às informações científicas sólidas e bem fundamentadas sobre a eficácia e os eventuais efeitos adversos. De fato, a maioria dos suplementos antioxidantes, muitos até disponíveis no mercado, não foi exaustivamente testada quanto às interações com outros nutrientes, medicamentos, suplementos ou alimentos, seja em ensaios de administração em curto prazo ou estudos crônicos.

REFERÊNCIAS BIBLIOGRÁFICAS

1. Nebl J, Schuchardt JP, Wasserfurth P, Haufe S, Eigendorf J, Tegtbur U, Hahn A. Characterization, dietary habits and nutritional intake of omnivorous, lacto-ovo vegetarian and vegan runners - a pilot study. BMC Nutr. 2019;5:51.
2. Clark A, Mach N Exercise-induced stress behavior, gut-microbiota-brain axis and diet: a systematic review for athletes. J Int Soc Sports Nutr. 2016;13:43.
3. Nocella C, Cammisotto V, Pigozzi F, Borrione P, Fossati C, D'Amico A, Cangemi R, Peruzzi M, Gobbi G, Ettorre E, Frati G, Cavarretta E, Carnevale R. Impairment between oxidant and antioxidant systems: Short- and long-term implications for athletes' health. Nutrients. 2019;11(6): E1353.
4. Polotow TG, Souza-Junior TP, Sampaio RC, Okuyama AR, Ganini D, Vardaris CV, Alves RC, McAnulty SR, Barros MP. Effect of 1 Repetition Maximum, 80% Repetition Maximum, and 50% Repetition Maximum Strength Exercise in Trained Individuals on Variations in Plasma Redox Biomarkers. J Strength Cond Res. 2017;31(9):2489-97.
5. Henriquez-Olguin C, Meneses-Valdes R, Jensen TE. Compartmentalized muscle redox signals controlling exercise metabolism - Current state, future challenges. Redox Biol. 2020 Feb 22:101473. doi: 10.1016/j.redox.2020.101473 [Epub ahead of print].
6. Ismaeel A, Holmes M, Papoutsi E, Panton L, Koutakis P. Resistance Training, Antioxidant Status, and Antioxidant Supplementation. Int J Sport Nutr Exerc Metab. 2019;29(5):539-47.
7. Elkington LJ, Gleeson M, Pyne DB, Callister R, Wood LG. Inflammation and Immune Function: Chapter 11. Can Antioxidants Help the Endurance Athlete? Antioxidants in Sport Nutrition. Lamprecht M, editor. Boca Raton (FL): CRC Press/Taylor & Francis; 2015.
8. Gomes-Santos JAF, Lambertucci RH, Vardaris CV, Passos MEP, Silva-Junior EP, Hatanaka E, Gorjão R, McAnulty SR, Souza-Junior TP, Barros MP. Early signs of inflammation with mild oxidative stress in Mixed Martial Arts athletes after simulated combat. J Strength Cond Res. 2019; doi: 10.1519/JSC.0000000000003383 [Epub ahead of print].
9. Nieman DC, Dumke CI, Henson DA, McAnulty SR, McAnulty LS, Lind RH, Morrow JD. Immune and oxidative changes during and following the Western States Endurance Run. Int J Sports Med. 2003;24(7):541-7.
10. Michalickova D, Minic R, Kotur-Stevuljevic J, Andjelkovic M, Dikic N, Kostic-Vucicevic M, Slanar O, Djordjevic B. Changes in parameters of oxidative stress, immunity, and behavior in endurance athletes during a preparation period in winter. J Strength Cond Res. 2018; doi:10.1519/JSC.0000000000002780 [Epub ahead of print].
11. Bouaziz W, Schmitt E, Vogel T, Lefebvre F, Leprêtre PM, Kaltenbach G, Geny B, Lang PO. Effects of a short-term Interval Aerobic Training Programme with active Recovery bouts (IATP-R) on cognitive and mental health, functional performance and quality of life: A randomised controlled trial in sedentary seniors. Int J Clin Pract. 2019;73(1):e13219.
12. Jackson MJ, Edwards RH, Symons MC. Electron spin resonance studies of intact mammalian skeletal muscle. Biochim Biophys Acta. 1985;847(2):185-90.
13. Sato S, Basse AL, Schönke M, Chen S, Samad M, Altıntaş A, Laker RC, Dalbram E, Barrès R, Baldi P, Treebak JT, Zierath JR, Sassone-Corsi P. Time of exercise specifies the impact on muscle metabolic pathways and systemic energy homeostasis. Cell Metab. 2019;30(1):92-110.

14. Ezagouri S, Zwighaft Z, Sobel J, Baillieul S, Doutreleau S, Ladeuix B, Golik M, Verges S, Asher G. Physiological and molecular dissection of daily variance in exercise capacity. Cell Metab. 2019;30(1):78-91.

15. Qaisar R, Bhaskaran S, Van Remmen H. Muscle fiber type diversification during exercise and regeneration. Free Radic Biol Med. 2016;98:56-67.

16. Steinbacher P, Eckl P. Impact of oxidative stress on exercising skeletal muscle. Biomolecules. 2015;5(2):356-77.

17. Mason SA, Morrison D, McConell GK, Wadley GD. Muscle redox signaling pathways in exercise. Role of antioxidants. Free Radic Biol Med. 2016;98:29-45.

18. Sakellariou GK, Jackson MJ, Vasilaki A. Redefining the major contributors to superoxide production in contracting skeletal muscle. The role of NAD(P)H oxidases. Free Radic Res. 2014;48:12–29.

19. Madlala HP, Maarman GJ, Ojuka E. Uric acid and transforming growth factor in fructose--induced production of reactive oxygen species in skeletal muscle. Nutr Rev. 2016;74(4):259-66.

20. Sanchis-Gomar F, Pareja-Galeano H, Gomez-Cabrera MC, Candel J, Lippi G, Salvagno GL, Mann GE, Viña J. Allopurinol prevents cardiac and skeletal muscle damage in professional soccer players. Scand J Med Sci Sports. 2015;25(1):e110-5.

21. Sanchis-Gomar F, Bonaguri C, Aloe R, Pareja-Galeano H, Martinez-Bello V, Gomez-Cabrera MC, Candel J, Viña J, Lippi G. Effects of acute exercise and xanthine oxidase inhibition on novel cardiovascular biomarkers. Transl Res. 2013;162(2):102-9.

22. Ji LL, Kang C, Zhang Y. Exercise-induced hormesis and skeletal muscle health. Free Radic Biol Med. 2016;98:113–22.

23. Sies H, Jones DP. Reactive oxygen species (ROS) as pleiotropic physiological signalling agents. Nat Rev Mol Cell Biol. 2020;doi:10.1038/s41580-020-0230-3 [Epub ahead of print].

24. Musci RV, Hamilton KL, Linden MA. Exercise-induced mitohormesis for the maintenance of skeletal muscle and health-span extension. Sports (Basel). 2019;7(7):E170.

25. Di Marzo N, Chisci E, Giovannoni R. The role of hydrogen peroxide in redox-dependent signaling: Homeostatic and pathological responses in mammalian cells. Cells. 2018;7(10): E156.

26. Wang P, Li CG, Qi Z, Cui D, Ding S. Acute exercise stress promotes Ref1/Nrf2 signalling and increases mitochondrial antioxidant activity in skeletal muscle. Exp Physiol. 2016;101(3):410-20.

27. Nikolaidis MG, Kyparos A, Spanou C, Paschalis V, Theodorou AA, Vrabas IS. Redox biology of exercise: an integrative and comparative consideration of some overlooked issues. J Exp Biol. 2012;215(10):1615-25.

28. Schöneich C. Sulfur radical-induced redox modifications in proteins: Analysis and mechanistic aspects. Antioxid Redox Signal. 2017;26(8):388-405.

29. Klotz LO, Sánchez-Ramos C, Prieto-Arroyo I, Urbánek P, Steinbrenner H, Monsalve M. Redox regulation of FoxO transcription factors. Redox Biol. 2015;6:51-72.

30. Silveira LR1, Pilegaard H, Kusuhara K, Curi R, Hellsten Y. The contraction induced increase in gene expression of peroxisome proliferator-activated receptor (PPAR)-gamma coactivator 1alpha (PGC-1alpha), mitochondrial uncoupling protein 3 (UCP3) and hexokinase II (HKII) in primary rat skeletal muscle cells is dependent on reactive oxygen species. Biochim Biophys Acta. 2006;1763(9):969-76.

31. Ji LL, Yeo D, Kang C, Zhang T. The role of mitochondria in redox signaling of muscle homeostasis. J Sport Health Sci. 2020; doi.org/10.1016/j.jshs.2020.01.001 [Epub ahead of print].
32. Wu Z, Puigserver P, Andersson U, Zhang C, Adelmant G, Mootha V, Troy A, Cinti S, Lowell B, Scarpulla RC, Spiegelman BM. Mechanisms controlling mitochondrial biogenesis and respiration through the thermogenic coactivator PGC-1. Cell. 1999;98:115–24.
33. Kasai S, Shimizu S, Tatara Y, Mimura J, Itoh K. Regulation of Nrf2 by mitochondrial reactive oxygen species in physiology and pathology. Biomolecules. 2020;10(2):E320.
34. Moore TM, Zhou Z, Cohn W, Norheim F, Lin AJ, Kalajian N, Strumwasser AR, Cory K, Whitney K, Ho T, Ho T, Lee JL, Rucker DH, Shirihai O, van der Bliek AM, Whitelegge JP, Seldin MM, Lusis AJ, Lee S, Drevon CA, Mahata SK, Turcotte LP, Hevener AL. The impact of exercise on mitochondrial dynamics and the role of Drp1 in exercise performance and training adaptations in skeletal muscle. Mol Metab. 2019;21:51-67.
35. Casuso RA, Huertas JR. The emerging role of skeletal muscle mitochondrial dynamics in exercise and ageing. Ageing Res Rev. 2020;58:101025.
36. Ji LL, Yeo D. Mitochondrial dysregulation and muscle disuse atrophy. F1000Res. 2019;8:F1000 Faculty Rev-1621.
37. Sies H, Berndt C, Jones DP. Oxidative Stress. Annu Rev Biochem. 2017;86:715-48.
38. Souza-Junior T, Lorenço-Lima L, Ganini D, Vardaris C, Polotow T, Barros MP. Delayed uric acid accumulation in plasma provides additional anti-oxidant protection against iron-triggered oxidative stress after a wingate test. Biol Sport. 2014;31(4):271-6.
39. Babu PV, Liu D Green tea catechins and cardiovascular health: an update. Curr Med Chem. 2008;15(18):1840-50.
40. Wu W, Chang S, Wu Q, Xu Z, Wang P, Li Y, Yu P, Gao G, Shi Z, Duan X, Chang YZ. Mitochondrial ferritin protects the murine myocardium from acute exhaustive exercise injury. Cell Death Dis. 2016;7(11):e2475.
41. Jones DP, Sies H. The Redox Code. Antioxid Redox Signal. 2015;23(9):734-46.
42. Barros MP, Rodrigo MJ, Zacarias L. Dietary carotenoid roles in redox homeostasis and human health. J Agric Food Chem. 2018;66(23):5733-40.
43. Wang S, Zhu F. Dietary antioxidant synergy in chemical and biological systems. Crit Rev Food Sci Nutr. 2017;57(11):2343-57.
44. Pastor R, Tur JA. Antioxidant supplementation and adaptive response to training: A systematic review. Curr Pharm Des. 2019;25(16):1889-912.
45. Moreno-Villanueva M, Kramer A, Hammes T, Venegas-Carro M, Thumm P, Bürkle A, Gruber M. Influence of acute exercise on DNA repair and PARP activity before and after irradiation in lymphocytes from trained and untrained individuals. Int J Mol Sci. 2019;20(12):E2999.
46. McGinley C, Shafat A, Donnelly AE. Does antioxidant vitamin supplementation protect against muscle damage? Sports Med. 2009;39(12):1011-32.
47. Jakeman P, Maxwell S. Effect of antioxidant vitamin supplementation on muscle function after eccentric exercise. Eur J Appl Physiol Occup Physiol. 1993;67(5):426-30.
48. Sumida S, Tanaka K, Kitao H, Nakadomo F. Exercise-induced lipid peroxidation and leakage of enzymes before and after vitamin E supplementation. Int J Biochem. 1989;21(8):835-8.

49. Rokitzki L, Logemann E, Sagredos AN, Murphy M, Wetzel-Roth W, Keul J. Lipid peroxidation and antioxidative vitamins under extreme endurance stress. Acta Physiol Scand. 1994;151(2):149-58.

50. Schröder H, Navarro E, Tramullas A, Mora J, Galiano D. Nutrition antioxidant status and oxidative stress in professional basketball players: effects of a three compound antioxidative supplement. Int J Sports Med. 2000;21(2):146-50.

51. Silva EP Jr, Borges LS, Mendes-da-Silva C, Hirabara SM, Lambertucci RH. L-Arginine supplementation improves rats' antioxidant system and exercise performance. Free Radic Res. 2017;51(3):281-93.

52. Close GL, Hamilton DL, Philp A, Burke LM, Morton JP. New strategies in sport nutrition to increase exercise performance. Free Radic Biol Med. 2016;98:144-58.

53. Reid MB. Redox interventions to increase exercise performance. J Physiol. 2016;594(18):5125-33.

54. Dutra MT, Alex S, Mota MR, Sales NB, Brown LE, Bottaro M. Effect of strength training combined with antioxidant supplementation on muscular performance. Appl Physiol Nutr Metab. 2018;43(8):775-81.

55. Bjørnsen T, Salvesen S, Berntsen S, Hetlelid KJ, Stea TH, Lohne-Seiler H, Rohde G, Haraldstad K, Raastad T, Køpp U, Haugeberg G, Mansoor MA, Bastani NE, Blomhoff R, Stølevik SB, Seynnes OR, Paulsen G. Vitamin C and E supplementation blunts increases in total lean body mass in elderly men after strength training. Scand J Med Sci Sports. 2016;26(7):755-63.

56. Dimauro I, Paronetto MP, Caporossi D. Exercise, redox homeostasis and the epigenetic landscape. Redox Biol. 2020;26:101477. doi: 10.1016/j.redox.2020.101477. [Epub ahead of print].

57. Goljanek-Whysall K, Iwanejko LA, Vasilaki A, Pekovic-Vaughan V, McDonagh B. Ageing in relation to skeletal muscle dysfunction: redox homoeostasis to regulation of gene expression. Mamm Genome. 2016;27(7-8):341-57.

58. Kovac S, Angelova PR, Holmström KM, Zhang Y, Dinkova-Kostova AT, Abramov AY. Nrf2 regulates ROS production by mitochondria and NADPH oxidase. Biochim Biophys Acta. 2015;1850(4):794-801.

59. Kalyanaraman B. Teaching the basics of redox biology to medical and graduate students: Oxidants, antioxidants and disease mechanisms. Redox Biology. 2013;1:244–57.

60. Ristow M, Zarse K, Oberbach A, Klöting N, Birringer M, Kiehntopf M, Stumvoll M, Kahn CR, Blüher M. Antioxidants prevent health-promoting effects of physical exercise in humans. Proc Natl Acad Sci U S A. 2009;106(21):8665-70.

61. Nieman DC, Henson DA, McAnulty SR, McAnulty LS, Morrow JD, Ahmed A, Heward CB. Vitamin E and immunity after the Kona Triathlon World Championship. Med Sci Sports Exerc. 2004;36(8):1328-35.

62. Ranchordas MK, Rogerson D, Soltani H, Costello JT. Antioxidants for preventing and reducing muscle soreness after exercise: a Cochrane systematic review. Br J Sports Med. 2020;54(2):74-8.

63. Schwartz B. New criteria for supplementation of selected micronutrients in the era of nutrigenetics and nutrigenomics. Int J Food Sci Nutr. 2014;65(5):529-38.

64. Kappus RM, Curry CD, McAnulty S, Welsh J, Morris D, Nieman DC, Soukup J, Collier SR. The effects of a multiflavonoid supplement on vascular and hemodynamic parameters following acute exercise. Oxid Med Cell Longev. 2011;2011:210798.

65. Pingitore A, Lima GP, Mastorci F, Quinones A, Iervasi G, Vassalle C. Exercise and oxidative stress: potential effects of antioxidant dietary strategies in sports. Nutrition. 2015;31(7-8):916-22.

66. Kim J, Park J, Lim K. Nutrition supplements to stimulate lipolysis: A review in relation to endurance exercise capacity. J Nutr Sci Vitaminol (Tokyo). 2016;62(3):141-61.

67. Kim HS, Quon MJ, Kim JA. New insights into the mechanisms of polyphenols beyond antioxidant properties; lessons from the green tea polyphenol, epigallocatechin 3-gallate. Redox Biol. 2014;2:187-95.

68. Rupasinghe HP, Sekhon-Loodu S, Mantso T, Panayiotidis MI. Phytochemicals in regulating fatty acid β-oxidation: Potential underlying mechanisms and their involvement in obesity and weight loss. Pharmacol Ther. 2016;165:153-63.

69. Legeay S, Rodier M, Fillon L, Faure S, Clere N. Epigallocatechin gallate: A review of its beneficial properties to prevent metabolic syndrome. Nutrients. 2015;7(7):5443-68.

70. Peternelj TT, Coombes JS. Antioxidant supplementation during exercise training: beneficial or detrimental? Sports Med. 2011;41(12):1043-69.

CAPÍTULO 11

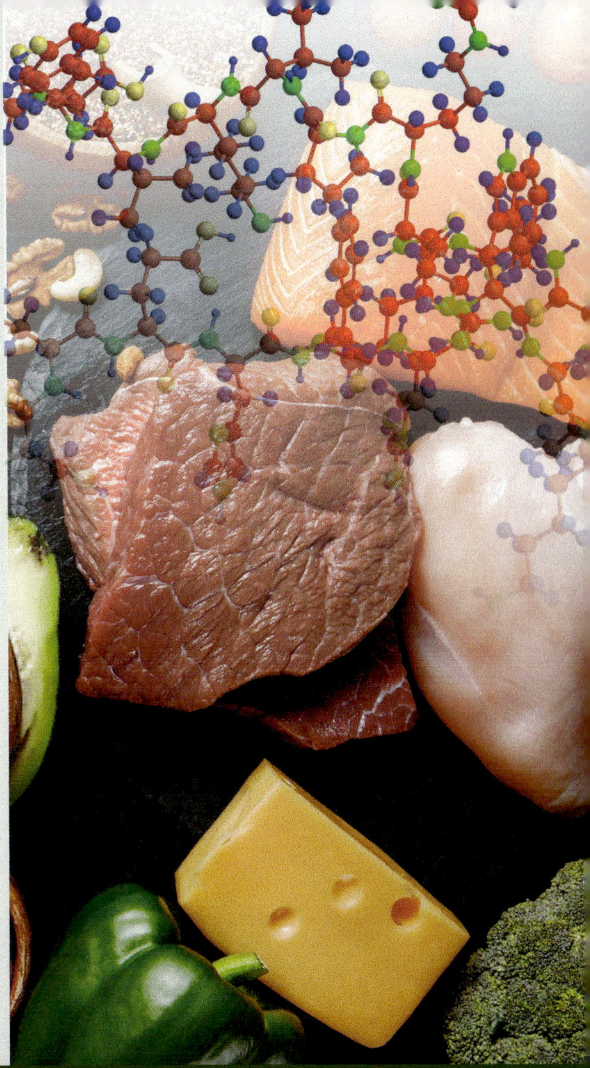

Proteínas e Aminoácidos

Antonio Herbert Lancha Junior, PhD
Tácito P. Souza Junior, PhD

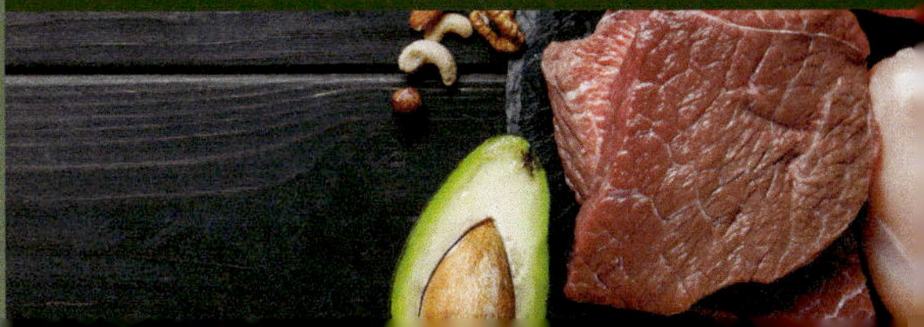

INTRODUÇÃO

Há mais de 2.000 anos tem sido sugerido que atletas envolvidos no Treinamento de Força (TF) precisam ingerir proteínas em quantidades muito superiores às recomendadas pelo RDA (*Recommended Dietary Allowances*), 0,7 a 0,8 g . kg^{-1} . dia^{-1}. Esse pressuposto baseia-se na passagem histórica do gladiador Milo, na antiga Grécia, que ingeriu em um dia, 9 kg de carne, 9 kg de pão e 8,5 L de vinho, como estratégia ergogênica para lhe conferir vitórias na arena.[1]

Há um certo tempo, não só os praticantes de modalidades esportivas envolvidas com TF, mas a grande maioria dos esportistas e frequentadores de academias de condicionamento físico está incluindo em suas rotinas de exercícios, aumento significativo na ingestão de proteínas alimentares, bem como produtos manufaturados industrialmente, com o objetivo de fornecer mais proteína ao organismo. Essa prática é incentivada pela mídia escrita e televisiva em função de algumas culturas esportivas apoiarem a hipótese de que a adição de proteínas na dieta aumenta o crescimento tecidual muscular e a síntese de hormônios e enzimas necessárias para o metabolismo, ou para servir como um potente substrato energético durante o exercício.[2]

Entre muitos atletas, especialmente atletas de força e de esportes coletivos, a ingestão de proteínas e aminoácidos é considerada essencial para o desempenho. Os suplementos de aminoácidos e proteínas se tornaram uma indústria de bilhões de dólares. No entanto, as informações decorrentes da pesquisa sobre a eficácia da ingestão elevada de proteínas e aminoácidos, bem como os requisitos para os principais atletas esportivos, ainda são relativamente escassas.[3]

Existe controvérsia sobre a segurança e a eficácia da ingestão de proteínas acima da recomendada. A recomendação conservadora do RDA para proteínas em adultos saudáveis é de 0,8 g/kg de peso corporal por dia. O objetivo desta recomendação foi levar em consideração diferenças individuais no metabolismo das proteínas, variações no valor biológico da proteína e perdas de nitrogênio na urina e nas fezes. Muitos fatores precisam ser considerados ao determinar uma quantidade ideal de proteína na dieta para o exercício de indivíduos. Esses fatores incluem a qualidade da proteína, ingestão de energia, ingestão de carboidratos, modo e intensidade do exercício e o momento da ingestão de proteínas.[4] Estima-se que o atual nível recomendado de ingestão de proteínas (0,8 g/kg/dia) seja suficiente para atender à necessidade de quase todos (97,5%), homens e mulheres saudáveis com 19 anos ou mais. Essa quantidade de ingestão de proteínas pode ser apropriada para indivíduos que não se exercitam, mas provavelmente não é suficiente para compensar a oxidação de proteínas/aminoácidos durante o exercício (aproximadamente 1%- 5% do custo total de energia do exercício), nem é suficiente para fornecer substrato para acúmulo de tecido magro ou para reparar danos musculares induzidos pelo exercício.[5]

Na década passada houve um aumento no número de pesquisas e tópicos de publicações e revisões originais, declarações de consenso de organizações esportivas e oportunidades de qualificação e credenciamento relacionados à nutrição esportiva e dietética. Isso coloca a Nutrição Esportiva como uma área dinâmica da ciência e da prática que continua a florescer tanto no escopo de apoio que oferece aos atletas quanto na força das evidências que sustentam suas diretrizes.

É importante reconhecer que a medição do consumo alimentar constitui somente um componente da avaliação do estado nutricional de um indivíduo ou de uma população. Os quatros componentes principais da avaliação do estado nutricional são: **1)** a medição do consumo alimentar; **2)** a avaliação antropométrica da composição corporal e de outras dimensões físicas do corpo; **3)** a avaliação dos sinais clínicos e dos sintomas de mau estado nutricional e, finalmente, **4)** as avaliações bioquímicas ou laboratoriais de vários tecidos do organismo. Atletas de força e fisiculturistas (*bodybuilders*) têm tradicionalmente mantido dietas com ingestão de proteínas bem acima do RDA, como já mencionado acima. Desde que essas suposições são baseadas em informações populares e/ou estudos sem controle científico confiável, muitos cientistas do esporte e do exercício afirmam que para adultos com atividade física regular, como aqueles que além das atividades profissionais diárias, se exercitam pelo menos 1 h por dia, a ingestão de proteínas deve ser de 1,0 a 1,2 $g \cdot kg^{-1} \cdot dia^{-1}$, e 1,6 a 2,0$g \cdot kg^{-1} \cdot dia^{-1}$ para atletas de força, dependendo do volume e da intensidade do treinamento. Até hoje não existem dados de referência para os atletas em geral, nem para qualquer grupo específico de atletas.

A seleção e uso de padrões de referência com base na população, obtidos a partir de vários segmentos da população geral com dados individuais para atletas se baseia, por exemplo, no índice de massa corporal (IMC), frequentemente utilizado como um índice de excesso de adiposidade na população geral, e pode ser completamente inapropriado para atletas, especialmente aqueles envolvidos com treinamento de força, para os quais os valores de IMC altos indicariam aumento do conteúdo muscular, em vez de adiposidade.

Muitos métodos são usados para medir as necessidades proteicas: balanço nitrogenado, cinética de proteínas, avaliação do crescimento muscular e gasto metabólico. Antes de nos atermos a essa explanação, é necessária uma compreensão básica da estrutura e do metabolismo de proteínas.

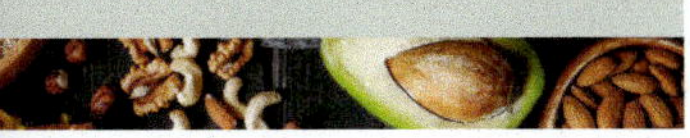

Estrutura das Proteínas

As proteínas são constituídas por "blocos" formadores no organismo, que são os aminoácidos, sendo essenciais para a síntese de proteínas estruturais, enzimas, hormônios e neurotransmissores. Embora mais de 300 aminoácidos diferentes tenham sido encontrados na natureza, apenas 20 são comumente encontrados como constituintes das proteínas dos mamíferos. Esses aminoácidos estão ligados entre si por ligações peptídicas, e essa sequência de ligações lineares contém informações necessárias para gerar uma molécula de proteína com estrutura tridimensional única.

Essas estruturas são organizadas em quatro níveis: primários, secundários, terciários e quaternários. A compreensão desses níveis é de extrema importância, pois podem ser usados para detecção e diagnóstico de doenças. Estão envolvidos em diversas alterações metabólicas ocorridas no exercício. Consequentemente, é levantada a hipótese de que atletas envolvidos com exercícios intensos devam consumir proteínas adicionais em suas dietas ou devam ingerir suplementos com aminoácidos específicos. Enquanto estudos sobre o balanço energético geralmente suportam a ideia de que atletas podem necessitar de quantidades adicionais de proteínas em suas dietas, em comparação com as recomendadas pela RDA, diversos estudos apontam para um consumo de aproximadamente 15% do total calórico para um balanço nitrogenado positivo.

O catabolismo dos aminoácidos é mais complexo que o da glicose e dos ácidos graxos. As razões para tais afirmações são baseadas na existência de pelo menos vinte aminoácidos que sofrem catabolismos diferentes.

Os aminoácidos apresentam um grupo amino ($-NH_2$) e um carboxila (-COOH) com exceção da prolina, que contém um grupo imino (-NH-) no lugar do grupo amino. No pH fisiológico (aproximadamente pH = 7,4) o grupo carboxila é dissociado, formando o íon carboxilato ($-COO^-$), carregado negativamente, e o grupo amino é protonado ($-NH_3^+$). Nas proteínas, quase todos esses grupos carboxila e amino combinam-se por ligações peptídicas e não estão disponíveis para reação química, exceto para a formação de pontes de hidrogênio, que são ligações entre o oxigênio da carbonila de um peptídeo ao grupo $-NH^-$ de uma ligação peptídica.

Além dos átomos de carbono, hidrogênio e oxigênio, o nitrogênio não pode ser armazenado e, quando há excesso das capacidades biossintéticas da célula, os aminoácidos são imediatamente degradados. A primeira fase do catabolismo envolve remoção dos grupos α-amino por transaminação e desaminação oxidativa, formando amônia e α-cetoácidos correspondentes. Uma porção da amônia livre é excretada na urina, mas a maior parte é usada na síntese de ureia, que é quantitativamente a via mais importante para eliminação de nitrogênio do corpo. Com a remoção do grupo amino da molécula do aminoácido, um novo aminoácido será sintetizado a partir da remoção do grupo amino de outro aminoácido.

O composto restante do carbono desaminado pode ser usado para formar carboidratos ou gorduras, ou ser metabolizado diretamente para obtenção de energia.

O papel das proteínas corporais nestas transformações origina dois importantes conceitos: o *pool* de aminoácidos e o *turnover* de proteínas. O *pool* de aminoácidos é constituído pelos aminoácidos resultantes da hidrólise das proteínas da dieta e representam cerca de 100 g, bem inferior à quantidade de proteínas contidas em um indivíduo de 70 kg, cerca de 12 kg. Durante o exercício, a degradação dessas proteínas é acelerada e a ressíntese (*turnover*) é otimizada durante as fases recuperativas com ingestão de alimento, principalmente se esses últimos tiverem quantidades significativas de proteínas de alto valor biológico, ou seja, uma quantidade elevada de aminoácidos essenciais.[6]

Tabela 11.1 Nova concepção dos aminoácidos indispensáveis.

Indispensáveis	Condicionalmente indispensáveis	Dispensáveis
Isoleucina (G/C)	Prolina	Glutamato
Leucina (C)	Arginina	Glutamina
Valina	Taurina	Alanina
Lisina (C)	Glicina	Aspartato
Fenilalanina (G/C)	Serina	
Metionina	Tirosina (G/C)	
Triptofano (G/C)	Cisteína	
Treonina		
Histidina (*)		

Fonte: Laidaw. SA and Kopple JD. New concepts of indispensable amino acids. Am J Clin Nutrition 1987, 46:593-505.

Balanço Nitrogenado

A avaliação do metabolismo proteico de um indivíduo pode ser feita através do seu balanço nitrogenado, um procedimento clássico utilizado para esse fim. Historicamente, os investigadores têm usado o procedimento de Kjeldahl para quantificar o conteúdo de nitrogênio.[7] O balanço nitrogenado é a diferença entre a quantidade de nitrogênio ingerido e a quantidade excretada. Em um indivíduo adulto, ingerindo quantidades ideais de proteínas, a eliminação é igual à ingestão e o balanço nitrogenado é igual a zero, o que significa um **balanço nitrogenado equilibrado**. Em atletas que aumentam o conteúdo proteico em suas dietas, tanto a ingestão como a excreção são aumentadas, mantendo assim um balanço nitrogenado equilibrado. Isso sugere que mesmo para atletas de força ou potência aeróbia, que tem gasto energético aumentado, a ingestão proteica também será proporcionalmente aumentada de acordo com as necessidades calóricas da dieta. O excesso de proteína ingerido na dieta é armazenado como triacilgliceróis.

No caso de treinamento intenso (supertreinamento), jejum, dietas com restrição de carboidratos e em condições patológicas como câncer, diabetes, infecções e ainda em situações de perda de tecidos como queimadura grave ou intervenção cirúrgica, pode ocorrer eliminação de nitrogênio em proporções maiores que a ingestão, ocorrendo assim, o **balanço nitrogenado negativo**.

A teoria de que quando ocorre aumento de tecido (massa muscular), em decorrência do aumento proteico na dieta, levando a uma ingestão de nitrogênio superior à eliminação, no qual é estabelecida uma situação de **balanço nitrogenado positivo**, não é sustentada por alguns pesquisadores. Alguns pesquisadores sugeriram que indivíduos treinados apresentam menor aumento da degradação proteica após o exercício em relação a indivíduos não treinados. Outros concluíram que levantadores de peso de alto nível podem necessitar de cerca de 2,2 a 2,6 g/kg/dia. O curioso é que depois de um período de um mês de treinamento houve redução significativa na quantidade de proteína necessária por dia (0,99 g).[8]

Cinética de Proteínas

Através do procedimento que utiliza infusão ou ingestão de isótopos radioativos (^{13}C,^{14}C,^{15}N) é possível estimar os vários componentes (síntese, degradação e oxidação) contribuintes do estado proteico total (nitrogênio). Além disso, o fato de essas estimativas serem feitas relativamente por métodos não invasivos (ingestão alimentar e ar expirado mais amostras de sangue ou urina), é uma alternativa para a mensuração do balanço nitrogenado. Essa técnica é utilizada há muitos anos, mas por ter um alto custo, somente alguns laboratórios a utilizam.

PDCAAS

O Escore de Aminoácidos Corrigido pela Digestibilidade das Proteínas, do inglês *Protein Digestibility-Correct Amino Acid Score* (PDCAAS), é um método para avaliar a qualidade de uma proteína com base nos requisitos de aminoácidos dos seres humanos e em sua capacidade de digeri-la.

A composição de aminoácidos de uma proteína, determinada por análise química, é comparada com a de um padrão de aminoácidos referência, obtendo-se o escore químico de aminoácidos (EQ). O EQ é uma técnica química considerada rápida, consistente e barata, ao contrário da técnica do balanço nitrogenado. Ela mede o conteúdo de aminoácidos presentes em uma fonte de proteína e compara com os valores com uma proteína tida como referência para crianças entre 2 e 5 anos de idade. O valor obtido desta comparação é corrigido pela digestibilidade proteica, obtendo então, o escore químico de aminoácidos corrigido pela PDCAAS, que é definido como a relação entre o conteúdo do primeiro aminoácido limitante na proteína de referência (mg/g), multiplicado pela digestibilidade verdadeira.[9]

Aceitando certas deficiências do balanço de nitrogênio, o método usado para derivar as estimativas anteriores é idêntico à abordagem usada para estimar a recomendação de proteína pelo RDA atual, ou seja, uma análise dos dados combinados de balanço de nitrogênio de estudos em humanos.[10] Se essas estimativas são razoáveis, essas doses de proteína representam um nível ideal? Se definirmos um nível ideal como sendo uma ingestão de proteínas que **1)** apoiará a capacidade do atleta de reparar e substituir quaisquer proteínas danificadas (resultantes potencialmente de estresse oxidativo ou interrupção mecânica); **2)** adaptativamente "remodelará" proteínas em estruturas como músculo, osso, tendão e ligamentos para suportar melhor o estresse e a tensão impostas pelo treinamento e pela competição; **3)** manterá a função ideal de todas as vias metabólicas nas quais os aminoácidos são intermediários participativos (o que inclui ser combustíveis oxidativos); **4)** suportará incrementos em massa magra, se desejado; **5)** apoiará um sistema imunológico que funcione perfeitamente; e **6)** apoiará a taxa ótima de produção de todas as proteínas plasmáticas necessárias para a função fisiológica ideal, as estimativas anteriores da ingestão de proteínas representariam um nível ideal?

Se os requisitos de ingestão de proteína dos atletas fossem suficientes para suportar todos os processos acima mencionados, a ingestão não seria um requisito para prevenir a deficiência, mas uma ingestão ideal para o metabolismo geral dos atletas. À luz disso, obviamente, essa ingestão seria maior do que a de um indivíduo sedentário, porque a natureza do exercício é tal que existe uma regulação positiva dos processos de utilização de proteínas. Ao mesmo tempo, pode-se argumentar que níveis ótimos de proteína na dieta não devem atingir níveis que promovam produção excessiva de ureia e perdas oxidativas de aminoácidos mais altas que as necessárias do que aquelas necessárias para o funcionamento ideal, como acabamos de definir. Por que isso? Por que não simplesmente consumir muita proteína "apenas para garantir que você está recebendo o suficiente"? O argumento simples é que, em última análise, o nitrogênio ainda é tóxico para os sistemas metabólicos de mamíferos e não pode ser armazenado, ou o tamanho do *pool* de aminoácidos expandido "ad infinitum" para acomodar aminoácidos "extras". Consequentemente, o nitrogênio consumido em excesso é imediatamente necessário para suportar as taxas ideais das funções que utilizam aminoácidos e resultará, em última análise, na produção de ureia. É importante entender que a ingestão de proteínas, quando considerada neste contexto, precisa ser avaliada de refeição para refeição, porque é o manuseio imediato do nitrogênio ingerido que influenciará na taxa de produção de ureia e na oxidação de aminoácidos.[11]

Se examinarmos a composição essencial de aminoácidos das proteínas do leite, carne, e ovos, 10 g de aminoácidos essenciais se traduzem em torno de 25 g de cada uma dessas fontes de proteínas (a maioria das proteínas de alta qualidade refere-se a 40% de aminoácidos essenciais por conteúdo), o que representa por volta de 750 mL de leite (desnatado), 4 ou 5 ovos, ou aproximadamente 100 g de carne magra cozida. Se usarmos esses dados e supormos que uma resposta anabólica semelhante ocorre após cada refeição quando consumida, digamos, 4 vezes por dia, então uma ingestão diária de proteína seria, no mínimo, 100 g para atingir a resposta anabólica "máxima" em um indivíduo não exercício. Além disso, temos dados que sugerem que a dose de proteína necessária para estimular ao máximo a síntese de proteínas musculares, após um exercício isolado de treinamento de força, é semelhante (ou possivelmente menor a aproximadamente 8,5 g de aminoácidos essenciais ou em torno de 20 g de proteína) à observada em repouso. Assim, do ponto de vista da síntese proteica muscular estimulante máxima, uma dose por volta de 20–25 g de proteína intacta de alta qualidade (como laticínios, ovos ou carne magra) parccc scr suficicntc.[11]

As estratégias para aumentar a hipertrofia do músculo esquelético e promover a remodelação e o recondicionamento ideais após o treinamento físico são uma área intensa de investigação científica com ramificações tanto no cenário clínico quanto no atlético.[12] Atualmente, existem diversos estudos que caracterizam a resposta do músculo esquelético a mudanças nos estímulos nutricionais e contráteis. O que esses estudos demonstraram é que o tamanho do músculo esquelético depende dos processos cinéticos da síntese de proteínas musculares (MPS) e da quebra de proteínas musculares (MPB), a diferença algébrica (MPS menos MPB) entre a qual determina o balanço líquido de proteínas (NPB). Quando as flutuações diurnas na MPS são iguais às da MPB, a massa muscular é mantida.[13]

A acumulação de proteínas musculares que leva ao crescimento do tamanho das fibras musculares só é alcançada quando as taxas líquidas de MPS excedem o MPB e o NPB é positivo. Alternativamente, o catabolismo muscular líquido (atrofia) que leva à perda de proteínas musculares ocorre quando o MPB excede o MPS e o NPB é negativo.[13,14] O aumento da carga do músculo esquelético e a hiperaminoacidemia após a ingestão de proteínas na dieta, exercem de forma independente e sinérgica uma influência positiva no NPB, modulando o equilíbrio relativo entre MPS e MPB.[14]

Quanto de Proteína Pode Ser Utilizado Pelo Músculo?

A capacidade de digerir e absorver proteínas na dieta, e a subsequente aminoacidemia, excede em muito a capacidade do músculo esquelético de utilizar os aminoácidos constituintes para fins de anabolismo muscular. Após a ingestão oral, a digestão proteica é iniciada no estômago pela pepsina na presença de ácido clorídrico e continua no duodeno pela secreção de proteases pancreáticas e proteases enterocitárias. Os produtos finais incluem fragmentos de peptídeos e aminoácidos livres que são absorvidos quase que exclusivamente no intestino delgado. O intestino é um órgão altamente metabolicamente ativo[15,16] e extrai de 40%-50% dos aminoácidos disponíveis da refeição proteica ingerida principalmente para fins de produção de energia e síntese local de proteínas.[17] O restante, por volta de 50% de aminoácidos, é liberado na veia porta hepática antes de ser absorvido pelo fígado. Como o intestino, o fígado utiliza aminoácidos para o metabolismo local, mas em vez de aminoácidos oxidantes, uma proporção significativa de aminoácidos é usada na síntese de proteínas do sangue derivadas do fígado.[18]

Os aminoácidos que foram sequestrados pelos tecidos esplâncnicos e pelo fígado são "filtrados pela primeira vez" e, portanto, não estão disponíveis para o metabolismo periférico. É interessante notar que os aminoácidos de cadeia ramificada (BCAAs), implicados no anabolismo do músculo esquelético,[19] são catabolizados em uma extensão relativamente menor pelo fígado, devido ao baixo conteúdo da enzima aminotransferase de cadeia ramificada na hepatócitos humanos.[20,21]

Está bem estabelecido que a renovação das proteínas no tecido muscular esquelético é altamente responsiva à ingestão de nutrientes em adultos saudáveis. A ingestão de proteínas aumenta a síntese de proteínas musculares e as taxas de quebra de proteínas musculares, embora em menor grau, resultando em um balanço positivo de proteínas musculares líquidas.[22,23]. A resposta sintética e antiproteolítica da proteína muscular pós-prandial à alimentação é regulada em vários níveis, variando desde a digestão de proteínas e absorção de aminoácidos,[24] ao aumento pós-prandial da insulina circulante e subsequente aumento no recrutamento microvascular,[25] captação de aminoácidos no tecido muscular esquelético,[26] sinalização anabólica intramuscular[27] e síntese e quebra de proteínas musculares miofibrilares.[27] Groen *et al.*[28] demonstraram que apenas 2,2 g ou 11% dos aminoácidos fornecidos a homens jovens em um *shake* com 20 g de caseína foram utilizados para a síntese de proteínas de novo, apesar de 55% da disponibilidade na circulação periférica após extração esplâncnica (Figura 11.1).

A quantidade e o momento ideal do consumo de proteínas para manter e maximizar a massa muscular têm sido fortemente investigados e muitas vezes são controversos.[29] Ênfase especial foi dada ao impacto particular do consumo de proteína pós-exercício na maximização do crescimento muscular esquelético.[30] Os estudos de biópsia do músculo esquelético fizeram algum progresso na determinação de interações entre a dose, tipo e composição da proteína suplementar sobre esses resultados.[29]

Para avaliar a resposta aguda ao anabolismo das proteínas musculares (crescimento), os pesquisadores usaram aminoácidos como marcadores (estáveis e marcados isotopicamente), juntamente com biópsias musculares para medir MPS e MPB em humanos *in vivo*. Várias suposições e muitas abordagens metodológicas diferentes explicam parte da variabilidade inerente à avaliação *in vivo* da MPS humana.[31] Assim, comparações diretas de valores qualitativos entre laboratórios devem ser interpretadas com cautela. No entanto, algumas tendências gerais podem ser obtidas a partir das mudanças percentuais que ocorrem em cada investigação.[29]

Estresses energéticos, metabólicos e mecânicos, durante e após o TF, desempenham papéis dinâmicos no controle da renovação das proteínas. Parece intuitivo que, durante o TF, o objetivo principal do metabolismo do músculo esquelético seja manter a energia para a ação muscular, levando a uma redução[32] ou nenhuma alteração[33] nos valores basais no processo energético dispendioso da MPS no músculo esquelético humano.[29]

Pesquisas demonstram que, durante o período imediato (0 a 1 h) após o TF, o meio metabólico muda de catabólico para anabólico, como mostra a liberação da inibição da proteína quinase ativada por AMP (AMPK) do início da tradução e MPS.[34,27] Durante

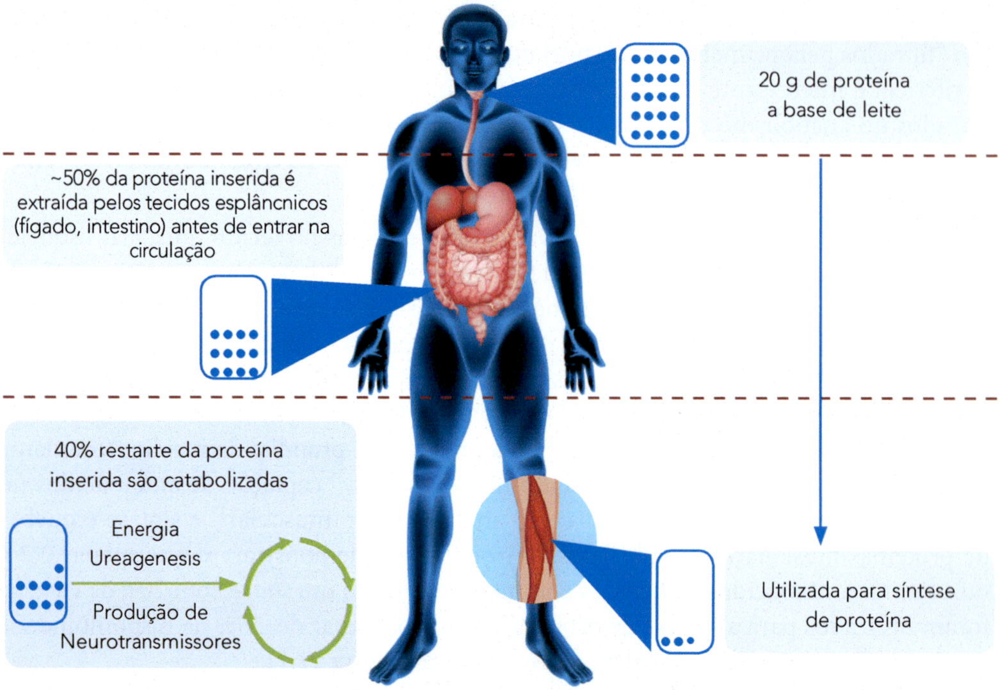

Figura 11.1. Visão geral simplificada da utilização de proteínas orais em todo o corpo em repouso. Da proteína ingerida, aproximadamente 50% é extraída por tecidos esplâncnicos antes de entrar na circulação periférica. Curiosamente, apenas ~ 10% da proteína ingerida é utilizada para a síntese de proteína do músculo esquelético enquanto o restante é catabolizado.

Fonte: Stokes *et al.*, 2018.

esse período, o fluxo sanguíneo e as concentrações de lactato normalizam à medida que o músculo se torna mais sensível aos nutrientes, provavelmente devido ao aumento do fluxo de aminoácidos,[35,36] sinalização mTORC1, mais notavelmente através da fosforilação da proteína ribossômica p70 S6 quinase 1 (S6K1)[34,37] e aumento da sensibilidade à insulina. Após o TF, o MPS e o MPB aumentam em comparação ao repouso; no entanto, o saldo líquido é menos negativo.[35,38]. No estado alimentado, a taxa de síntese fracionária (FSR) aumenta em maior extensão; acredita-se que a taxa de quebra fracionária diminua levemente, provavelmente devido a efeitos mediados por insulina e/ou aminoácidos, e o balanço líquido de proteínas (entre MPS e MPB) se torna positivo.[39]

A estimulação da MPS em resposta à hiperaminoacidemia parece ser inteiramente motivada pelos aminoácidos essenciais contidos na proteína[40] e, desses aminoácidos, a leucina é o principal agonista dos aminoácidos.[41,42] Embora seja verdade que a leucina é capaz de estimular a MPS na ausência de outros aminoácidos, deve-se enfatizar que a síntese proteica acabará se limitando pela disponibilidade de outros aminoácidos essenciais. No entanto, o enriquecimento de uma proteína de menor qualidade com leucina, desde que um complemento completo de aminoácidos essenciais também esteja presente, pode induzir uma estimulação comparável da MPS à observada em fontes de maior qualidade.[42]

As proteínas alimentares contêm uma grande quantidade de aminoácidos de cadeia ramificada (BCAA) (50% de aminoácidos essenciais e 20% do total de aminoácidos dos alimentos).[43] Dentre os BCAA, a leucina aparece como potente estimuladora da síntese de proteínas, e o mecanismo molecular por trás da leucina como molécula de sinalização nutricional foi descrito.[44] A estimulação da síntese proteica induzida pela leucina ativa o processo de tradução (do RNAm para a proteína), e um complexo molecular contendo o fator de iniciação eucariótico 4E (eIF4E) é importante para o início da tradução. Durante a depleção de aminoácidos e o jejum, a proteína de ligação ao eIF4E (4EBP) se liga ao eIF4E para diminuir a atividade do complexo de iniciação da tradução e suprimir a iniciação da tradução. A leucina ativa o alvo de mamíferos do complexo 1 da rapamicina (mTORC1) quinase,[45] que fosforila 4EBP, levando à sua dissociação do eIF4E, ao início da tradução e ao aumento da síntese de proteínas.[42]

Recentes metanálise e meta-regressão, conduzidas por Morton *et al.*, demonstraram que a suplementação de proteína é suficiente para otimizar os ganhos induzidos pelo treinamento com pesos na massa livre de gordura.[30] De fato, Morton *et al.*[30] demonstraram que a suplementação de proteína durante o TF por ≥ 6 semanas aumentou a acumulação de massa magra em 27% (~ 0,3 kg) em média, o que é semelhante a uma metanálise realizada anteriormente (por exemplo, ~ 0,7 kg).[46] Embora o tempo, a dose e a fonte possam influenciar na eficácia da suplementação de proteínas na MPS,[46] Morton *et al.*[30] demonstraram que essas variáveis não se traduzem necessariamente em maior acúmulo muscular em um ambiente crônico de exercícios. Parece que uma ingestão diária de proteínas por volta de 1,6 g/kg/dia, ou até 2,2 g/kg/dia, tende a ser o fator mais influente para otimizar o acúmulo de massa muscular no TF. Essa ingestão diária de proteína pode ser alcançada através da incorporação de fontes de proteína de alta qualidade em cada refeição ao longo do dia e, se necessário, complementando a dieta com suplementos de proteína de alta qualidade (isto é, soro de leite ou caseína). Outras populações com respostas metabólicas diferentes às proteínas, por exemplo, indivíduos mais velhos, podem responder de maneira diferente.[47]

REFERÊNCIAS BIBLIOGRÁFICAS

1. Grandjean AC. Diets of Elite Athletes: Has the Discipline of Sports Nutrition Made an Impact? J Nutr. (1997) doi:10.1093/jn/127.5.874s.
2. Bilsborough S, Mann N. A review of issues of dietary protein intake in humans. Int. J Sport Nutr Exerc Metab. 2006;16:129–152.
3. Tipton KD, Wolfe RR. Protein and amino acids for athletes. in Journal of Sports Sciences. 2004; 22 65–79.
4. Lemon PWR. Beyond the Zone: Protein Needs of Active Individuals.

5. Thomas DT, Erdman KA, Burke LM. Position of the Academy of Nutrition and Dietetics, Dietitians of Canada, and the American College of Sports Medicine: Nutrition and Athletic Performance. J Acad Nutr Diet. 2016; 116:501–28.
6. Kopple JD, Laidlaw A. Newer of the indispensable amino acids. Am J Clin Nutr. 1987;4:593–605.
7. Kirk PL. Kjeldahl Method for Total Nitrogen. Anal Chem. 1950;22:354–8.
8. Homa ICM. Food Intake, Nitrogen and Energy Balance in Polish Weight Lifters, during a Training Camp. Nutr Metab. 1970;12:259–74.
9. Reeds P, Schaafsma G, Tomé D, Young V. Criteria and significance of dietary protein sources in humans. Summary of the workshop with recommendations. J Nutr. 2000;130:1874S–6S.
10. Krieger JW, Sitren HS, Daniels MJ, Langkamp-Henken B. Effects of variation in protein and carbohydrate intake on body mass and composition during energy restriction: A meta-regression. Am J Clin Nutr. 2006;83:260–74.
11. Phillips SM, Moore DR, Tang JE. A Critical Examination of Dietary Protein Requirements, Benefits, and Excesses in Athletes. International Journal of Sport Nutrition and Exercise Metabolism. 2007;17.
12. Stokes T, Hector AJ, Morton RW, McGlory C, Phillips SM. Recent perspectives regarding the role of dietary protein for the promotion of muscle hypertrophy with resistance exercise training. Nutrients. 2018;10.
13. Morton RW, McGlory C, Phillips SM. Nutritional interventions to augment resistance training-induced skeletal muscle hypertrophy. Front Physiol. 2015;6:1–9.
14. Phillips SM. A brief review of critical processes in exercise-induced muscular hypertrophy. Sport Med. 2014;44:71–7.
15. McNurlan MA, Garlick PJ. Contribution of rat liver and gastrointestinal tract to whole-body protein synthesis in the rat. Biochem J. 1980;186:381–3.
16. Nakshabendi IM, McKee R, Downie S, Russell RI, Rennie MJ. Rates of small intestinal mucosal protein synthesis in human jejunum and ileum. Am. J. Physiol. - Endocrinol Metab. 1999;277:4–7.
17. Stoll B, et al. Catabolism Dominates the First-Pass Intestinal Metabolism of Dietary Essential Amino Acids in Milk Protein-Fed Piglets. J Nutr. 1998;128:606–14.
18. Stoll B, et al. Dietary Amino Acids Are the Preferential Source of Hepatic Protein Synthesis in Piglets. J Nutr. 1998;128:1517–24.
19. Jackman SR, et al. Branched-chain amino acid ingestion stimulates muscle myofibrillar protein synthesis following resistance exercise in humans. Front Physiol. 2017;8.
20. Hutson SM. Subcellular distribution of branched-chain aminotransferase activity in rat tissues. J Nutr. 1988;118:1475–81.
21. Sitryawan A, et al. A molecular model of human branched-chain amino acid metabolism. Am J Clin Nutr. 1998;68:72–81.
22. Volpi E, Sheffield-Moore M, Rasmussen BB, Wolfe RR. Basal muscle amino acid kinetics and protein synthesis in healthy young and older men. J Am Med Assoc. 2001;286:1206–12.
23. Rees RG. Protein digestion and amino acid and peptide absorption By D. B. A. SILK, G. K. GRIMBLE and. Proc. of the Nutr Soc. 1985;63–72.

24. Pennings B, et al. Exercising before protein intake allows for greater use of dietary protein--derived amino acids for de novo muscle protein synthesis in both young and elderly men. Am J Clin Nutr. 2011;93:322–31.

25. Rasmussen BB, et al. Insulin resistance of muscle protein metabolism in aging. 2010;20:768–9.

26. English KL, Paddon-jones D. Protecting muscle mass and function in older adults during bed rest. Current opinion in clinical nutrition and metabolic care. 2012. doi:10.1097/MCO.0b013e328333aa66.Protecting.

27. Fry CS, et al. Aging impairs contraction-induced human skeletal muscle mTORC1 signaling and protein synthesis. Skelet Muscle. 2011;1:1–11.

28. Groen BBL, et al. Post-prandial protein handling: You are what you just ate. PLoS One. 2015;10:1–22.

29. Reidy PT, Rasmussen BB. Role of Ingested Amino Acids and Protein in the Promotion of Resistance Exercise–Induced Muscle Protein Anabolism. J Nutr. 2016;146:155–83.

30. Morton RW, et al. A systematic review, meta-analysis and meta-regression of the effect of protein supplementation on resistance training-induced gains in muscle mass and strength in healthy adults. Br J Sports Med. 2018;52:376–384.

31. Smith GI, Patterson BW, Mittendorfer B. Human muscle protein turnover - Why is it so variable? J Appl Physiol. 2011;110:480–91.

32. Rose AJ, Richter EA. Regulatory mechanisms of skeletal muscle protein turnover during exercise. J Appl Physiol. 2009;106:1702–11.

33. Durham WJ, et al. Leg glucose and protein metabolism during an acute bout of resistance exercise in humans. J Appl Physiol. 2004;97:1379–86.

34. Fujita S, et al. Essential amino acid and carbohydrate ingestion before resistance exercise does not enhance postexercise muscle protein synthesis. J Appl Physiol. 2009;106:1730–9.

35. Biolo G, Maggi SP, Williams BD, Tipton KD, Wolfe RR. Increased rates of muscle protein turnover and amino acid transport after resistance exercise in humans. Am J Physiol. - Endocrinol Metab. 1995;268:514–20.

36. Reidy PT, et al. Soy-dairy protein blend and whey protein ingestion after resistance exercise increases amino acid transport and transporter expression in human skeletal muscle. J Appl Physiol. 2014;116:1353–64.

37. Dreyer HC, et al. Resistance exercise increases AMPK activity and reduces 4E-BP1 phosphorylation and protein synthesis in human skeletal muscle. J Physiol. 2006;576:613–24.

38. Gundermann DM, et al. Activation of mTORC1 signaling and protein synthesis in human muscle following blood flow restriction exercise is inhibited by rapamycin. Am. J. Physiol. - Endocrinol Metab. 2014;306:1198–204.

39. Glynn EL, et al. Muscle protein breakdown has a minor role in the protein anabolic response to essential amino acid and carbohydrate intake following resistance exercise. Am J Physiol - Regul Integr Comp Physiol. 2010;299:533–40.

40. Volpi E, Kobayashi H, Sheffield-Moore M, Mittendorfer B, Wolfe RR. Essential amino acids are primarily responsible for the amino acid stimulation of muscle protein anabolism in healthy elderly adults. Am J Clin Nutr. 2003;78:250–8.

41. Anthony JC, et al. Contribution of insulin to the translational control of protein synthesis in skeletal muscle by leucine. Am J Physiol. - Endocrinol Metab. 2002;282:1092–101.

42. Kamei Y, Hatazawa Y, Uchitomi R, Yoshimura R, Miura S. Regulation of skeletal muscle function by amino acids. Nutrients. 2020;12.

43. Campbell B, et al. International Society of Sports Nutrition position stand: Protein and exercise. Journal of the International Society of Sports Nutrition. 2007;4.

44. Wolfson RL, Sabatini DM. The Dawn of the Age of Amino Acid Sensors for the mTORC1 Pathway. Cell Metab. 2017;26:301–9.

45. Ribeiro CB, et al. Leucine minimizes denervation-induced skeletal muscle atrophy of rats through akt/mtor signaling pathways. Front Physiol. 2015;6:1–6.

46. Macnaughton LS, et al. The response of muscle protein synthesis followingwhole-body resistance exercise is greater following 40 gthan 20 g of ingested whey protein. Physiol Rep. 2016;29: 31–44.

47. Macnaughton LS, et al. The response of muscle protein synthesis following whole-body resistance exercise is greater following 40 g than 20 g of ingested whey protein. Physiol Rep. 2016;4: 1–13.

12

CAPÍTULO

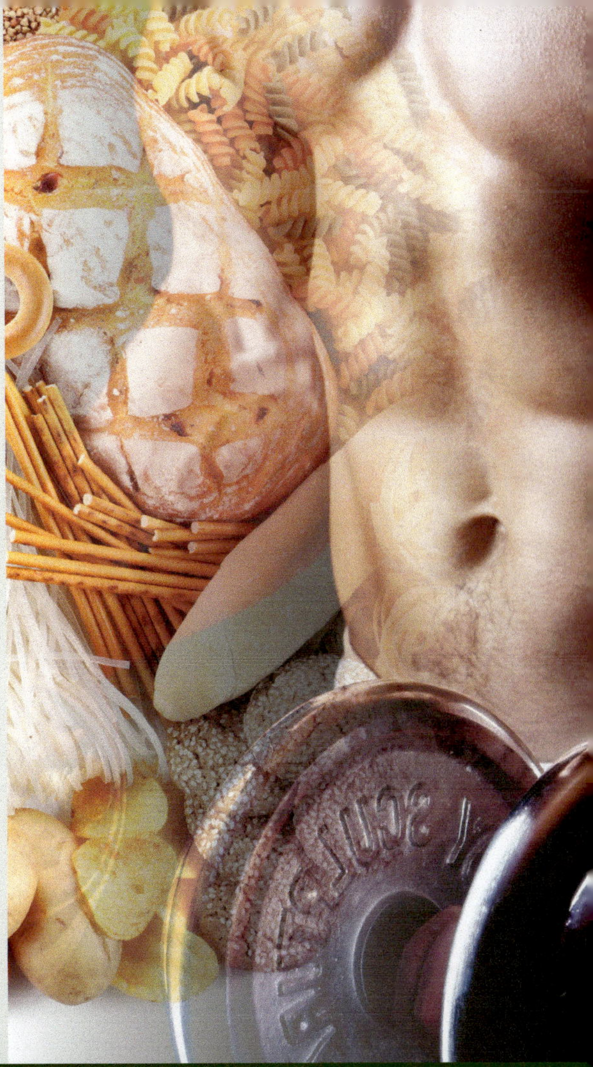

Carboidrato no Treinamento de Força

Alan A. Aragon, MSc
Ragami Chaves Alves, PhD

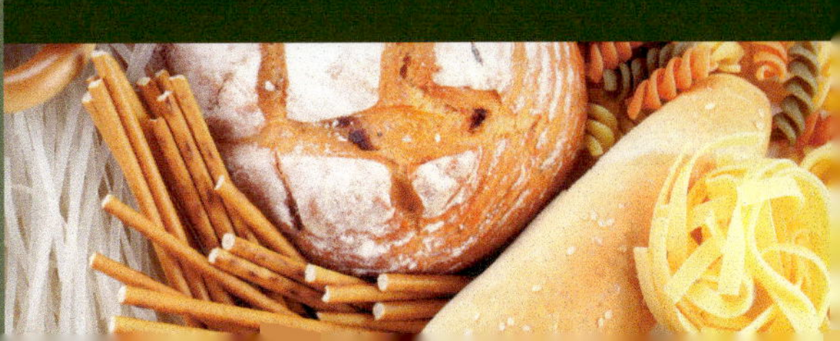

INTRODUÇÃO

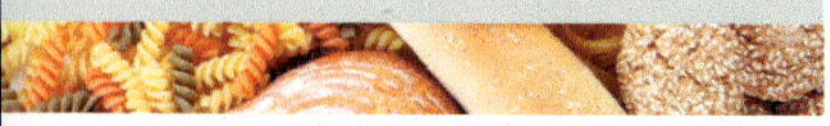

A disponibilidade de glicose é importante para o desempenho muscular com duração superior a 30 segundos, portanto, os carboidratos ingeridos na dieta são considerados uns dos mais importantes macronutrientes.[1] No entanto, antes do final do século 19 muitos treinadores e alguns cientistas acreditavam que a proteína era a principal fonte de energia para o desempenho muscular.[2] Este conceito perdeu força quando uma série de experimentos foram realizados com o carboidrato e demonstraram que variadas porções desse macronutriente influenciavam o rendimento esportivo.[3,4,5,6] E esta é uma das propostas deste capítulo: entender como os carboidratos atuam nos treinamentos que exigem força.

Carboidratos e Rendimento Esportivo

A partir dos experimentos citados acima, confirmou-se que a intensidade do exercício determinava a quantidade de oxidação dos carboidratos.[6] Estes efeitos foram observados incialmente no treinamento aeróbio de longa duração em atletas de maratona.[7] Alguns corredores no final da maratona reduziram drasticamente os níveis de glicose no sangue e, a partir disso, estabeleceram uma relação entre glicose no sangue, consumo de carboidratos e desempenho no exercício.[7]

Diante dessas evidências, muitos atletas adotaram a estratégia de suplementar uma grande quantidade de carboidrato no dia que antecedesse a corrida e outros a ingestão de açúcar (doces), antes e durante o evento.[8] Sendo assim, o carboidrato foi considerado um recurso ergogênico, ou seja, ingerir determinadas quantidades poderia otimizar o rendimento esportivo. Este fato ficou claro em 1970, com investigações que verificaram o efeito das manipulações na ingestão de carboidratos, as quais demonstraram que diferentes quantidades ingeridas levavam a diferentes aumentos no conteúdo de glicogênio muscular.[9] Como consequência, as últimas décadas forneceram uma infinidade de evidências que apoiam os efeitos ergogênicos da ingestão de carboidratos durante exercícios prolongados.[10,11] Todo esse contexto foi essencial para direcionar e impulsionar o papel do carboidrato na nutrição esportiva.[11] Por outro lado, no treinamento de força (TF) e para atletas que se baseiam na estética corporal, as investigações científicas se concentraram mais na ingestão de aminoácidos e proteínas com muito menos enfoque nos carboidratos.[12] Sendo assim, a literatura científica apresenta uma escassez de estudos que investigaram o efeito do carboidrato na melhora do rendimento do TF e sua possível relação com respostas hipertróficas.[13]

Atualmente, o papel dos carboidratos no desempenho e ajustes do TF está em debate e o principal questionamento é se ele confere algum efeito ergogênico ou não.[14] Existem algumas hipóteses propostas para possíveis benefícios do carboidrato em relação ao TF. São elas: **a)** manter níveis altos de glicogênio muscular para sustentar contrações musculares durante as sessões de TF em alta intensidade; **b)** melhorar a recuperação e ajustes musculares (via aumento da síntese proteica e redução da quebra de proteínas – catabolismo) entre as sessões de TF;[15] **c)** melhorar agudamente a estética em competições que envolvem aparência física (fisiculturismo), em que a carga de carboidratos aumenta o glicogênio muscular e o conteúdo de água intramuscular, resultando em uma aparência de maior volume muscular;[16] d) melhorar a composição corporal por meio da redução de massa gorda, no entanto, neste caso a maioria dos indivíduos reduz o consumo de carboidratos na tentativa de mobilizar mais ácidos graxos como fonte energia para desempenho do TF.[16]

Na grande maioria, os atletas que priorizam os ganhos de massa muscular magra dividem o treinamento em duas fases distintas: em uma, o treinamento é desempenhado com intensidades elevadas (cargas de 60%-70% de 1RM) e menor volume de exercícios, conhecida como *OFF season*; a outra, com intensidades menores (cargas de 40%-50% de 1RM) e maior volume de exercícios, conhecida como *PRE contest.*[16] Na fase do OFF os atletas tendem a ingerir quantidades elevadas de carboidrato por quilo (kg) corporal, com objetivo de treinarem com maior intensidade e, por consequência, promoverem ganhos expressivos de massa muscular magra.[16] Porém, essa condição ainda apresenta muitas lacunas, pois o processo de hipertrofia é multifatorial e não depende unicamente do TF e da quantidade de carboidratos ingeridos.[17] Mas, para atletas que visam apenas desenvolver força e potência muscular, a ingestão de carboidratos tem um papel mais relevante.[13]

Tesch *et al.*,[18] verificaram, após os indivíduos desempenharem 5 séries 6 a 12 repetições buscando a falha muscular com 60-90 segundos de descanso entre cada série para agachamento frontal, agachamento (barra nas costas), *leg press* e extensão de joelhos, uma redução aproximadamente de 26% do glicogênio muscular. Pascoe *et al.*[19] reportaram uma redução de 29% no glicogênio após 6 séries de 6 repetições de extensão da perna, com 70% de 1RM. Roy e Tarnopolsky[20] reportaram uma redução de 36% no glicogênio muscular do vasto lateral após 3 rodadas de um treinamento circuitado utilizando o corpo inteiro, que era composto por 3 séries de *leg press* e 6 séries de extensão de pernas, além de 6 exercícios para membros superiores do corpo, cada um com 10 repetições em 80% 1RM. Haff *et al.* [21] reportaram uma redução de 40% no glicogênio muscular após 3 séries de 10 repetições de extensões isocinéticas do joelho, agachamentos com barra nas costas (65% de 1RM), agachamentos rápidos (45% de 1RM) e agachamentos com uma perna (10% de 1RM). Estas evidências sugerem que TF depende muito do metabolismo glicolítico, portanto, a ingestão de carboidrato antes da sessão de treinamento realmente apresenta uma relevância na questão do desempenho da força muscular, agudamente.

O glicogênio é localizado em três compartimentos distintos dentro da célula muscular: sarcolema, intermiofibrilar (localizado entre as miofibrilas e nas proximidades das mitocôndrias) e intramiofibrilar (localizado dentro das miofibrilas geralmente na banda I, próximo ao reticulo sarcoplasmático e junção da tríade dos túbulos t).[22] Acredita-se que o glicogênio intramiofibrilar fornece o combustível para liberação reticular sarcoplasmática de cálcio e ATPases transportadoras de cálcio.[23] A cinética rápida do cálcio nas fibras musculares do tipo II provavelmente exigiria maior ATP para sustentar a força contrátil; no entanto, as fibras musculares do tipo II armazenam aproximadamente 40%-50% menos glicogênio intramiofibrilar do que as fibras do tipo I, provavelmente porque o aumento das concentrações intramiofibrilares empurrem os filamentos contráteis um ao outro, comprometendo a velocidade de encurtamento.[24] Além disso, distúrbios metabólicos causados pela depleção de glicogênio podem ser decorrentes da natureza estrutural, pois enzimas associadas à partícula de glicogênio podem modular a liberação dos canais de cálcio do retículo sarcoplasmático envolvidos no acoplamento (excitação-contração).[25] Ou seja, as fibras tipo II são predominantes no trabalho de força e, sabendo que armazenam menos glicogênio, treinar com restrições severas de carboidrato certamente o rendimento muscular durante a sessão de treinamento cairá. Esta seria uma possível explicação para o efeito ergogênico da ingestão de carboidratos sobre o desempenho na força aguda. No que diz respeito especificamente ao ganho de massa muscular magra, esta relação da ingestão de carboidratos ainda não é bem estabelecida, continua apenas sendo uma consequência do TF intenso, proporcionado pelo aporte energético adequado.[13]

A grande parte das diretrizes internacionais de nutrição esportiva recomenda, para atletas que treinam com intensidade moderada (2-3 horas por dia, entre 5-6 vezes por semana), uma ingestão de carboidratos entre 5-8 g/kg/dia ou 250 g-1200 g de carboidratos/dia, para manutenção dos estoques de glicogênio muscular e hepático.[26, 27] Entretanto, a recomendação é direcionada aos atletas da modalidade de treinamento aeróbio, sem alusão aos esportes de força muscular e estética corporal, como fisiculturismo.[27] Lambert *et al.*,[28] realizaram uma revisão da literatura sobre macronutrientes no fisiculturismo e curiosamente não apresentaram nenhum dado específico sobre quantificação da ingestão de carboidratos nessa população. Outra revisão mais recente investigou as evidências sobre estratégias nutricionais em atletas de fisiculturismo natural e os autores encontraram uma ingestão entre 4-7 g/kg/dia, incluindo esportes de força muscular.[16] O *International Olympic Committee* (IOC)[29] corrobora com essa evidência e recomenda, especificamente para atletas de força, ingerir a mesma quantidade de carboidratos (4-7 g/kg/dia) encontrada nesta revisão. Para finalidade de restabelecer os estoques de glicogênio após o exercício, é recomendada a ingestão de 3,15 g/kg de carboidrato.[28] Porém, esses valores são recomendados para atletas que não utilizam esteroides androgênicos anabólicos (EAA).

Nos tempos atuais, a utilização do carboidrato com maior impacto nos praticantes do TF é a estratégia conhecida como supercompensão ou recarga.[30] Esta estratégia foi muito utilizada no treinamento aeróbio e os atletas de fisiculturismo adotaram como uma maneira de aumentar as reservas de glicogênio em seus músculos com objetivo de aparentar maior volume muscular no dia da competição.[30] Somente dois estudos verificaram essa condição de recarga de carboidratos em fisiculturistas. O primeiro foi Balon *et al.*,[31] que verificaram o impacto da carga de carboidratos na circunferência muscular e não encontraram nenhum efeito da manipulação de carboidratos sobre a estética corporal com uma dieta isocalórica, na qual a porcentagem de carboidratos foi modificada sem adição de calorias. Este procedimento pode ter limitado os resultados devido à baixa ingestão calórica. O segundo foi Wilson *et al.*,[30] que avaliaram 24 fisiculturistas três dias após a depleção de carboidratos e 24 horas de recarga que antecederam a competição, e ainda foram estratificados em sem recarga e com recarga de carboidratos. Mensuraram a escala de silhueta, de humor, espessura muscular, circunferências e sintomas gastrintestinais. Os resultados demonstraram aumentos significativos para massa muscular, espessura muscular e as circunferências no grupo que utilizou a recarga de carboidrato. Desta maneira, a recarga de carboidrato em atletas de fisiculturismo pode ser associada a um efeito ergogênico em fisiculturistas devido aos aumentos observados nas circunferências, melhorando o condicionamento do atleta no dia da competição.

REFERÊNCIAS

1. Applegate EA, Grivetti LE. Search for the competitive edge: a history of dietary fads and supplements. J Nutr. 1997;27:869S-73S.
2. Hawley JA, Maughan RJ, Hargreaves M. Exercise Metabolism: Historical Perspective. Cell Metab. 2015;22:12-7.
3. Zuntz N. Über die Rolle des Zuckers im tierischen Stoffwechsel. Arch f Physiol. 1896;538-42.
4. Zunt. ber die Bedeutung der versehiedenen a hrstoffe als r- zeuger der Muskelkraft. Pflugers Arch. 1901;83:557-71.
5. Frentzel J, Reach F. Untersuchungen zur Frage nach der Quelle der Muskelkraft. Pflugers Arch. 1901;83:477-508.
6. Krogh A, Lindhard J. Relative value of fat and carbohydrate as source of muscular energy. Biochem J. 1920;14:290-363.
7. Levine SA, Gordon B, Derick CL. Some changes in the chemical constituents of the blood following a marathon race. J Am Med Assoc. 1924;82:1778-9.
8. Gordon B, Kohn LA, Levine SA, Matton M, Scriver, et al. Sugar content of the blood in runners following a marathon race. J Am Med Assoc. 1925;85:508-9.
9. Karlsson J, Saltin B. Diet, muscle glycogen, and endurance performance. J Appl Physiol. 1971;31:203-6.
10. Astrand PO. Something old and something new - very new. Nutr Today. 1968;3:9-11.
11. Bergstrom J, Hermansen L, Hultman E, Saltin B. Diet, muscle glycogen and physical performance. Acta Physiol Scand. 1967;71:140-50.
12. Jäger R, Kerksick CM, Campbell BI, Cribb PJ, Wells SD, et al. International Society of Sports Nutrition Position Stand: protein and exercise. J Int Soc Sports Nutr. 2017;14(20):1-25.
13. Escobar KA, Vandusseldorp TA, Kerksick CM. Carbohydrate intake and resistance-based exercise: Are current recommendations reflective of actual need? Br J Nutr. 2016;116:2053-65.
14. Haff GG, Lehmkuhl MJ, McCoy LB, Stone MH. Carbohydrate supplementation and resistance training. J Strength Cond Res. 2003;17:187-96.

15. Chan ST, Johnson AW, Moore MH, Kapadia CR, Dudley HA. Early weight gain and glycogen--obligated water during nutritional rehabilitation. Hum Nutr Clin Nutr. 1982;36:223-32.

16. Chappell AJ, Simper T, Barker ME. Nutritional strategies of high level natural bodybuilders during competition preparation. J Int Soc Sports Nutr. 2018;15(4):1-12.

18. Tesch PA, Colliander EB, Kaiser P. Muscle metabolism during intense, heavy-resistance exercise. Eur J Appl Physiol Occup Physiol. 1986;55:362-6.

19. Pascoe DD, Costill DL, Fink WJ, Robergs RA, et al. Glycogen resynthesis in skeletal muscle following resistive exercise. Med Sci Sport Exerc. 1993;25:349-54.

20. Roy BD, Tarnopolsky MA. Influence of differing macronutrient intakes on muscle glycogen resynthesis after resistance exercise. J Appl Physiol. 1998;84:890-6.

21. Haff GG, Koch AJ, Potteiger JA, Kuphal KE, et al. Carbohydrate supplementation attenuates muscle glycogen loss during acute bouts of resistance exercise. Int J Sport Nutr Exerc Metab. 2000;10:326-39.

22. Nielsen J, Ørtenblad N. Physiological aspects of the subcellular localization of glycogen in skeletal muscle. Appl Physiol Nutr Metab. 2013;38:91-9.

23. Ørtenblad N, Nielsen J, Saltin B, Holmberg HC. Role of glycogen availability in sarcoplasmic reticulum Ca2+ kinetics in human skeletal muscle. J Physiol. 2011;589(Pt3):711-25.

24. Nielsen J, Holmberg H-C, Schrøder HD, Saltin B, Ortenblad N. Human skeletal muscle glycogen utilization in exhaustive exercise: role of subcellular localization and fibre type. J Physiol. 2011;589:2871-85.

25. Ørtenblad N, Westerblad H, Nielsen J. Muscle glycogen stores and fatigue. J Physiol. 2013;591:4405-13.

26. Kreider RB, Wilborn CD, Taylor L, Campbell B, Almada AL, et al. ISSN exercise & sport nutrition review: research & recommendations. J Int Soc Sports Nutr. 2010;7:7.

27. Naomi MC, van Loon LCJ. The Use of Carbohydrates During Exercise as an Ergogenic Aid. Sports Med. 2013;43:1139-55.

28. Lambert CP, Frank LL, Evans WJ. Macronutrient considerations for the sport of bodybuilding. Sports Med. 2004;34(5):317-27.

29. Kerksick CM, Wilborn CD, Roberts MD, Smith-Ryan A, et al. ISSN exercise & sports nutrition review update: research & recommendations. J Int Soc Sports Nutr. 2018;15:38.

30. Moraes WMAM, Almeida FN, dos Santos LEA, Cavalcante KDG, et al. Carbohydrate Loading Practice in Bodybuilders: Effects on Muscle Thickness, Photo Silhouette Scores, Mood States and Gastrointestinal Symptoms. J Sports Sci Med. 2019;18(4):772-9.

31. Balon TW, Horowitz JF, Fitzsimmons KM. Effects of carbohydrate loading and weight-lifting on muscle girth. Int J Sport Nutr. 1992;2:328-34.

Considerações Finais

Nossas considerações finais foram baseadas na última Declaração de Consenso do Comitê Olímpico Internacional, sobre as novas perspectivas em Nutrição no Exercício e no Esporte, direcionadas para os atletas de alto desempenho, mas também podem ser perfeitamente ajustadas para os praticantes de exercícios físicos dentre as mais variadas populações.

Nas últimas décadas houve um aumento na quantidade e nos tópicos de publicações, pesquisas e análises originais, declarações de consenso de organizações esportivas e oportunidades de qualificação e credenciamento relacionadas à Nutrição Esportiva e Dietética. Isso certifica a Nutrição Esportiva como uma área dinâmica da Ciência e da prática que continua a florescer tanto no escopo de apoio que oferece aos atletas e aos praticantes de atividades físicas, quanto na força das evidências que sustentam suas diretrizes.

As metas e requisitos nutricionais não são estáticos. Tanto atletas quanto praticantes de exercícios físicos de diversas faixas etárias realizam um programa periodizado, no qual a preparação para o desempenho máximo em eventos direcionados é alcançada pela integração de diferentes tipos de exercícios nos vários ciclos do calendário de treinamento.

O suporte nutricional também precisa ser periodizado, levando em consideração as necessidades das sessões de treinamento diárias, que podem variar de pequenas, no caso de exercícios "fáceis", a substanciais, no caso de sessões de alta qualidade (por exemplo, alta intensidade, extenuantes ou exercícios altamente qualificados), e metas nutricionais gerais.

Os planos de nutrição precisam ser personalizados para cada atleta e/ou indivíduo, considerando a especificidade e a singularidade do evento, metas de desempenho, desafios práticos, preferências alimentares e respostas a várias estratégias.

O objetivo principal do treinamento é ajustar o corpo para desenvolver eficiência metabólica e flexibilidade, enquanto as estratégias de Nutrição de Competição se concentram em fornecer estoques de substrato adequados para atender às demandas de combustível do evento e apoiar a função cognitiva.

A disponibilidade de energia, que considera a ingestão energética em relação ao custo energético do exercício, estabelece uma base importante para a saúde e o sucesso das estratégias de Nutrição Esportiva.

A obtenção da composição corporal, associada ao desempenho ideal, é agora reconhecida como uma meta importante, mas desafiadora, que precisa ser individualizada e periodizada. Deve-se ter cuidado para preservar a saúde e o desempenho em longo prazo, evitando práticas que criam uma disponibilidade inaceitavelmente baixa de energia e estresse psicológico desnecessário .

O treinamento e a nutrição têm uma forte interação na aclimatação do corpo para o desenvolvimento dos ajustes funcionais e metabólicos. Embora o desempenho ideal seja sustentado pelo fornecimento de suporte nutricional proativo, os ajustes do treinamento podem ser aprimorados na ausência desse suporte.

Atletas altamente treinados andam na corda bamba entre treinar forte o suficiente para atingir o estímulo máximo de treinamento e evitar o risco de doenças e lesões associadas a um volume de treinamento excessivo.

A Nutrição de Competição deve visar estratégias específicas que reduzam ou retardem fatores que, de outra forma, causariam fadiga em um evento; estes são específicos para o evento, o ambiente/cenário em que é realizado e o atleta individual.

Novas opções de Nutrição de Desempenho surgiram à luz do desenvolvimento, mas evidências robustas de que a detecção cerebral da presença de carboidratos, e potencialmente outros componentes nutricionais, na cavidade oral, pode melhorar a percepção de bem-estar e aumentar as taxas de trabalho autoescolhidas. Tais achados apresentam oportunidades para ingestão durante eventos mais curtos, nos quais a ingestão de líquidos ou alimentos não era considerada anteriormente como uma vantagem metabólica, por melhorar o desempenho por meio de um efeito central.

Uma abordagem pragmática de aconselhamento sobre o uso de suplementos e alimentos esportivos é necessária em face da alta prevalência de interesse em, e uso por, atletas, e a evidência de que alguns produtos podem contribuir de forma útil para um plano de Nutrição Esportiva e/ou melhorar diretamente a atuação. Os atletas devem ser auxiliados a realizar uma análise de custo-benefício do uso de tais produtos e a reconhecer que eles são de maior valor quando adicionados a um plano alimentar bem escolhido.

Esperamos que essa obra seja de grande serventia para os profissionais da Área da Saúde, principalmente para os Nutricionistas, Nutrólogos e Médicos do Esporte e do Exercício.

Tácito P. Souza Junior, PhD